健康・スポーツ科学における
運動処方としての水泳・水中運動

【監修】
出村　愼一
【編著】
佐藤　　進
池本　幸雄
野口　智博
滝瀬　定文

株式会社 杏林書院

【監修】
  出村　愼一
    元金沢大学大学院自然科学研究科教授

【編著】
  佐藤　進
    金沢工業大学基礎教育部修学基礎教育課程生涯スポーツ教育教授
    (第1章1～3，第3章2-1)，2))

  池本　幸雄
    米子工業高等専門学校教養教育科教授
    (第8章3-2)，4))

  野口　智博
    日本大学文理学部体育学科教授
    (第6章1-7)

  滝瀬　定文
    大阪体育大学体育学部健康・スポーツマネジメント学科教授
    (第3章4)

【著】
  水庫　雅彦
    株式会社オージースポーツCOSPAディレクター
    (第1章4)

  高木　英樹
    筑波大学大学院人間総合科学研究科体育科学専攻教授
    (第2章1，2)

  田井村明博
    長崎大学環境科学部教授
    (第2章3，第7章2)

  松波　勝
    西日本短期大学健康スポーツコミュニケーション学科教授
    (第2章3，第7章2)

  中田　征克
    防衛大学校総合教育学群体育学教室准教授
    (第3章1)

  北林　保
    東京理科大学理学部第一部教養学科准教授
    (第3章2-3)，4))

  横谷　智久
    福井工業大学スポーツ健康科学部スポーツ健康科学科教授
    (第3章2-3)，4))

  佐藤　大輔
    新潟医療福祉大学健康科学部健康スポーツ学科准教授
    (第3章3，5，第6章8)

  河上　俊和
    太成学院大学人間学部講師
    (第3章4)

  奥田　鉄人
    金沢星稜大学人間科学部スポーツ学科教授
    (第4章2-5)～8))

  野口　雄慶
    福井工業大学スポーツ健康科学部スポーツ健康科学科准教授
    (第4章1，第4章2-1)～4))

  津川　美子
    株式会社ディーバス代表取締役
    (第5章，第7章3，4)

  若吉　浩二
    大阪経済大学人間科学部教授
    (第7章1)

  野村　照夫
    京都工芸繊維大学工芸科学研究科装用生物学部門教授
    (第8章1)

  松井　敦典
    鳴門教育大学芸術・健康系教育部生活・健康系コース (保健体育) 准教授
    (第8章2)

  下山　好充
    新潟医療福祉大学健康科学部健康スポーツ学科教授
    (第8章3-1)，3)，5))

  榎本　至
    鎌倉女子大学教育学部教育学科准教授
    (第8章4)

序　文

　私は，越前海岸に面した越廼村茱崎（現：福井市茱崎町）で生まれた．家から数十メートル先が海で，砂浜はほとんどなく，急峻な海岸段丘が続く場所であった．幼少の頃から，海とともに育ち，冬や春は岩海苔を，春はわかめを採り，夏はサザエやアワビを採りに何時間も深い海に潜った．中学時代は水泳部に所属した．学校にはプールはなく，海（防波堤間）で水泳練習をした．中学卒業後，少年工科学校（少年自衛隊）に入隊した．工科学校では，運動部活動が盛んであったが，水泳部はなかったため，署名を集めて水泳部を設立した．しかし，プールがなく，防火用貯水池で水泳練習をした．大学入学前から水泳選手としては限界を感じ，水泳に関する研究で第一人者になりたい，そのために博士の学位取得をと考えた．大学入学時に，宮下充正先生（東京大学名誉教授）の著書「水泳の科学」（杏林書院，1970）を読み，水泳研究に強い関心を持った．東京教育大学修士課程進学後，スイミングクラブの主任コーチをしながら研究活動を進めた．修士課程では，野外運動学専攻に所属し，梅田利兵衛先生や吉田章先生の指導を受けた．修士論文では，宮下先生の研究を参考に，児童水泳選手の筋力と水泳記録との関係を研究した．腕筋力や脚筋力，泳スピードの測定方法を試行錯誤しながら考案した．当時，日本水泳・水中運動学会会長の合屋十四秋先生は先輩として在籍し，前会長の高橋伍郎先生が武蔵丘高校で開催した水泳研究会にも参加した．筑波大学の博士課程に進学後，恩師松浦義行先生の下で博士論文「水泳能力の因子構造に関する研究」に取り組んだ．松浦先生も水泳選手であったと聞いたことがあり，深い縁を感じた．関東に在籍する大学・高校水泳部及びスイミングクラブに所属する水泳選手を対象に，体力・運動能力や水泳技能の測定を行った．研究スタッフを組織し，筑波大学から各測定現場まで出向いた．過密なスケジュールであり，関東一円をほぼ網羅する測定行脚で，大変苦労した．研究室の後輩であった池本幸雄君（米子工業高等専門学校），田井村明博君（長崎大学），野村照夫君（京都工芸繊維大学）等から多大な協力を受けた．修士論文や博士論文作成のために，体力・運動能力に関する論文はほぼ全て読み，水泳に関する欧米の博士論文も殆ど読破した．博士学位取得後も，水泳に関する研究に精力的に取り組んだ．筑波大学博士課程の一期生ということもあり，筑波大学修了者である，椿本昇三君（筑波大学），高木英樹君（筑波大学），若吉浩二君（大阪経済大学），松井敦典君（鳴門教育大学），下山好充君と佐藤大輔君（新潟医療福祉大学），立浪勝君（富山大学），重松良祐君（三重大学），生田泰志君（大阪教育大学），松波勝君（西日本短期大学）等を含め，多くの水泳研究に関心をもつ人達と出会った．また，水泳という共通の研究課題を通して，高橋繁浩君（中京大学）や清田隆毅君（セントラルスポーツ研究所）等を含め多くの人と出会った．多くの方々に，本著書の執

筆に参加いただいた．

　また，金沢大学には，以前，大正〜昭和期の日本の代表的な水泳選手として活躍した宮畑虎彦先生（元日本女子体育大学）が在籍されており，著書を読ませていただいた．金沢大学に在任した30年間，水泳に関心をもつ学生が研究室に所属し，水泳に関する卒業論文や修士論文の作成指導を行った．研究室の学生・院生である北一郎君（首都大学東京），春日晃章君（岐阜大学），水庫雅彦君（株式会社オージースポーツ），津川美子君（株式会社ディーバス），佐藤進君（金沢工業大学），室岡隆之君（株式会社アマン），横谷智久君（福井工業大学），中田征克君（防衛大学校），北林保君（東京理科大学），野口雄慶君（福井工業大学），杉浦宏季君（福井工業大学）と水泳を通じて一緒に仕事ができたことを嬉しく思っている．

　研究と同じくライフスタイルの1つとなっているのが，実際に海やプールで泳ぐことである．数年前，不整脈によりペースメーカーを入れ左腕を前方に大きく伸ばすことができなくなったため，好きなバタフライを医師に止められ，現在は，変形ストロークでほぼ毎日2,000m程度泳いでいる．また，盆に，田舎に帰省した時には懲りずに今でも海に潜っている．

　これまでたくさんの著書を執筆してきたが，幼い頃から海との関係を生活の一部とし，その後の人生においても水泳とのかかわりが深かったこともあり，以前から「水泳」に関する著書の執筆を構想してきた．今回，これまで学会活動や研究活動でお世話になった仲間たちと，水泳・水中運動と健康づくりに関する科学的・学術的見地から実践的内容を盛り込んだ一冊を執筆することができた．これまで発刊された水泳に関する著書は，水泳トレーニングや指導教本的なものが多く，本著のような水泳研究に役立つ情報を網羅したものはなかった．全国的に健康・スポーツを専攻する学部（学科）が新設されており，水泳研究に関心をもつ学生や院生も多いと考えられる．本書が水泳・水中運動について学ぶ学生や現場で指導される方々の一助になれば幸いである．

　幼少期から海で過ごし，水泳をきっかけに研究者を志し，目的を達成した．そして，研究活動を通して知り合った多くの仲間たちと，今回，念願であった水泳に関する著書を発刊できたことは，嬉しい限りである．

　本書の発刊にあたっては，杏林書院の齋田依里氏，木村香織氏，太田康平氏に多大なるご尽力を頂いた．執筆者一同，感謝申し上げたい．

平成28年7月自宅にて　出村　愼一

目　次

第1章　現代社会におけるヘルスプロモーションと水泳・水中運動 …………………… 1

1. 数値でみる日本の近代化とそれに伴う日本人の健康 ……………………… 1
   1) 平均寿命の延伸 ……………………………………………………………… 1
   2) 高齢化社会の現状 …………………………………………………………… 1
   3) 社会の高齢化と医療費 ……………………………………………………… 1
   4) 日常生活および労働環境のオートメーション化による
      身体活動量の減少 …………………………………………………………… 3
   5) 日常生活の変化（労働時間の減少と生活時間配分の変化） …………… 5
   6) 日本人の体格の変化 ………………………………………………………… 6
2. 日本人の健康の現状と問題 …………………………………………………… 8
   1) 疾病構造の変化 ……………………………………………………………… 8
   2) 肥満と痩せの問題 …………………………………………………………… 9
   3) 日本人の運動習慣 ………………………………………………………… 11
3. わが国における健康とヘルスプロモーション ……………………………… 15
   1) わが国におけるヘルスプロモーション ………………………………… 15
   2) 健康増進法 ………………………………………………………………… 15
   3) 新健康フロンティア戦略 ………………………………………………… 16
   4) 年代に応じたヘルスプロモーションの必要性 ………………………… 16
4. 日本人の水泳・水中運動へのかかわり方
   －健康増進運動としての水泳・水中運動－ ………………………………… 20
   1) 水泳人口の推移 …………………………………………………………… 20
   2) 水泳における潜在的ニーズ ……………………………………………… 21
   3) 習い事としての水泳 ……………………………………………………… 21
   4) 実際の水泳レッスンにおける利用状況 ………………………………… 22

第2章　水泳・水中運動の科学 …………………………………………………………… 29

1. 水の特性 ………………………………………………………………………… 29
   1) 水圧による力学的・生理学的作用 ……………………………………… 29
   2) 抵抗による力学的・生理学的作用 ……………………………………… 30
   3) 水温の力学的・生理学的特性 …………………………………………… 32
   4) 浮力の力学的・生理学的特性 …………………………………………… 33
2. 浮く科学 ………………………………………………………………………… 36

1）身体組成と浮力 …………………………………………………………… 36
　　　2）浮心と重心 ………………………………………………………………… 37
　　　3）重心と浮心の位置関係と水中姿勢 ……………………………………… 39
　　3．水中運動にみられる身体的応答 ……………………………………………… 42
　　　1）エネルギー代謝 …………………………………………………………… 42
　　　2）体温調節 …………………………………………………………………… 43
　　　3）呼吸循環器系 ……………………………………………………………… 47
　　　4）自律神経系 ………………………………………………………………… 49

第3章　水泳・水中運動が身体にもたらす効果 ……………………………………… 52

　　1．幼児・年少期における水泳・水中運動 ……………………………………… 52
　　　1）水泳・水中運動スキルの獲得 …………………………………………… 52
　　　2）喘息の改善・予防 ………………………………………………………… 54
　　2．成人期における水泳・水中運動 ……………………………………………… 57
　　　1）健康づくりに適した全身運動 …………………………………………… 57
　　　2）水泳・水中運動とダイエット …………………………………………… 59
　　　3）水中運動を利用した疲労回復・リラクセーション …………………… 62
　　　4）水中運動によるストレッチ・関節可動域の改善 ……………………… 67
　　3．中高年期における水泳・水中運動 …………………………………………… 69
　　　1）下肢に負担のかからない有酸素性運動 ………………………………… 69
　　　2）水中運動でロコモティブシンドローム対策 …………………………… 70
　　　3）介護予防・寝たきり予防のための水中運動 …………………………… 73
　　4．水泳・水中運動が骨密度に及ぼす影響 ……………………………………… 79
　　　1）骨粗鬆症の疫学 …………………………………………………………… 79
　　　2）骨密度の測定方法と測定部位 …………………………………………… 80
　　　3）骨密度の自然史 …………………………………………………………… 81
　　　4）骨粗鬆症予防の運動療法 ………………………………………………… 85
　　　5）水泳・水中運動が中高年者の骨密度に及ぼす影響 …………………… 87
　　5．水中運動と陸上運動の効果の比較 …………………………………………… 93
　　　1）エネルギー消費量 ………………………………………………………… 93
　　　2）運動強度 …………………………………………………………………… 95
　　　3）筋発揮特性 ………………………………………………………………… 97

第4章　水泳・水中運動中の事故・ケガとその予防 ……………………………… 101

　　1．水泳・水中運動時にみられる事故・ケガ …………………………………… 101
　　　1）水泳・水中運動時の事故 ………………………………………………… 101
　　　2）水泳・水中運動時のケガ ………………………………………………… 101

2．水泳・水中運動時に注意すべきこと ………………………………………… 105
　　　1）水中運動前に気を付けること（体調・禁忌事項） ……………………… 105
　　　2）水泳・水中運動時に気をつけること ……………………………………… 107
　　　3）水中運動後に気を付けること ……………………………………………… 108
　　　4）大事故を未然に防ぐ（ハインリッヒの法則） …………………………… 109
　　　5）脱水と水分補給 ……………………………………………………………… 110
　　　6）疾患別注意点 ………………………………………………………………… 112
　　　7）年代別注意点 ………………………………………………………………… 114
　　　8）水泳・水中運動時の救命救急 ……………………………………………… 116

第5章　水泳・水中運動を利用した運動処方　118

　1．水泳・水中運動の種類と特徴 …………………………………………………… 118
　　　1）水中歩行 ……………………………………………………………………… 118
　　　2）水中ストレングス …………………………………………………………… 124
　　　3）水中ストレッチング ………………………………………………………… 126
　　　4）アクアビクス ………………………………………………………………… 129
　　　5）水　泳 ………………………………………………………………………… 130

第6章　目的別運動処方の実際　131

　1．水泳・水中運動による肥満解消 ………………………………………………… 131
　　　1）肥満解消には運動と食事管理 ……………………………………………… 131
　　　2）活動部位とエネルギー代謝 ………………………………………………… 132
　2．水泳・水中運動による体力（有酸素性能力）の改善 ………………………… 134
　　　1）有酸素性能力 ………………………………………………………………… 134
　　　2）水中運動と有酸素性能力 …………………………………………………… 134
　3．水泳・水中運動による筋力強化 ………………………………………………… 137
　　　1）筋力強化の方法 ……………………………………………………………… 137
　　　2）水中運動による筋力強化 …………………………………………………… 137
　4．水泳・水中運動による高血圧の予防改善 ……………………………………… 140
　　　1）水中環境と血圧の変化 ……………………………………………………… 140
　　　2）水中運動が高血圧に及ぼすトレーニング効果 …………………………… 140
　5．水泳・水中運動による脂質異常症，糖尿病予防効果 ………………………… 143
　　　1）脂質異常症 …………………………………………………………………… 143
　　　2）糖尿病 ………………………………………………………………………… 143
　　　3）水泳・水中運動とそれらの予防効果 ……………………………………… 143
　6．水泳・水中運動によるリラクセーション ……………………………………… 145
　　　1）水中でのリラクセーションやコンディショニング ……………………… 145

2）水中環境が副交感神経に及ぼす影響 ……………………………………… 146
　7．水泳・水中運動による柔軟性，関節可動域改善 ……………………………… 148
　　　1）ストレッチングの効果 …………………………………………………… 148
　　　2）アクアコンディショニングの中のストレッチング ………………………… 149
　8．水泳・水中運動による転倒・寝たきり予防 …………………………………… 151
　　　1）生活機能分類における転倒・寝たきり予防の位置づけ ………………… 151
　　　2）転倒予防の重要性 ………………………………………………………… 151
　　　3）転倒予防の水中運動処方 ………………………………………………… 152
　　　4）寝たきり予防の重要性 …………………………………………………… 153
　　　5）寝たきり予防の水中運動処方 …………………………………………… 154

第7章　水泳・水中運動時に役立つアクアギアあれこれ　　157

　1．カナヅチの人でも泳げる有浮力水着（ゼロポジション）！ ………………… 157
　　　1）水中姿勢を考える ………………………………………………………… 157
　　　2）有浮力水着"ゼロポジション"の活用 …………………………………… 158
　2．女性でも寒くない！水着（ウェットスーツ，保温水着）と体温調節 … 162
　　　1）水中運動と着衣 …………………………………………………………… 162
　　　2）ウェットスーツの効果 …………………………………………………… 162
　　　3）保温水着の効果 …………………………………………………………… 163
　3．快適！リラクセーション ………………………………………………………… 166
　　　1）ヌードル …………………………………………………………………… 166
　　　2）フロートカラー …………………………………………………………… 166
　　　3）フロート・ピロー ………………………………………………………… 166
　　　4）フロート・レッグ ………………………………………………………… 166
　　　5）フロートベルト …………………………………………………………… 166
　　　6）バランスリング …………………………………………………………… 166
　4．もうちょっとの運動負荷を… …………………………………………………… 168
　　　1）グローブ …………………………………………………………………… 168
　　　2）ヌードル …………………………………………………………………… 168
　　　3）ハイドロベル ……………………………………………………………… 168
　　　4）ハイドロブーツ …………………………………………………………… 168
　　　5）フィン ……………………………………………………………………… 168
　　　6）バランスリング …………………………………………………………… 169
　　　7）ダンベル …………………………………………………………………… 169
　　　8）パドル ……………………………………………………………………… 169

第8章 安全な水泳・水中運動のために ……………………………………………… 170

1. 着衣泳 …………………………………………………………………………… 170
   1）水難事故防止としての着衣泳の意義 ……………………………………… 171
   2）着衣が泳ぎに及ぼす影響 …………………………………………………… 172
   3）着衣泳の実践 ………………………………………………………………… 175
2. ウォーター・セーフティ・リテラシー ……………………………………… 185
   1）水泳の目的と現状 …………………………………………………………… 185
   2）ウォーター・セーフティーの内容と方法 ………………………………… 187
   3）ウォーター・セーフティーに関する世界の動向 ………………………… 190
3. 水泳・水中運動技能の段階的指導 …………………………………………… 194
   1）段階的指導の重要性 ………………………………………………………… 194
   2）初心者指導を進めるにあたっての基本的な考え方 ……………………… 194
   3）大人の初心者に対する段階的な水泳・水中運動の指導 ………………… 195
   4）水慣れ段階の子どもに対する段階的指導 ………………………………… 197
   5）飛込みの段階的指導 ………………………………………………………… 204
4. 子どもの水中運動遊び ………………………………………………………… 208
   1）歩く …………………………………………………………………………… 208
   2）浮く・浮かせる ……………………………………………………………… 208
   3）沈む・沈める ………………………………………………………………… 211
   4）ボールを使う ………………………………………………………………… 212
   5）子どもの水中運動遊びにおいて指導者が注意すべきこと ……………… 215

　　索　引 …………………………………………………………………………… 220

第1章 現代社会におけるヘルスプロモーションと水泳・水中運動

1. 数値でみる日本の近代化とそれに伴う日本人の健康

1）平均寿命の延伸

　戦後，医学の進歩などにより世界各国の平均寿命は延伸してきた．その中でも，日本人の平均寿命の上昇は他の先進国と比較して著しく，2014年には男性80.50歳，女性86.83歳に達した．女性は世界最長寿であり，男性も過去最高を更新している．戦後から1970～1980年代の上昇の仕方は他国と比較しても驚異的であるが，その要因として，日本の国民皆保険制度の普及および日本的食生活が指摘されている．

2）高齢化社会の現状

　図1-1は，日本の人口動態の変遷と予測を示している．1950年から現代にかけ，裾野の狭小化は進み，今後もさらに進行していくことが予想される．このことは，少数の若者が多くの高齢者を支えなければならないことを意味し，経済的にも国家財政的にも大きな問題となる．図1-2に出生率と死亡率の推移を示した．2005年までは出生率が死亡率を上回って推移してきたが，2005年にはじめて逆転が生じ，2007年以降，継続的に逆転した状態にある．日本は世界でも有数の高齢者率の高い国であり，今後も少子高齢化の傾向は継続する．少子高齢化社会の是正に対する継続的な施策の重要性に変わりはないが，このような社会である現実を受け入れた上で，理想的な長寿に結びつける取り組みが重要である．

3）社会の高齢化と医療費

　前述したように，日本社会の高齢化は今後も進行していくことが予想される．社会の高齢化によって生じる問題のひとつに医療費の高騰があげられる．図1-3は，先進諸国の医療費の推移を示している．高齢化社会の進行は日本に限った問題ではない．高齢化に伴い，医療費の高騰は避けられない．財源確保の問題も含め，今後も継続的な重要課題である．

　厚生労働省が2013年に発表した日本人の健康寿命（日常的に介護を必要としないで，自立した日常生活ができる生存期間）は，男性71.19歳，女性74.21歳であった（厚生労働省，2014）．平均寿命との比較から，現在の高齢者は男性で約9年間，女性で約13年間は介護を必要としながら存命する期間があることが

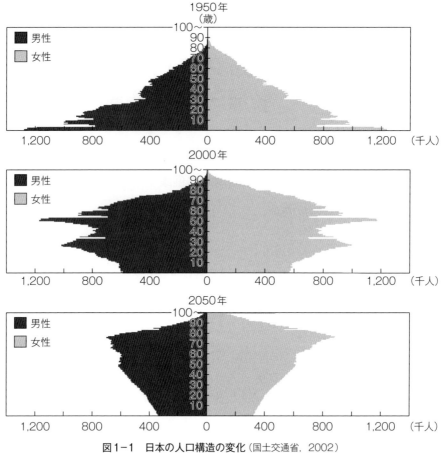

図1-1　日本の人口構造の変化（国土交通省，2002）

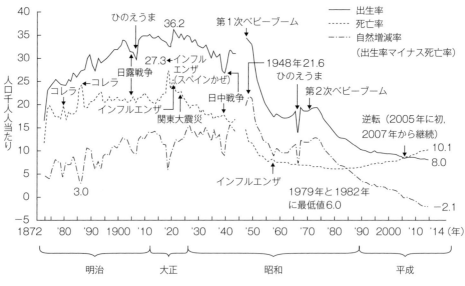

図1-2　出生率と死亡率の長期推移

注：1872～1898年は，内閣統計局「人口動態ニ関スル統計材料」（維新以後帝国統計材料彙纂　第四輯）
資料：人口動態統計（最近年は概数），日本の長期統計系列，（社会実情データ図録，2016）

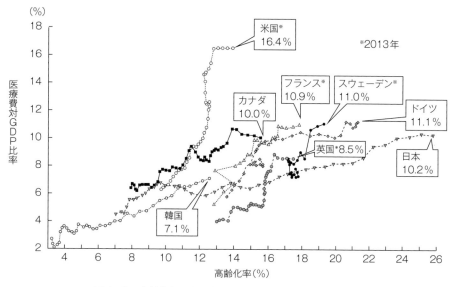

図1-3　高齢化とともに高まる医療費（1970〜2014年）
注：スウェーデンのデータ開始年は1985年．図中の値は最新年の医療費対GDP比率（*は1年前）．フランス1990年までは5年ごと．ここでの医療費は病院整備費などを含まない経常医療費．資料：OECD Health Date 2015（July 2015），高齢化率はWDI Online 2017.7.11，（社会実情データ図録，2016）

わかる．医療や福祉の目標として，平均寿命や健康寿命を今後も延伸させることがあげられるが，加えて，平均寿命と健康寿命との差を少しでも小さくする（介護を必要とする存命期間を短くする）ことが，医療費の点でも非常に重要となる．現在の日本人の健康寿命を考えた場合，高齢後期（75歳以上）の期間における高齢者の健康状態や体力（身体機能），自立度等をどのように保持していくかが課題である．

4）日常生活および労働環境のオートメーション化による身体活動量の減少

わが国では，高度成長期以降，日常生活環境や労働環境でのオートメーション化が進み，効率的に日常生活や作業を進めることが可能となった．一方，このような便利な社会を獲得した代償として身体活動量の減少が生じ，若者の身体機能や成人の肥満度など，間接的な健康被害を生じさせていることが指摘されている．自動車を例にとってみる．図1-4は自動車の登録台数と糖尿病の罹患率の推移の対応関係を示している．自動車の登録台数の増加（自動車の利用の増加）が罹患率増加の理由をすべて説明するものではないが，オートメーション化による慢性的な身体活動量の減少との関係が予想される．また，オートメーション化により身体活動量の減少の影響は都心部よりも地方において顕著であることも報告されている．また，図1-5は1日の歩数の違いを県別に示しているが，同様な傾向がうかがえる．オートメーション化により日常生活自体は非常に便利になった反面，結果的に健康を維持・増進させるための身体活動機会を失う現象を生み出し，今や，意識的な身体活動量の確保が必要な時代となっている．

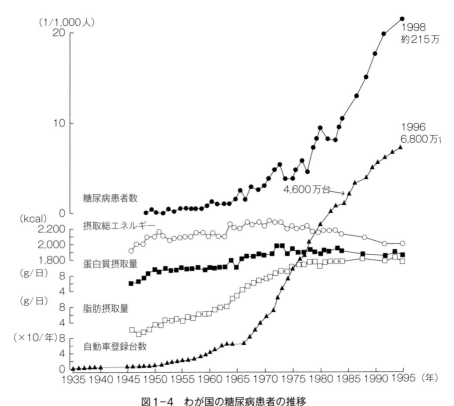

図1-4 わが国の糖尿病患者の推移
自動車の登録台数に似似したカーブを描いて増加している．また，脂肪摂取量の増加を追うように，1980年代に入って急増した．（片山，2000）

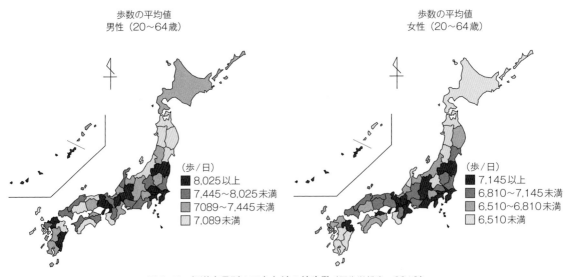

図1-5 都道府県別1日あたりの徒歩数（厚生労働省，2012）

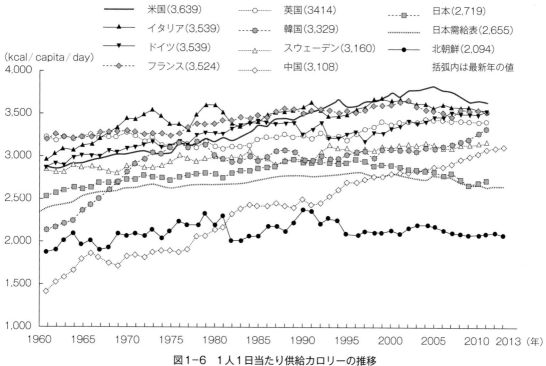

図1-6 1人1日当たり供給カロリーの推移
注：アルコール飲料を含む．なお，農水省の食料需給表は上とは異なり，通常，酒類を除く値が公表されている．資料：FAOSTAT ("Food Supply", 2015.8.19)，農水省「食料需給表」（日本需給表年度値），（社会実情データ図録，2016）

　一方，高カロリー食の増大という食生活における変化も生じている．日本人の良好な健康度（低肥満率）を支える主な要因のひとつに日本食があげられる（図1-6）．しかし，近年，ファストフードの普及などにより，高エネルギー食品の摂取が促進されている．前述の日常生活における身体活動量の減少と合わせて考えると，健康被害を生じさせる重要な問題である．2013年には日本食が世界文化遺産に認定された．文化としての日本食を守ることと同時に，われわれの健康を守るものとしての日本食の価値を再認識する必要がある．

5）日常生活の変化（労働時間の減少と生活時間配分の変化）

　図1-7は年間労働時間の推移に関する国際比較を示している．先進諸国の年間労働時間は減少傾向にある．わが国でも1970年代以降，減少傾向にあり，1990年代以降はその傾向が顕著となっている．1970年代以降，日常生活の中で時間が減少したものは睡眠，仕事，食事，テレビ・ラジオ・新聞・雑誌などの視聴，交際・付き合いなどであり，逆に時間が増加したのは，休養・くつろぎ，身の回りの用事，趣味・娯楽・学習・スポーツなどである（図1-8）．労働時間の減少と余暇時間の増大が生じる中で，健康問題を関連してどのように日常生活をデザインするかが問われている．さらに，時間が増加したものの中に家事（育児・介護含む）がある．高齢化社会の進行に伴い，今後，介護に関連する時間の増大も懸念される．健康寿命の延伸にかかわる取り組みが重要である．

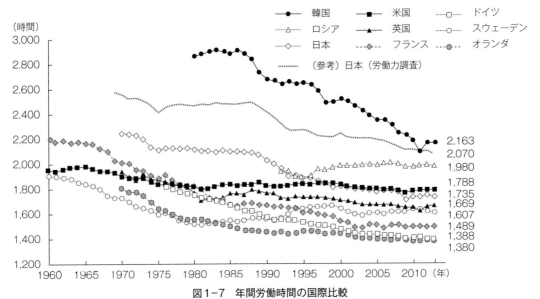

図1-7 年間労働時間の国際比較

注：Employment Outlookベースのこのデータは，各国の時系列把握のために作成されており，厳密には資料の違いから特定時点の国際比較には適さない．フルタイマー，パートタイマー，自営業を含む．ドイツ1990年以前は西ドイツ．日本（労働力調査）は非農林業雇用者の週間就業時間の年間換算値（×52.143）．（社会実情データ図録，2016）

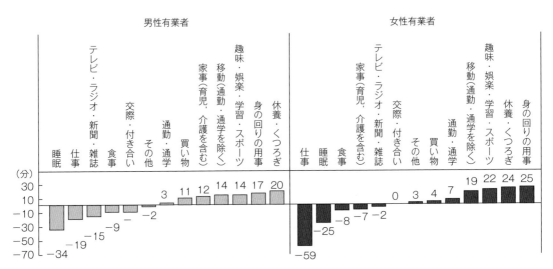

図1-8 日本人の生活時間配分の推移（過去30年間の生活時間の増減（1976・1981年平均～2011年））
注：平日・土日を含んだ週平均の時間．資料：総務省統計局「社会生活基本調査」，（社会実情データ図録，2016）

6）日本人の体格の変化

図1-9は戦後の日本人の体格（body mass index：BMI）の変化を年齢段階別に示している．戦後，わが国の栄養状態が改善され，それに伴い体格は上昇してきた．戦後，男性の体格はいずれの年代も右肩上がりに上昇している．一方，女性の場合，戦後直後から高度成長期頃までは体格の上昇がみられるが，高度成長

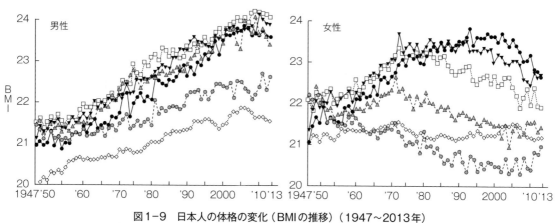

図1-9 日本人の体格の変化（BMIの推移）（1947〜2013年）

注：BMIは体格指数で体重（kg）を身長（m）の2乗で割ったもの．25以上は「肥満」，18.5以下は「やせ」とされる．ここでは平均体重と平均身長から算出．1987年までの20〜29歳は20〜25歳の各歳データおよび26〜29歳データによる平均値から計算．
資料：国民健康・栄養調査（厚生労働省，1974年調査なし），学校保健統計（文部科学省，17歳），（社会実情データ図録，2016）

期以降は減少傾向にある．この傾向は20〜30歳代の若い世代で早くからみられる．この現象には日本人女性の痩身願望の強さが影響しているといわれ，この年齢段階にBMIが減少に転じることは世界的に珍しいことが指摘されている．

［文　献］

片山茂裕（2000）変貌する生活習慣病－糖尿病・高脂血症・高血圧・肥満－．p150，メディカルビュー社．
国土交通省（2002）平成14年度　国土交通白書．http://www.mlit.go.jp/hakusyo/mlit/h14/H14/html/E1012100.html（参照日　2016年6月28日）
厚生労働省（2012）平成24年度国民健康・栄養調査結果の概要．
厚生労働省（2012）平成24年　国民健康・栄養調査結果について．http://www.mhlw.go.jp/seisakunitsuite/bunya/kenkou_iryou/kenkou/kenkounippon21/eiyouchousa/kekka_todoufuken.html（参照日　2016年6月28日）
厚生労働省（2014）健康日本21（第2次）推進専門委員会資料．
厚生労働省（2015）平成26年簡易生命表の概況．http://www.mhlw.go.jp/toukei/saikin/hw/life/life14/（参照日　2016年4月21日）
社会実情データ図録（2016）http://www2.ttcn.ne.jp/honkawa/（参照日　2016年4月21日）

2．日本人の健康の現状と問題

1）疾病構造の変化

　図1-10は日本人の主要死因別死亡率の推移を示している．これをみると，時代の変化とともに主要な死因が変わっており，疾病構造も変化していることがわかる．戦前までは肺炎や結核，胃腸炎といった感染症により死亡する者の割合が高かったが，栄養状態や公衆衛生状態の改善，感染症予防対策の充実などにより，それらの死亡率は減少した．その一方で，戦後，脳血管疾患や悪性新生物（がん），心疾患といった生活習慣病による死亡率が上昇していることがわかる．生活習慣病による死亡率の上昇は今後も予想され，その対策が重要である．また，1960年代以降，日本人の死因のトップ3は不動（悪性新生物，脳血管疾患，心疾患）であったが，2012年には肺炎が第3位となった．これは高齢者人口の増大による影響と考えられ，年齢の影響を調整した場合，主要な死因に変化はない．しかし，高齢化社会の進行が今後も続くことを考えると，社会の高齢化に伴う疾病構造の変化も考えられる．これらをふまえた上で，今後のヘルスプロモーションでは，年齢段階を考慮した対策の必要性が考えられる．すなわち，年齢段階によって健康維持のために重視すべきことがらが変化することを理解した上で，個人的にも社会的にも健康づくりを進めていく必要がある（p.17, 18参照）．

　また，図1-11は虚血性心疾患死亡率，図1-12は脳血管疾患死亡率の国際比較を示している．日本人は虚血性心疾患による死亡率は世界的にも低いが，脳

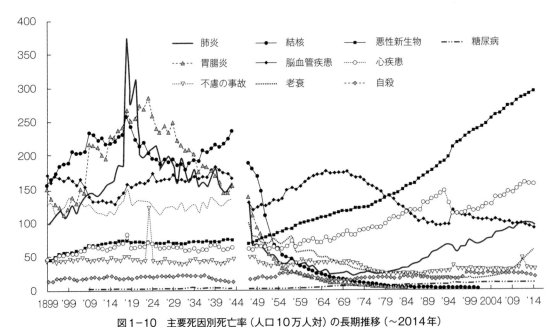

図1-10　主要死因別死亡率（人口10万人対）の長期推移（～2014年）

注：1994年の心疾患の減少は，新しい死亡診断書（死体検案書）（1995年1月1日施行）における「死亡の原因欄には，疾患の終末期の状態としての心不全，呼吸不全等は書かないでください．」という注意書きの事前周知の影響によるものと考えられる．
資料：厚生労働省「人口動態統計」，（社会実情データ図録，2016）

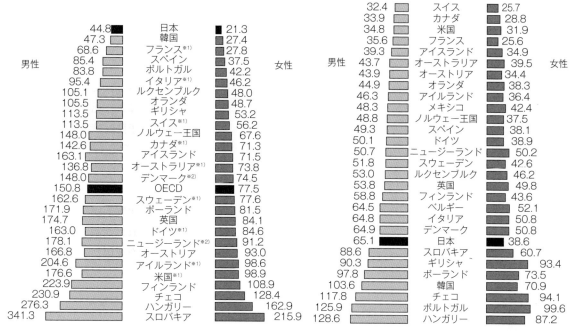

図1-11 虚血性心疾患死亡率（2002年）-OECD諸国
注：※1）2001年，※2）2000年．原資料はWTO死因データベース（2005年3月）．図は女性の昇順．死亡率は標準化死亡率（人口10万人当たり）．年齢標準化は1980年OECD人口ベース．資料：OECD, Health at a Glance 2005．（社会実情データ図録，2016）

図1-12 脳血管疾患死亡率（2005年）-OECD諸国
注：死亡率は標準化死亡率（人口10万人当たり）．男性の低い順．トルコはデータなし．2005年以外の年次の国は以下の通り．1997：ベルギー，2001：デンマーク，2003：オーストラリア・イタリア・ポルトガル，2004：カナダ，ニュージーランド，スウェーデン．資料：OECD Health Date 2008（Date last updated：June 08, 2008）．（社会実情データ図録，2016）

血管疾患による死亡率は高い．しかし，年次推移をみてみると，心疾患による死亡率は増加傾向，脳血管疾患による死亡率は減少傾向にある．日本人は諸外国と比較して肥満度は低いが，このような肥満関連疾患への罹患やそれによる死亡率は必ずしも低くないことが理解できる．今後もこれらの疾患に対する継続したヘルスプロモーションが重要といえる．

2）肥満と痩せの問題

肥満がメタボリックシンドロームをはじめとするさまざまな疾患の主要なリスク要因であることは周知のことである．わが国でも，メタボリックシンドロームをはじめとする健康被害を防ぐための国家的な取り組みが盛んに行われている．では，わが国の肥満事情は諸外国と比較した場合，どのような現状にあるのだろうか．わが国の肥満率は男性2.9％，女性3.3％と低く，好ましい状況にあるといえる．しかし，日本人をはじめとするアジア系の人種は欧米人と比較して，低水準の肥満度でも代謝異常を来しやすいことが指摘されている点や，日本人の低肥満率を支えた日本食の文化が近年損なわれ，身体活動量の低下と相まって肥満率が増加傾向にある点を考えた場合，今後の継続したヘルスプロモーションの重要

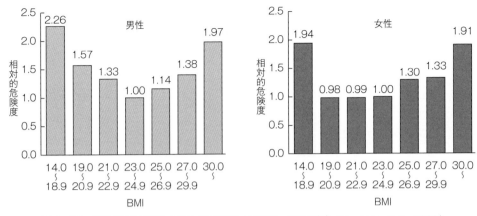

図1-13 肥満度（BMI値）と死亡率の関係（1990〜1999年）（Tsugane et al., 2002）

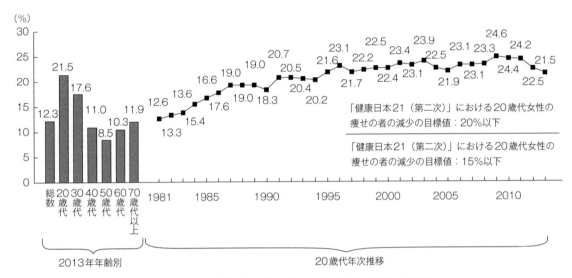

図1-14 痩せ過ぎ女性の動向（痩せ女性（BMI<18.5）の割合）
注：20歳代年次推移は3カ年移動平均により平準化した結果から作成．最新年は単年の結果．資料：厚生労働省「平成25年国民健康・栄養調査報告」（2002年までは平成19年報告書使用），（社会実情データ図録，2016）

性が理解できる．

　一方，図1-13は肥満度と死亡率の関係についての報告であるが，前述したように肥満度が高いことと同様に，極端な"痩せ"による死亡リスクも高いことが理解できる．図1-14はBMI18.5未満の痩せすぎ女性の割合の年次推移を示している．日本人女性の痩身願望は強く，1980年代以降，痩せすぎ女性の割合は増加している．若年女性の痩せは摂食障害や骨粗しょう症，低体重児の出産などのリスクとも関連する．メタボリックシンドロームに代表される"肥満"による悪影響だけではなく，"痩せ"による健康障害についても広く認識させる必要がある．

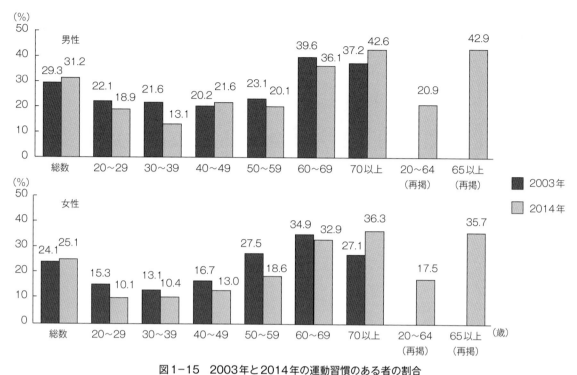

図1-15 2003年と2014年の運動習慣のある者の割合
【「健康日本21（第二次）」の目標値】20～64歳：男性36％，女性33％，65歳以上：男性58％，女性48％
（厚生労働省，2005，2015より作図）

3）日本人の運動習慣

　身体活動量の確保は健康づくりの重要な柱のひとつである．わが国では，1970年代後半から国民健康づくり対策が講じられ，その中で特に運動による健康づくりに重点が置かれてきた．図1-15は「1回30分以上の運動を週2日以上実施し，1年以上実施している者」を「運動習慣あり」と定義した上で，運動習慣のある者の割合を年代別・性別に調査した結果について，2003年と2014年で比較したものである．総数では男女とも運動実施者の割合は増加しており，2014年時点では男性は31.2％，女性は25.1％に達しているが，健康日本21における目標値には達していない．年代別にみると，男女とも高齢者はよく運動しているが，20～50歳代までの働き盛りの世代の運動実施者の割合が低い．この世代はメタボリックシンドロームをはじめとする生活習慣病予防が大切な時期であるが，仕事や子育てなどにより，まとまった運動時間を確保するのが難しいという側面もある．健康日本21をはじめとする国家的な施策では，1日10分の身体活動量の増加を目標とした運動指針を示している．「特別な場所」での「特別な運動」を「まとまった時間」継続的に行うことが望ましいかもしれないが，各自のライフスタイルや生活環境の中で身体活動量を増加させるための取り組みが継続的なヘルスプロモーションには重要かもしれない．

　また，図1-16は日本人の行うスポーツを年代別・性別に調査した結果である．2001年と2011年の実施率を比較してみると，ほとんどのスポーツにおいて

(a) 2001年と2011年におけるスポーツランキング

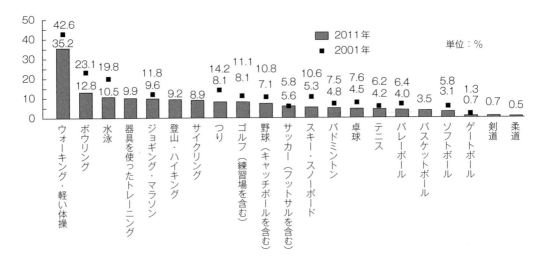

(b) 男女年齢別のスポーツラインキングベスト10

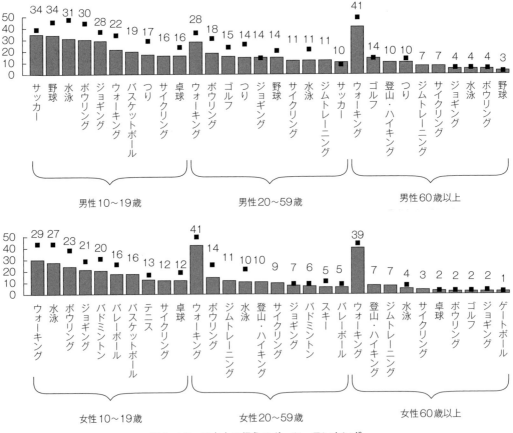

図1-16　日本人の行うスポーツ・ランキング

注：過去1年間にそのスポーツを行った人の比率（行動者率）．種目の並びは2011年のランキング順．2001年には調査が行われなかった種目については2001年のデータの無表示．男女年齢別ベスト10については，数値は2011年のみ，また種目名は省略可．ジムトレーニングは「器具を使ったトレーニング」の省略名．資料：社会生活基本調査，（社会実情データ図録，2016）

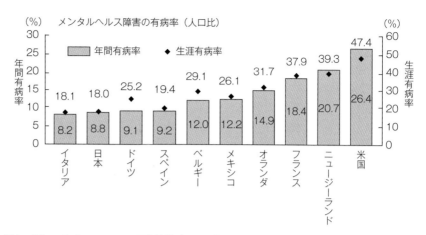

図1-17 メンタルヘルスの国際比較（2003年までの最新年）（社会実情データ図録，2016）

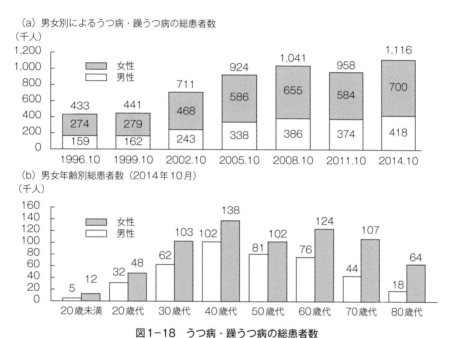

図1-18 うつ病・躁うつ病の総患者数

注:「気分［感情］障害（躁うつ病を含む）」（ICD-10：F30-F39）の総患者数であり，うつ病および躁うつ病（双極性障害）の患者が中心．総患者数とは調査日に医療施設に行っていないが継続的に医療を受けている者を含めた患者数（総患者数＝入院患者数＋初診外来患者数＋再診外来患者数×平均診療間隔×調整係数（6/7））．2011年調査は東日本大震災の影響により宮城県（2008年1.6万人）のうち石巻医療圏，気仙沼医療圏および福島県（2008年1.9万人）を除いた数値である．資料：厚生労働省「患者調査」，（社会実情データ図録，2016）

2011年の実施率が減少している．年代別にみてみると，高齢者にはさほど変化はないが若年および中年までの年代の実施率は減少しており，今後，スポーツ・運動を推進する取り組みを継続して実施する必要性を示している．スポーツ種目の中において，水泳の実施率はほとんどの年代で上位にある．健康づくりや習い事としての水泳運動のよさが，広く認知されているのかもしれない．

4）日本人のメンタルヘルス（心の病，精神疾患）の現状

メンタルヘルスについては，近年，わが国の社会問題のひとつとして取り上げられている．図1-17はWHOによるメンタルヘルスに関する国際比較の調査結果を示している．国際的にみると，日本人のメンタルヘルスにかかわる有病率は高くはない．年間有病率および生涯有病率とも低水準である．一方，図1-18は，わが国におけるうつ病・躁うつ病患者数の年次推移を示している．これをみると，うつ病・躁うつ病の総患者数は増加傾向にあり，近年では約100万人に達している．年代別・性別の内訳では，いずれの年代も女性の方が多い（これは国際的にも同様な傾向にある）．男性では40歳代まで増加傾向にあり，その後減少傾向にあるが，女性では，高齢になっても患者数が多い傾向にある（70歳代以降は平均寿命の違いの影響もある）．現在，国際的には低水準であるが，増加傾向にあることは確かである．年齢やその他の特性によって原因は異なることが予想され，それらに応じた対応の必要性が示唆される．

[文　献]

厚生労働省（2005）平成15年国民健康・栄養調査結果の概要．
社会実情データ図録（2016）http：／／www2.ttcn.ne.jp／honkawa／（参照日　2016年4月21日）
Tsugane S et al.（2002）Under- and overweight impact on mortality among middle-aged Japanese men and women: a 10-y follow-up of JPHC study cohort I. Int J Obes Relat Metab Disord, 26: 529-537.

3．わが国における健康とヘルスプロモーション

1）わが国におけるヘルスプロモーション

わが国では1970年代以降，行政レベルでの健康・体力づくりの取り組みがなされてきた．近年の取り組みとしては，2000～2012年には，「健康日本21」と称した第三次国民健康づくり対策がなされてきた．健康日本21では「21世紀の我が国を，すべての国民が健やかで心豊かに生活できる活力ある社会とするため，壮年期死亡の減少，健康寿命の延伸及び生活の質の向上を実現すること」を目的とされ，5つの生活習慣（栄養・食生活，身体活動・運動，休養・こころの健康づくり，たばこ，アルコール）と4つの生活習慣病（歯の健康，糖尿病，循環器病，悪性新生物（がん））の計9領域70項目について具体的な数値目標を設定した取り組みがなされてきた．2012年に報告された健康日本21の最終評価について主な領域別にまとめると表1-1のようになる．

2）健康増進法

健康増進法は，健康日本21を中核とする国民の健康づくり・疾病予防を積極的に推進するため，医療制度改革の一貫として2002年8月に公布され，2003年

表1-1　健康日本21領域別の最終評価

栄養・食生活	女性の肥満は減少したが，痩せは横ばいであった．20～60歳代男性の肥満者は増加した．栄養摂取状態では，食事に占める脂肪の割合は変わらなかったが，食塩の摂取量は低下した．野菜（緑黄色野菜）やカルシウム摂取量は増加していない．とくに20歳代は，脂肪エネルギー摂取比率が高く，朝食欠食率が高く，体重コントロールの実践率が低い．
身体活動・運動	運動習慣者は増加し，高齢者の外出意欲は高くなり，何らかの地域活動を実施している者も増加した．しかし，成人，高齢者の日常生活における歩数は減少した．今後，メタボリックシンドロームの概念，介護予防のための身体活動の重要性の普及が期待される．
たばこ	健康増進法の施行以降，受動喫煙防止のための公的施設，職場における分煙対策は着実に進展した．喫煙が及ぼす健康影響についての知識は普及しつつあるが，心臓病，脳卒中，胃潰瘍，歯周病に関しては十分ではない．また成人の喫煙率の低下は目標として掲げておらず，あくまで禁煙を希望する者への支援を目標としているが，男性の喫煙率は40％を下回った．ただし，女性の喫煙率は10％程度と低いものの減少していない．
歯の健康	健康日本21以前から，生涯にわたり自分の歯を20歯以上保ち，健全な咀嚼応力を維持することを目標とした8020運動が推進されており，多くの項目で目標値を達成した．う蝕（虫歯）や歯周病はさまざまな全身疾患リスクとなり，高齢者において歯の喪失は栄養状態の悪化につながることから正しい知識の普及が重要である．
糖尿病	糖尿病有病者数は，女性では増加していないが，男性では増加傾向は続いている．また，糖尿病予備群とされる者は男女とも増加傾向にある．糖尿病では，運動習慣，食生活などのとくに一次予防が重要となることから積極的な対策が必要である．
循環器疾患	5年間で脳卒中，虚血性心疾患の年齢調整死亡率は，それぞれ約40％，約30％低下と顕著に改善している．ただし，循環器病に影響する高血圧症，糖尿病，脂質異常症といった危険因子は改善していない．とくに中高年男性はこれら複数のリスクを有する者が増加している．
悪性新生物（がん）	がんの一次予防として生活習慣の改善を目標としているが，そもそも，がんの罹患リスクと生活習慣が密接に関わっていることが十分に浸透していない．がんの罹患リスクとして，運動不足がちな生活，栄養バランスの乱れた食生活，不十分な休養がもっとも影響することを理解しなければならない．また，女性のがんである乳がんや子宮がんの受診者が減少しているのは，検診間隔が1年から2年に変更された影響が大きい．年齢，検診間隔を考慮すると両受診率は増加している．

表1-2 健康増進法の目的

第一章　総則
（目的）
第一条　この法律は，我が国における急速な高齢化の進展及び疾病構造の変化に伴い，国民の健康の増進の重要性が著しく増大していることをかんがみ，国民の健康の増進の総合的な推進に関し基本的な事項を定めるとともに，国民の栄養の改善その他の国民の健康の増進を図るための処置を講じ，もって国民保健の向上を図ることを目的とする．
（国民の責務）
第二条　国民は，健康な生活習慣の重要性に対する関心と理解を深め，生涯にわたって自らの健康状態を自覚するとともに，健康の増進に努めなければならない．
（国及び地方公共団体の責務）
第三条　国及び地方公共団体は，教育活動及び広報活動を通じた健康の増進に関する正しい知識の普及，健康の増進に関する情報の収集，整理，分析及び提供並びに研究の推進並びに健康の増進に係わる人材の養成及び資質の向上を図るとともに，健康増進事業実施者そのた関係者に対し，必要な技術的援助を与えることに努めなければならない．

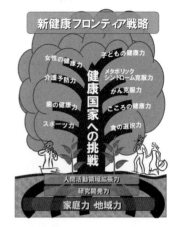

図1-19　新健康フロンティア戦略の概略図
（新健康フロンティア戦略賢人会議，2007）

4月に施行された，わが国におけるはじめての健康づくりのための法律である．健康増進法の目的などについては表1-2の通りである．

健康増進法の基本的な考え方は，個人の健康づくりを社会全体で支援するというオタワ憲章の流れを汲んだ健康日本21の趣旨と同様の考え方が責務として盛り込まれている．

3）新健康フロンティア戦略

前述の健康日本21と並行して，2007年から内閣府の主導による国民健康運動化の試みが「新健康フロンティア戦略」である．健康日本21と同様に，地方自治体を巻き込みながらポプレーションアプローチとして国民の健康寿命の延伸やQOLの向上を目指す試みである．図1-19は新健康フロンティア戦略の概略図を示している．「子どもの健康力」，「メタボリックシンドローム克服力」，「がん克服力」，「こころの健康力」，「食の選択力」，「女性の健康力」，「介護予防力」，「歯の健康力」，「スポーツ力」の9つの分野における健康づくり対策と，それらを支援する「家庭力・地域力」，「人間活動領域拡張力」，「研究開発力」という合計12の柱に沿って健康対策を進めることを掲げている．各分野に共通した方針として，子どもの健やかな育ちと子育てを支援し，若年および中高年の健康な生活習慣の確立と支援による健康の積極的な増進を，また高齢者には，目指すべき高齢者像として生活習慣病を予防する「健康的な65歳」から，病気を持ちながらも，なお活動的で生きがいに満ちた自己実現ができる「活動的な85歳」を目標としている．

4）年代に応じたヘルスプロモーションの必要性

表1-3は各年齢段階における体力の考え方や測定・評価方法の特異性とヘルスプロモーションの関心ごとについて概略をまとめたものである．発育発達段階

表1-3 各年齢段階における体力の考え方や測定・評価方法の特異性とヘルスプロモーションの関心ごと

年齢段階		体力の考え方，測定・評価方法の特異性			
		ヘルスプロモーションの関心事	身体機能測定・評価時に注意すべき点	評価の方法	重要視する身体機能
幼児期	～5歳	健全な発育発達	発育発達段階 発育発達速度の個人差	各種動作（走・跳・投など）の成就能力の評価	神経機能（調整力）基礎運動能力
児童期	～12歳			体力要素別評価	基礎運動能力，行動体力
青年期	～19歳				行動体力
壮年期	～44歳	生活習慣病（メタボリックシンドローム）の予防	健康状態		健康関連体力
中年期	～64歳				
高齢前期	～74歳	介護予防・転倒予防	健康状態 自立水準	各種動作（日常生活動作）の成就能力の評価	健康関連体力 転倒関連体力 自立に必要な体力（運動器）
高齢後期	75歳～				

にある青年期までは，健全な心身の発育発達がヘルスプロモーションの関心ごとであり，体力の測定・評価もこの観点から主に行われる．この時期にみられる体力の個人差は発育発達速度（発育発達段階）の差による場合も多く，発育発達のピーク時に現れる能力差とは若干意味合いが異なることを理解した上で測定結果を解釈する必要がある．特に，幼児期や児童期では月齢による発育・発達の差が顕著であり，月齢を考慮した評価基準の作成なども必要かもしれない．また，この時期には，純粋な能力の優劣よりも発育・発達のスパートがいつ現れるか（早熟か晩熟か）がパフォーマンスの優劣として結果的に現れることも多い．仮に評価値が劣っていても，それは能力の優劣を必ずしも直接的に示すものではない可能性もあり，運動・スポーツに興味を失わせない工夫が必要である．さらに，この時期の体力の個人差は運動経験の差が影響していることも多い．前述したように，幼児期，児童期にはさまざまな運動経験を積ませ，さまざまな動きの神経回路を構築することが重要である．健全な発育発達に必要な運動の実施を促すフィードバックが重要である．

体力が衰退期に入る壮年期から中年期におけるヘルスプロモーションの関心ごとは，メタボリックシンドロームを代表とする生活習慣病の予防であり，体組成（肥満度）評価の重要性が高まる．加えて，各種体力要素の低下の程度を把握するとともに，それらの測定結果を身体活動量の増加に結びつけるような働きかけが重要となる．すなわち，ウェイトコントロールや体力低下抑制を促すための運動・スポーツの重要性を理解させ，運動の習慣化を図る働きかけが重要である．

高齢期に入ると，メタボリックシンドロームの予防から介護予防・転倒予防にヘルスプロモーションの関心ごとが変化する．特に健康寿命に達した後期高齢者に対しては，肥満度よりも筋肉量を維持させ運動器を良好な状態に保つことの重要性を理解させる必要がある．したがって，体力テストにおいても，日常生活の自立に必要な身体諸機能や筋肉量が維持されているか，日常生活のどのような場面にどのような介護を必要とするかという観点からの評価が重要視される．

このように，理想的な健康を目的としたヘルスプロモーションにおいて重要視

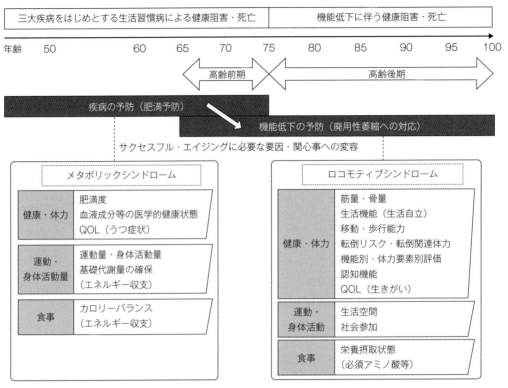

図1-20　サクセスフル・エイジングと健康・身体機能評価とのかかわり（出村ほか，2015）

すべき要因は，年代によって変容することに注意を払う必要がある．

　図1-20は，サクセスフル・エイジングと健康・身体機能評価とのかかわりについて示した模式図である．前述したように，発育発達のピークを迎えた青年期以降は，心身の健全な発育発達にかかわるものから"健康"にかかわるものへと変化する．しかし，この青年期以降の期間は，身体機能が加齢とともに低下する期間でもあり，特に高齢者にとっては"サクセスフル・エイジング（健康的な老い，高いQOLを伴う老い）"の実現が重要となる．

　青年期以降におけるメタボリックシンドロームをはじめとする生活習慣病予防の重要性は，わが国のみならず世界共通である．わが国においても，疾病が原因で亡くなる人の約60％（3人に2人）は生活習慣病罹患者である．しかし，生活習慣病にかかわる死亡率はすべての年代で共通ではなく，加齢に伴い変化していく．つまり，生活習慣病にかかわる問題は，健康寿命の年代までにある程度淘汰されており，それ以降の年代の高齢者に対しては別の健康問題が重要となる．そのひとつは，ロコモティブシンドロームといった言葉に代表される運動器障害にかかわる機能低下に伴う健康阻害・死亡の問題である．つまり，80歳の高齢者男性に対して，腹囲が85cmを超えているか否かはあまり重要ではなく，歩行状態や生活空間，下肢筋力などの運動器にかかわる健康状態の方が，高いQOLを保持し寿命を延伸させるためには重要となる．

　図1-20に示したように，健康問題の関心は，高齢後期をひとつの境として，

"疾病(メタボリックシンドローム)の予防"→"機能低下(ロコモティブシンドローム)の予防"に変化する．それに伴い，「健康・体力」に関しても，"肥満度"→"筋量"へ，「運動」は"エネルギー消費量としての身体活動量・基礎代謝量の確保"→"生活空間・社会参加"へ，「食事」は"カロリーバランス"→"必須アミノ酸をはじめとする栄養摂取状態の評価"へと変化し，ヘルスプロモーションにおいて重要視される評価内容も変化する．少子高齢化に伴う人口ピラミッドの変容に伴い，後期高齢者人口の急速な増加が予想されるわが国において，後期高齢者の健康をいかに守るか，健康寿命の延伸をいかに図るかは最重要課題のひとつであり，その点において，健康問題の関心の変化を理解したうえで，個人的および社会的なヘルスプロモーションを実施することが求められる．

[文　　献]
出村愼一監修，宮口和義ほか編著(2015)高齢者の体力および生活活動の測定と評価．p7，市村出版．
新健康フロンティア戦略賢人会議(2007)新健康フロンティア戦略(参考資料1)．新健康フロンティア戦略−健康国家への挑戦−．

4．日本人の水泳・水中運動へのかかわり方－健康増進運動としての水泳・水中運動－

これまでは現代の日本社会における健康やヘルスプロモーションに関する現状や問題について述べてきた．ここでは，日本人の水泳・水中運動へのかかわり方に関する現状について述べる．

1）水泳人口の推移

総務省より5年毎に実施している「平成23年社会生活基本調査　生活行動に関する結果」によると，過去1年間にそのスポーツを行った人数および10歳以上総人口に占める割合において「水泳」は種目別で第3位であり，10歳以上総人口の10.5％を占めている（表1-4）．

図1-21は，主要なスポーツにおける過去1年間にそのスポーツを行った人数および10歳以上総人口に占める割合の年別推移であるが，前述と同様に他のスポーツよりも水泳の行動者（水泳人口）が多いが，年々減少している．

図1-22は水泳における利用頻度別人数の推移であるが，図1-21の水泳人

表1-4　過去1年間にそのスポーツを行った人数および10歳以上総人口に占める割合（複数回答）

順位	スポーツ種目	人数(千人)	割合(%)	順位	スポーツ種目	人数(千人)	割合(%)
1	ウォーキング	40,172	35.2	12	スキー・スノーボード	6,043	5.3
2	ボウリング	14,621	12.8	13	バドミントン	5,426	4.8
3	水泳	12,030	10.5	14	卓球	5,121	4.5
4	器具を使ったトレーニング	11,243	9.9	15	テニス	4,750	4.2
5	ジョギング・マラソン	10,956	9.6	16	バレーボール	4,558	4.0
6	登山・ハイキング	10,457	9.2	17	バスケットボール	3,950	3.5
7	サイクリング	10,110	8.9	18	ソフトボール	3,538	3.1
8	つり	9,281	8.1	19	ゲートボール	788	0.7
9	ゴルフ（練習場含む）	9,240	8.1	20	剣道	779	0.7
10	野球	8,122	7.1	21	柔道	603	0.5
11	サッカー	6,375	5.6	22	その他	6,696	5.9

（総務省，2012）

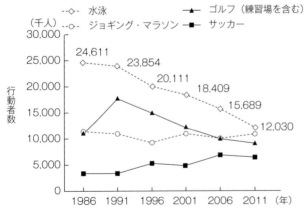

図1-21　主要なスポーツにおける過去1年間にそのスポーツを行った人数および10歳以上総人口に占める割合の年別推移
（総務省，2012）

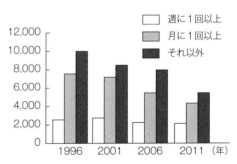

図1-22　水泳における利用頻度別人数の推移
（総務省，2012）

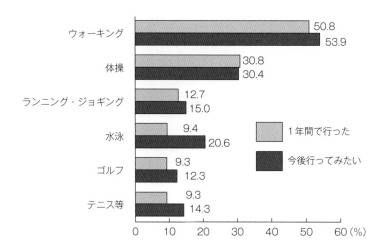

図1-23 主なスポーツの実施の有無と意向
(文部科学省,2013より作図)

口の減数の原因として不定期利用者の減少が考えられる．1996年度と2011年度との比較において，月に1回以上の利用者は-3,205名，それ以外は-4,467名であった．週に1回以上利用している，いわゆる定期的に利用している水泳人口はほぼ変化していない（-409名）ことから，「水泳の楽しみ」等を見出している者は継続的に実施しているといえる．また，水泳人口の構成が「広く，浅く」から「狭く，深く」へ移行していることもいえる．

2) 水泳における潜在的ニーズ

図1-23は主なスポーツの実施の有無と意向についてであるが，他のスポーツよりも水泳は1年間で行った人数と今後行ってみたい人数との差異（乖離）が大きい（差異11.2％）．つまり，水泳は行ってみたいが，実際は行っていない者が他のスポーツよりも多いということであり，今後この乖離を埋めることが水泳人口を増加させることにつながるといえる．

では，続いて年齢および男女別ではどのような違いがあるのかを考えてみる．図1-24は年齢および男女別における水泳の実施の有無と意向について示したものであるが，全年代において実際との乖離が発生している．男女別においては女性の方が総じて乖離が大きく，特に50歳代（差異19.3％），60歳代（差異12.7％）の女性において顕著となっている．

総括すると，水泳は他のスポーツ種目と比較しても依然行動しやすいスポーツであるといえるが，年々，水泳人口は減少している．現状の水泳人口は不定期利用数であることが主な原因と考えられる．水泳の効果・効用等の魅力づくりを行うことで，定期利用の促進を行うとともに，「水泳をやってみたい（ニーズ）ができていない」方へのアプローチも促進し（ウォンツの解決），より質の高い（ニーズとウォンツが合致した）水泳人口を増加させることができると考える．

3) 習い事としての水泳

図1-25は，現在子どもが習っている習い事のランキングであるが，1位は

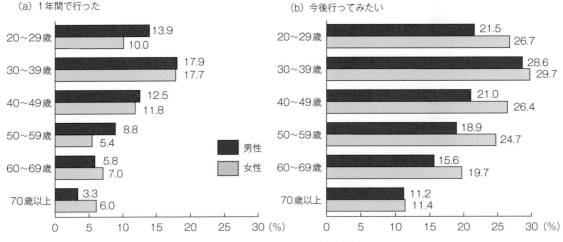

図1-24　年齢および男女別における水泳の実施の有無と意向（文部科学省，2013より作図）

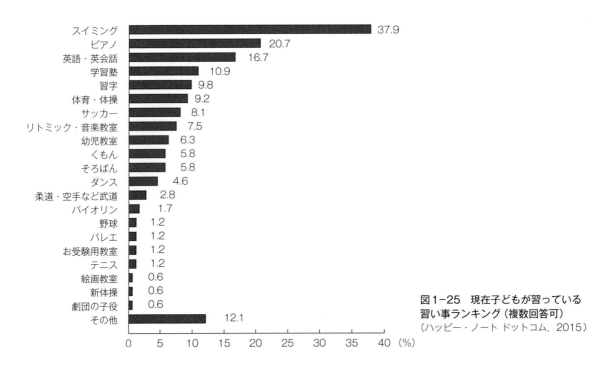

図1-25　現在子どもが習っている習い事ランキング（複数回答可）
（ハッピー・ノート ドットコム，2015）

スイミングであり，他の習い事よりも数多くの子どもが習っている．また，図1-26の今後子どもに通わせたい習い事においても，スイミングはニーズとして高いため，さらに子どもの水泳人口は増えると考える．

4）実際の水泳レッスンにおける利用状況

株式会社トータル・イマージョン・スイミング（以下，TIスイム）に協力いただき，実際の水泳産業としてしての水泳レッスンの利用状況を調べた．

TIスイムでは，水泳のレッスンの利用状況などについて，アンケートを行った．

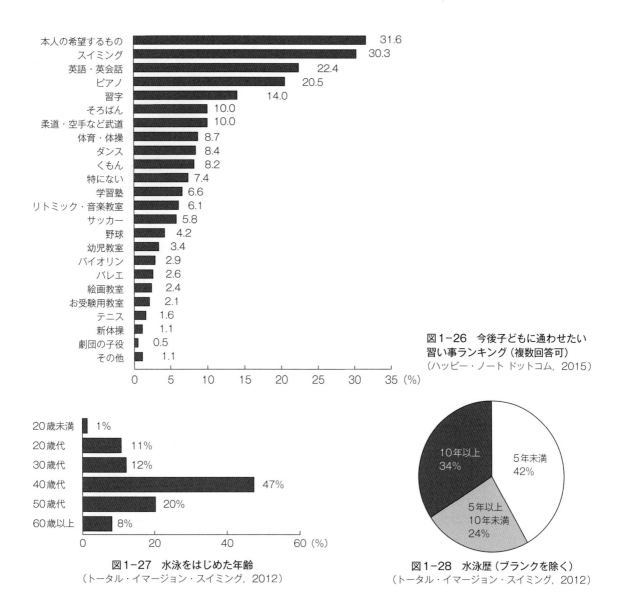

図1-26 今後子どもに通わせたい習い事ランキング（複数回答可）
（ハッピー・ノート ドットコム，2015）

図1-27 水泳をはじめた年齢
（トータル・イマージョン・スイミング，2012）

図1-28 水泳歴（ブランクを除く）
（トータル・イマージョン・スイミング，2012）

調査方法：Webサイトによる告知，アンケートフォームを電子メールで回収

調査時期：2012年8月，有効回答数：76

男女比：男性81％，女性19％，平均年齢：52歳

(1) 水泳をはじめた年齢

水泳開始年齢については，ほぼすべての回答者が20歳を越えてから水泳をはじめている．また，40歳代が最も多く47％を占めており，40歳以上は回答者の4分の3を占めている（図1-27）．

(2) 水泳歴

水泳歴については，ほぼすべての回答者が20歳を越えてから水泳をはじめたこともあり，水泳歴も5年未満が42％，5年以上10年未満が24％，10年以上が34％であった（図1-28）．また，10年以上の水泳歴を持つ回答者の水泳開始

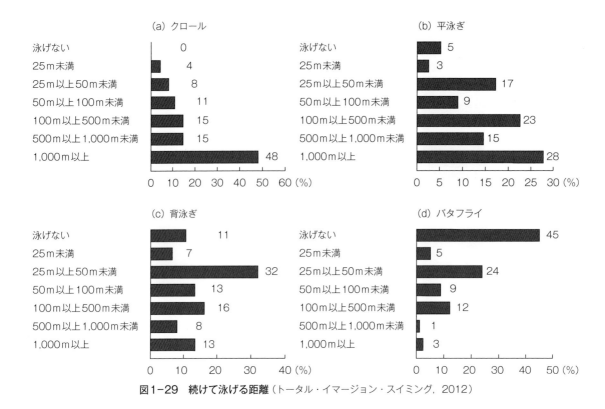

図1-29 続けて泳げる距離（トータル・イマージョン・スイミング，2012）

平均年齢は42歳であった．

（3）続けて泳げる距離

クロールについては，回答者の半数近くが1,000 m以上を泳げる．100 m以上泳げる者が全体の約8割を占める．平泳ぎでは，1,000 m以上泳げる者が全体の28％，100 m以上泳げる者が全体の3分の2を占める．背泳ぎは，50 m未満が全体の3分の1を占める．バタフライは，半数が泳げないもしくは25 m未満であった．50 m未満を加えると全体の3分の2を占める（図1-29）．

（4）水泳の目的

水泳の目的では，「健康を維持するため」という運動する目的に加え，「楽に泳ぎたい」，「きれいに泳ぎたい」という水泳に対する要求についての回答が過半数を占めている．また，「速く泳ぎたい」は回答者の24％を占めるが，競泳・マスターズについては16％とあまり関心が高くない（図1-30）．

（5）泳ぎの問題や課題

泳ぎの問題や課題については，「推進力がない」が最も多く回答者の43％を占めていた．前項の水泳の目的では，「速く泳ぎたい」の選択割合が24％にとどまっていることから，気持ちよく泳ぐために必要なスピードや加速を求めていると考えられる．

「楽に泳げない」，「長く泳げない」はいずれも回答者の3分の1以上を占める．必要以上のエネルギーや酸素を消費することで，感覚や距離において満足する結果が得られていないと考えられる（図1-31）．

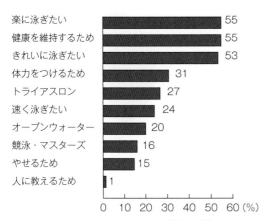

図1-30 水泳の目的（複数回答）
（トータル・イマージョン・スイミング，2012）

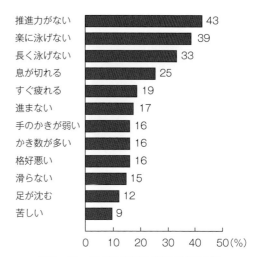

図1-31 泳ぎの問題や課題（複数回答）
（トータル・イマージョン・スイミング，2012）

（6）水泳の頻度

水泳の頻度では，週1日以上が約9割を占めた．このうち週1〜2日が44％，週3〜4日が35％と多数を占めている．週5日以上泳ぐ回答者も約1割いる．

国民健康・栄養調査において，運動習慣者とは1回30分以上，週2回以上，1年以上運動を継続している者と定義され，全国で男性31.2％，女性25.1％が該当する（厚生労働省，2015）．今回の調査では，週3日泳ぐ回答者が45％を占めており，運動を習慣としている割合は平均よりも高いことがわかる（図1-32）．

（7）泳ぐ場所と費用

泳ぐ場所では，民間のフィットネスクラブやスイミングクラブが71％を占める（図1-33）．人口に対するフィットネスクラブの加入率は3％程度であることを考えると，水泳を行うための場所としてクラブに加入する者が非常に多いことがわかる．

フィットネスクラブやスイミングクラブにおける会費の平均額は，7,251円/人・月（当社調べ）である．入場の都度支払う費用（公営のプールを想定）は，793円/人・回（大阪府，兵庫県，京都府下平均）である．1回のプールの利用金額が793円の場合，月間10回で7,251円を超える．週3〜4回利用する場合はフィットネスクラブへ加入した方が費用が低く抑えられることになる．

（8）レッスン受講の有無と受講レッスンのタイプ

成人になってからレッスンを受けたことがある者は59％を占めた（図1-34）．また，受講したレッスンのタイプでは，フィットネス（スイミング）クラブの無料グループレッスンが68％を占める．

有料のレッスンについては，フィットネス（スイミング）クラブの有料グループレッスンが43％，フィットネス（スイミング）クラブの有料プライベートレッスンが30％を占める（図1-35）．

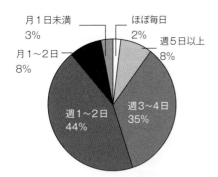
図1-32 水泳の頻度
(トータル・イマージョン・スイミング，2012)

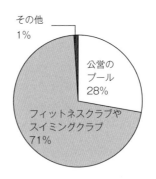
図1-33 泳ぐ場所
(トータル・イマージョン・スイミング，2012)

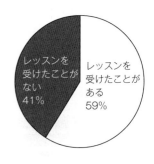
図1-34 成人になってからのレッスン受講(TIスイムを除く)
(トータル・イマージョン・スイミング，2012)

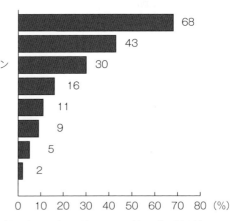
図1-35 受講したレッスンのタイプ(複数回答) (トータル・イマージョン・スイミング，2012)

(9) 有料レッスンの金額

レッスン1回当たりの金額は，1,000～2,000円未満が26％，2,000～3,000円未満が32％であった．1回5,000円以上のレッスンは15％の回答者が受講している(図1-36)．

3,000円未満の低額のレッスンは，グループレッスン，5,000円以上の高額のレッスンはプライベートレッスンが一般的であることや，前項の回答結果をふまえると，3,000～5,000円帯において「低額のプライベートレッスン」と「高額のグループレッスン」が混在していることになる．

(10) 有料レッスンを受けた全体的な感想

有料レッスンを受けた全体的な感想については，半数近くが「価格に見合った成果が得られた」と評価している．「価格以上の成果が得られた」と合わせると57％である．

「得られる成果からすると安くすべき」と回答した割合は11％で，このような層を満足させるためにも，参加者の成果基準を見極めて価格を設定することが求められる(図1-37)．

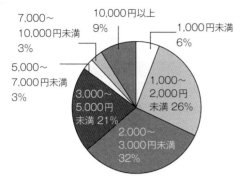

図1-36 レッスン1回あたりの金額
(トータル・イマージョン・スイミング, 2012)

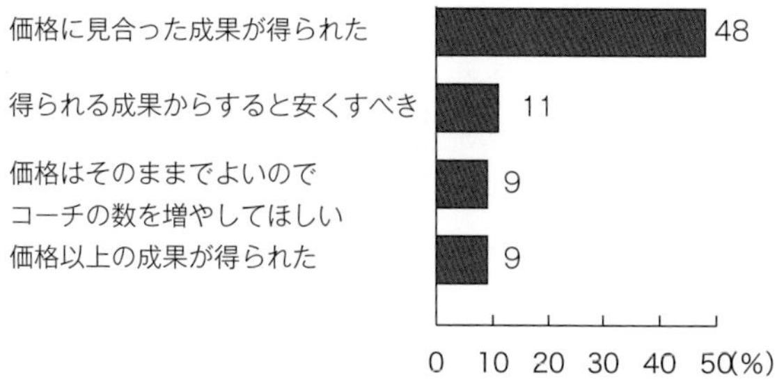

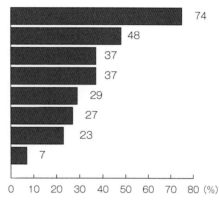

図1-37 有料レッスンを受けた全体的な感想
(トータル・イマージョン・スイミング, 2012)

図1-38 受けたいレッスンのタイプ(複数回答)(トータル・イマージョン・スイミング, 2012)

(11) 受けたいレッスンのタイプ

回答者の74％が「問題を個別に発見して解決してくれる」レッスンを望んでいる．「有料でも短時間で自分の身につけたい技術がマスターできる」レッスンについては，48％が選択している．「有料でも泳ぐ姿をビデオに撮影して分析してくれる」レッスンについては37％が選択している．一方で，速く泳ぐことについては他の項目と比較して関心が薄い．「無料であればどんなに時間がかかっても構わない」は7％であった(図1-38)．

(12) 望ましいレッスンの価格

プライベートレッスンでは3,000～5,000円未満の選択が最も多く(37％)，次いで2,000～3,000円未満が28％であった．一方，5,000円以上も4分の1の回答者が選択しており，高い付加価値や成果の提供ができれば高額のプライベートレッスンを受け入れる素地がある．グループレッスンについては1,000～2,000円未満の選択が最も多く(40％)，次いで2,000～3,000円未満が30％であった(図1-39)．

(13) 望ましいレッスンの回数

望ましいレッスンの回数については，全部で2～4回を毎週1回ずつ受ける形式について回答者の25％が選択している．毎週1回で半年程度を含めると，半

(a) プライベートレッスン

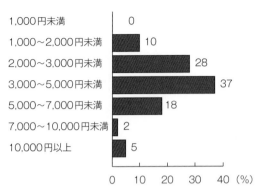

(b) グループレッスン

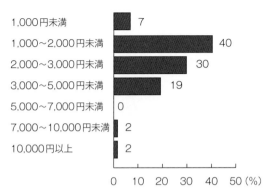

図1-39 1回あたりの望ましいレッスン価格（トータル・イマージョン・スイミング，2012）

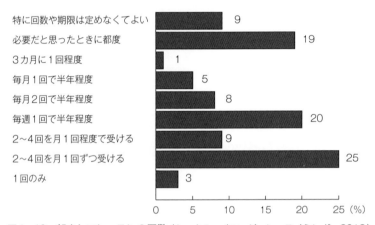

図1-40 望ましいレッスンの回数（トータル・イマージョン・スイミング，2012）

数近い回答者が週1回のレッスンを望んでいることになる．また，必要だと思ったときにその都度受講できるレッスンも19％が選択している．毎週または隔週のグループレッスンに，柔軟に設定できるプライベートレッスンの組み合わせで提供することが望ましい（図1-40）．

[文　献]

ハッピー・ノート ドットコム（2015）通わせてますか？習い事．http://www.happy-note.com/research/lesson/（参照日　2016年4月20日）

厚生労働省（2015）平成26年国民健康・栄養調査結果の概要．

文部科学省（2013）体力・スポーツに関する世論調査（平成25年1月調査）．

総務省（2012）平成23年社会生活基本調査　生活行動に関する結果．

トータル・イマージョン・スイミング：成人向け水泳指導ビジネスの戦略策定-資料編-．2012．

第2章　水泳・水中運動の科学

1．水の特性

1）水圧による力学的・生理学的作用

　水中に身体を浸すと胸を押さえつけられるような圧迫感を感じ，さらに深く潜ると耳が痛くなるが，これらはすべて水の圧力による影響である．圧力は水深に比例して増加するが，その原理は次の通りである（図2-1）．

　今，密度 ρ の水中で，深さ d の地点に半径 r の円 A があるとする．この円には，A を底面（πr^2）とし，高さ d の仮想円柱の容積（$\pi r^2 d$）に等しい水の質量分（$\rho \pi r^2 d$）がのしかかる．この水の質量に重力加速度 g をかけた値が円 A を押す力（$\rho \pi r^2 dg$）として作用することになる．圧力は，力を面積で割ったもの（$\rho \pi r^2 dg / \pi r^2$）であるから，結局 A に働く圧力は，密度×深さ×重力加速度（ρdg）となるが，水の密度と重力加速度は不変と考えてよいので，圧力は深さに比例して大きくなる．さらに圧力は方向に関係なく，物体の面に垂直に作用するのでプールで潜ったりすると，どんな方向を向いていようと，水面近くよりプールの底の方が締め付ける感じが強くなる．空気中でももちろん圧力は作用し，海抜 0m においては，地球を取りまく空気層分の重量がのしかかっている．気温15℃の標準状態で 1cm² 当たり約 1.0 kgf の力が作用する．通常はこの空気中の圧力を基準（1.0）として，圧力の大きさを気圧で表示する．水中での圧力，すなわち水圧は水深が 1 m 深くなるごとに，0.1気圧ずつ圧力が増加する．

　この水圧がヒトの身体に加わると，さまざまな生理的反応が現れる．たとえば，深く潜ると耳が痛くなるのは，水圧によって外耳内の空気圧が上昇し鼓膜を圧迫

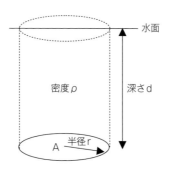

図2-1　水深と水圧の関係

するため，鼓膜付着部にストレスが生じ痛みを伴うのである．この潜水に伴う耳の痛みを取り除く方法を「耳抜き」といい，一般的には水中で鼻をつまみ，鼻をかむ要領でいきむことで，鼓膜内側の圧力を上昇させ，鼓膜を挟んだ内外の圧力を平衡状態に戻し，ストレスを解消する方法が取られる．さらに，もっと深く潜ったとすると，たとえば水深10 mでは水圧は1気圧に達し，大気圧と合わせた身体に作用する圧力は2気圧となる．そうするとボイルの法則（圧力×体積＝一定）により，大気圧下では5 Lあった肺容量は半分の2.5 Lとなってしまうのである．このような水圧による胸郭の圧迫で，呼気時には肺の収縮が促進され，吸気時には余分な力が必要となる．この状況下で呼吸を繰り返すと，吸筋に負荷を与えることができ，胸郭の発達や肺活量の増大が期待される．また，水圧により皮膚表面に近い静脈が圧迫され，静脈環流が促進されるといわれる．一般的に静脈血は疲労物質を多く含んでいるので，その血液がより早く心臓に戻されることで，疲労回復効果も期待できる．

2）抵抗による力学的・生理学的作用

真水の密度は，約4℃で1,000 kg/m^3，同温の空気と比べると785倍も密度が高い．このように，水の密度は空気に比べるととても大きいので，水中と陸上とでは運動する際の物理的条件が異なるが，最も顕著な違いが生じるのは身体に作用する抵抗である．流体中を移動する物体に生じる抵抗（D）は，流体密度（ρ）に物体の代表面積（A）と移動速度の二乗（V^2）をかけ合わせ，さらに抵抗係数（C$_D$）を乗じて求めることができる（式2-1）．

$$D = 1/2 \, \rho \, AC_D V^2 \quad \cdots\cdots\cdots\cdots\cdots\cdots\cdots\cdots\cdots\cdots\cdots\cdots \text{（式2-1）}$$

つまり，流体中を移動する際の抵抗は流体の密度に比例するが，水の密度は空気より約800倍も高いので，もしヒトが同じ姿勢，同じ速度で水中を移動すると，陸上より約800倍もの抵抗がかかることになる．また，わずかに泳速度が増加しても，その二乗で抵抗が増加するので泳者にとってその抵抗に打ち勝つ推進力を発揮することは大変なことである．しかし逆に考えると，抵抗が大きいからこそ，その反作用を利用して泳者は前に進めるし，水中運動でゆっくり身体を動かしてもある程度の負荷を得ることができる．

さらに水と空気の境界を移動する水泳運動では，身体に作用する抵抗は，主に（1）圧力抵抗，（2）造波抵抗，（3）摩擦抵抗に分類することができる．

（1）圧力抵抗

競泳のレースのように，1.5 m/秒を超えるような速い泳速度で移動した場合，泳者に作用する抵抗において圧力抵抗が大きな割合を占める．水中を泳者が進むとき，流れが泳者の頭部などにぶつかって乱れると，頭部の前面の圧力は高くなり，後頭部では渦ができて圧力が低下し負圧部が生じる．圧力差があると圧力の高い方から低い方へ力が働くため，この力が泳者を押し戻す方向に作用し，抵抗となる．理想的な流線形をした物体であれば，流れは物体から剥離することなく前縁から後縁へと移動するため，大きな圧力差は生じない．しかし，人体のよう

に複雑な形状をしていると，水平姿勢をとったとしても，後頭部やおしりの下流で流れが剥離し，負圧部分が生じてしまう．さらに脚が沈んで進行方向に対する迎え角が大きくなると，背中での流れの剥離が顕著となり，圧力抵抗の増大につながる．

（2）造波抵抗

造波抵抗は，泳者が水と空気の境を移動するときに生じる波によって起こる．泳者が水を押して波を生じさせると，盛り上がった波は，重力によってもとの水面の位置へ戻ろうとして，泳者を押し戻す．この押し戻そうとする力が抵抗となる．造波抵抗は，圧力抵抗と並んで全抵抗に占める割合が大きい．トップ泳者が全力で泳いだ場合，造波抵抗と関連が深く，泳者まわりの流れの環境を表すフルード数の値[注1]は，0.45程度となる．船舶に置き換えて考えると，これまでの実験結果からフルード数0.45に達すると，船首部分では舳先を取り囲むように首飾り渦が生じ，造波抵抗係数が最も大きくなる局面に当たる．このような状況はヒトにも当てはまり，波をできるだけ起こさないような工夫をしないと，大きな造波抵抗を受けることになる．

（3）摩擦抵抗

摩擦抵抗は，圧力抵抗や造波抵抗に比べると全抵抗に及ぼす影響は小さいと考えられる．Toussaintら（2002）の報告によれば，全抵抗に占める摩擦抵抗の割合は5%程度であるとし，Polidoriら（2006）もほぼ同様の4〜5%の範囲であろうと推定している．摩擦抵抗は，水と泳者表面との摩擦によって生じ，流れの速度や乱れの程度，表面の粗さによって変化する．トップ泳者が全力で泳いだ場合，摩擦抵抗との関連が深く，泳者まわりの流れの環境を表すレイノルズ数[注2]は，3.5×10^6程度となる．一般的に，レイノルズ数が5×10^5を超えて大きくなると，物体の表面近くの境界層では層流から乱流へと流れの環境が変化し，摩擦抵抗係数が大きく増加する局面に当たる．泳者の表面でも同様の現象が起こると考えられるので，摩擦抵抗が大きくなる．

実際にヒトが泳ぐ場合の抵抗は，前述した3つの抵抗が複雑に作用しあうが，四肢を駆動させながら自己推進している時の抵抗を自己推進時抵抗と呼んでいる．この自己推進時抵抗は，「けのび姿勢」をとって一定の速度で牽引した場合の受動抵抗とはかなり異なる．

たとえば，受動抵抗は式2-1に示すように代表面積および泳速度の二乗に比例して大きくなるが，その時の受動抵抗係数は0.03程度[注3]で，ほぼ一定の値を示す（高木，1997）．しかし自己推進時抵抗は，体型の大小よりも泳技術の巧拙

注1）フルード数（Fr）：$Fr = \sqrt{V/Lg}$，V：速度（m/秒），L：代表長さ（m），g：重力加速度（m/秒^2）
注2）レイノルズ数（Re）：$Re = LV/\nu$，L：代表長さ（m），V速度（m/秒），ν：動粘性係数（m^2/秒）
注3）受動抵抗係数（C_D）：$C_D = D/(0.5 \rho AV^2)$，D：受動抵抗（N），ρ：密度（kg/m^3，A：代表面積（m^2），V：流速（m/秒），一般的には物体の断面積を代表面積（A）として係数を算出するが，泳者の場合は流速によって姿勢が変化し断面積が変動するため，代わりに体表面積を用いる．

により影響を受け，自己推進時抵抗係数は，泳速度の増加に伴って逆に減少する傾向にある（高木，1998）．この自己推進時抵抗係数の減少は，高速域で泳ぐ泳者は何らかの方法によって低速域より抵抗を減らす技術を用いていることを意味する．そのひとつとして，泳速度の上昇に伴う泳者の身体の浮き上がりが考えられる．モーターボートも前進速度が上昇するにつれて船体は水面上に浮きあがり，水と接する面積が減少する．よって泳者においても，泳速度の上昇に伴って水につかっている面積が減少するが，代表面積は初期値で一定と仮定しているので，これが自己推進時抵抗の減少につながったと考えられる．

3）水温の力学的・生理学的特性

水も空気もどちらも流体であるが，物質内を熱が伝わる度合いを示す熱伝導率[注4]に大きな違いがある．ちなみに水と空気の伝導率は，0℃の状態で水が0.56 W/mKであるのに対して，空気は0.0241 W/mKであり，水の方が空気より約23倍も熱を伝えやすい．その結果，ヒトが水に入った場合，空気中より温度差の影響を受けやすく，水温の違いによってヒトはさまざまな生理的反応を起こす．

たとえば公共のプールでは，水温をだいたい28～32℃と，体温よりも低い温度に設定している．競泳の国際大会などでは，水温はさらに低く設定され，最も記録の出やすい水温は，26℃±1℃といわれている．なぜこのように体温より低い温度に設定されているかというと，競泳レースのように高い強度で運動を行うと，大量の熱が体内で産生されるため，水温が低くないと十分に熱が放散されず，運動を継続することができなくなるためである．しかし一般的には，このように体温より低い温度の水に浸かると，それが寒冷刺激となり，一次的には熱を奪われないように血管が収縮し悪寒を感じることもある．しかしその後は，代謝を上げて熱産生を促進する生理的反応がみられる．冷たい水に入ると"ブルブル"と身体が震えるのは，まさに筋を収縮させて，熱を発生させている証拠である．

一方，一般プールの水温よりかなり低い10～15℃の冷水に運動後に浸かると筋肉の疲労感や痛みが緩和されるとして，運動後に冷水浴が用いられる場合もある．その場合の目安として，浸水時間は1～2分，30秒の間隔をあけて3～4回実施するのがよいとされている（Bailey，2008；Vaile，2008a; Vaile，2008b）．逆に，一般プールの水温より高い34～35℃くらいになると，ヒトは温かくも冷たくも感じなくなるが，このような水温を自覚的不感温度という．日本人と欧米人では自覚的不感温度に差があり，日本人ほどお風呂につかる習慣のない欧米人は，33～34℃と日本人より若干低めである．水温を35～36℃まで上げると，心拍数や血圧，呼吸，酸素消費量などへの影響が最も少ない，他覚的不感温度とよばれる温度帯に入る．この温度帯では，自律神経系の中の副交感神経の活動が

注4）熱伝導率（k）：k＝Q/A（Δt/Δx），Q：単位時間に伝わる熱量（W），A：熱が伝わる部分の断面積（m^2），ΔT/Δx：温度勾配（K/m），なおここに示すK（ケルビン）は絶対温度を表す．

表2-1 目的とする運動と至適温度

運動・入浴様式	至適温度	生理的作用
冷水浴	10～15℃	筋肉の痛みや疲労感の軽減
競泳	26～28℃	高強度運動時に熱産生と熱放散が平衡
水中運動(水中歩行,水中エアロビ,ディープウォーターランニングなど)	28～32℃	低強度運動でも寒さを感じず運動継続が可能
水中運動療法	34～35℃(自覚的不感温度)	入水中冷たくも温かくも感じない
水中運動療法	35～36℃(生理的不感温度)	心拍数や血圧,呼吸,酸素消費量などへの影響が最も少ない
微温浴	38～40℃	温熱による呼吸数・脈拍・血圧の増加,代謝の促進,および酸素消費量が多くなる.
高温浴	42℃以上	血管拡張,頻脈,精神興奮作用
交代浴	15～15℃と38～42℃交互	疲労回復の促進

優位になり、リラクセーション効果が高まる. 39℃以上になると水中で運動することは難しいが、温熱効果により血管の拡張や血圧降下、さらには末梢神経の鎮静化などの効果が期待される. その他、10～15℃の冷水と38～42℃の温水に交互につかる交代浴は、急激な温度差が自律神経を刺激するとともに、疲労回復に効果があるとされている (Cochrane, 2004；片平ら, 2006). しかしながら、実施するにあたっては温度変化に伴う急激な血圧の上昇・下降が起きる恐れがあるので、十分に注意する必要がある.

以上のように、水は熱伝導率が高いゆえに、温度が若干変化するだけで身体から熱を奪ったり、逆に身体を温めたりと機能が大きく変わる. よって、目的とする運動に適した水温を設定することがとても重要となる. 参考のために、目的とする運動の至適温度を表2-1にまとめて示す.

4) 浮力の力学的・生理学的特性

水に浸かると荷重による負荷が軽くなった感じがするが、それは重力とは反対方向に浮力が作用するからである. 浮力が生じる原理は次の通りである (図2-2).

圧力と同様に、密度 ρ の流体中で、ある深さに沈んでいる円柱 (半径 r, 高さ h) を想定する. すでに説明した通り、圧力は深さに比例して大きくなり、物体の面に垂直に作用する. いま、円柱の上面に作用する圧力を p とすると、上面に働く力は上面積×圧力 ($\pi r^2 p$) で求めることができる. 次に、側面に作用する圧力は深さに比例して大きくなるが、側面に対してはどこでも垂直に作用するので、同じ深さであればお互いに打ち消しあって、結果的に水平方向に働く力はゼロとなる. 最後に底面に作用する力を考えると、上面に作用する圧力 (p) に加えて、高さ h 分増加する圧力 ($\rho h g$) を加味した力 ($\pi r^2 (p + \rho h g)$) が働

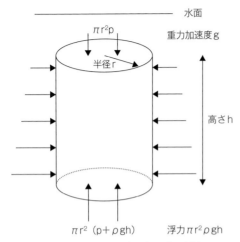

図2-2 水中の物体に作用する浮力

表2-2 水深と荷重負荷の割合の関係

水位	荷重負荷の割合（％体重）	重力と浮力の関係
頸部	0〜10％	浮力優位
第11胸椎（剣状突起部）	30％	
臍部	50〜60％	
第2仙骨（恥骨部）	80％	重力優位
大腿部	90％	
下腿部	〜100％	

く．ここで全体的な力の釣り合いを考えると，水平方向では均衡してゼロとなるが，上面と底面の間に力の不均衡が生じる．つまり底面に作用する力（$\pi r^2(p+\rho hg)$）が上面に作用する力（$\pi r^2 p$）を上回り，その分を差し引いた力（$\pi r^2 \rho hg$）が鉛直上向きに作用することになる．この力を浮力と称するが，結局この浮力の大きさは，円柱によって排除された流体の重量に相当するのである．これをアルキメデスの原理[注5]といい，この原理を適応した場合，身体の容積が60Lのヒトが水中にすっぽり入ると，1Lの水は1kgfに相当するので，60kgfの浮力を受けることになる．空気も流体なので，空気中でも水中同様浮力は作用しているが，同じ60Lの容積があっても空気の密度（約1.2g/L）はとても小さいので，浮力は72gfにしかならず，本人はほとんど感じない．逆に，海水は真水の約1.02から1.06倍密度が大きいので，同じ60Lのヒトがつかったときに働く浮力は，61.2kgf以上となり，海ではプールよりよく浮くと感じるのはこのためである．

　この浮力は重力とは逆方向に働くため，水中に身体を浸すと，荷重負荷（体重を支える力）は小さくなり，水深の変化に伴って荷重負荷も変動する（**表2-2**）．一般的に水中歩行で用いられる水深は，剣状突起部あたりに水面がくるように設定されていることが多いが，その場合の荷重負荷は体重の30％程度であるといわれている（山本，2001）．つまり関節や筋に作用する鉛直方向の負荷は陸上の30％に軽減されることになる．さらに，水深が増して浮力が重力とつり合えば，内観的には重力から解放され，無重力空間を浮遊するような感覚を味わうことができる．また，水中において動的なストレッチングを行うと浮力によるリラクゼーション効果に加えて，水の抵抗が神経筋促通効果（相反抑制の働き）を促進することにより柔軟性改善効果が高くなるとされており（山本，1998），浮力による恩恵はさまざまな効果を惹起する．

注5）アルキメデスの原理：固体の全部または一部を流体中に浸すと，その固体が排除した流体の重さに等しいだけの浮力を受ける．

[文　　献]

Bailey DM et al.（2008）Influence of cold-water immersion on indices of muscle damage following prolonged intermittent shuttle running. J Sports Sci, 25: 1163-1170.

Cochrane DJ（2004）Alternating hot and cold water immersion for athlete recovery: a review. Physical Therapy in Sport, 5: 26–32.

Polidori G et al.（2006）Skin-friction drag analysis from the forced convection modeling in simplified underwater swimming. J Biomech, 39: 2535-2541.

片平誠人ほか（2006）異なる時間配分の交代浴が疲労した握力の回復に及ぼす影響．福岡教育大学紀要，55：31-34.

髙木英樹ほか（1997）日本人競泳選手の抵抗係数．体育学研究，41：484-491.

髙木英樹ほか（1998）水泳における自己推進時抵抗に関する流体力学的研究．日本機械学会論文集 B 編，64：405-411.

Toussaint HM et al.（2002）Effect of a Fast-skin 'body' suit on drag during front crawl swimming. Sports Biomechanics, 1: 1-10.

Vaile J et al.（2008a）Effect of hydrotherapy on recovery from fatigue. Int J Sports Med, 29: 539-544.

Vaile J et al.（2008b）Effect of hydrotherapy on the signs and symptoms of delayed onset muscle soreness. Eur J Appl Physiol, 103: 121-122.

山本利春（1998）水中運動の臨床応用-スポーツ選手のリハビリテーションとコンディショニング-．臨床スポーツ医学，20：281-288.

山本利春ほか（2001）水中の各水深における人体の荷重負荷率．体力科学，50：989.

2. 浮く科学

1）身体組成と浮力

　物質の特性を示すのに，一般的に真水（4℃）の密度を基準（1.0）として，密度の大小関係を比重として表す．この場合，物体の比重が1より小さければその物体は水に浮き，1より大きければ沈むことになる．人体の場合，日本人青年男性における最大呼気時の比重の平均値は約1.07とされる．体組織別に比重をみると，脂肪が約0.9，骨が約2.0，筋肉が約1.1で，脂肪以外の体組織の平均比重は約1.1とされる．個人ごとに身体組成は異なるので，脂肪量が多ければ比重は1.0に近づき浮きやすく，骨太で筋肉質であれば比重が1.0を上回り浮きにくくなる．

　個々人の身体密度（body density: BD）を正確に測るために，アルキメデスの原理を応用した水中体重法がこれまで多く用いられてきた．その測定方法は次の通りである．

　まず，陸上で体重W_{air}（g）を計測する．次に，身体全部が浸かる水槽等を用意し，できる限り息を吐ききった状態を維持しながら，水中での体重W_{water}（g）を計測する．この陸上での体重と水中での体重の差が浮力に相当し，その値を水の密度ρ（g/cm^3）で割ることで，身体の体積（cm^3）が求められる．しかし息を吐ききったとしても肺の中には，ある程度の残気量（$V_{residual}$，cm^3）が存在するので，それを考慮すると，身体密度BD（g/cm^3）は式2-2によって算出される．

$$BD = (W_{air}/W_{air} - W_{water}) / \rho - V_{residual} \quad \cdots\cdots（式2-2）$$

　次に，身体密度BDの値をBrozek（1963）の換算式（式2-3）に代入すれば，体脂肪率（%fat）を算出することができる．

$$\%fat = (4.570/BD - 4.142) \times 100 \quad \cdots\cdots（式2-3）$$

　一般的に身体の比重は，最大呼気時には1.0より大きくなり，逆に最大吸気時には1.0より小さくなる場合が多い．合屋（1989）の報告によれば，15歳の男子生徒の場合，最大呼気時の平均比重は1.05であったが，最大吸気時は0.92であったとしている．よって最大吸気時には浮力が体重を上回り，図2-3のようにダルマ浮きをした場合，身体の一部が水面上に露出することになる．この水面上に出た身体の重量分を余剰浮力と呼ぶ．男女の大学生を対象として余剰浮力を測定した出村（1988）の報告によれば，男子は3.66±0.85 kgf，女子は3.37±0.61 kgfであり，男女間には差がなかったとしている．

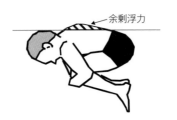

図2-3　だるま浮きをした時の余剰浮力

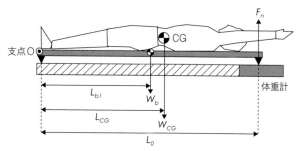

図2-4　重心の測定方法

2）浮心と重心

　身体を水中につけると浮力が生じるが，その力が作用する中心点を浮心と呼び，水に浸かっている身体容積の中心に位置する．水中では通常浮心と重心にずれがあり，なおかつそれぞれ反対方向に作用するので，身体を回転させようとするモーメントが生じることになる．水中で目的とする運動を適切に行うためには，このモーメントをうまくコントロールすることが大変重要となる．ここで浮心と重心およびモーメントの関係を理解するために，身体の重心および浮心の計測方法を説明する．

　まず重心（center of gravity：CG）の位置を計測するために，体重計1台と板1枚，そしてメジャー1個を用意する（図2-4）．あらかじめ，体重計とメジャーを使って，身体W_{CG}と板W_bの重量（kgf）および板L_0の長さ（m）を測定しておく．平らな床の上で，板の一端を支える物を置き，支点Oとする．もう一方の板の端には体重計を置く．この時，体重計によって計測された重量をF_0とする．この状態で板は静止しているので，点O回りのモーメント（アーム長×力）はゼロと考えられ，点Oから板の重心までの距離をL_{b0}とすると，式2-4の関係が成り立つ．

　　　　$L_{b0}W_b - L_0 F_0 = 0$ …………………………………………………（式2-4）

　この状態で，支点Oの上にちょうど踵の端が来るようにして板の上に寝そべる．この時，体重計によって計測された重量をF_1とする．板と身体は，ともに静止しているので点O回りのモーメントはゼロとなり，点Oから身体の重心までの距離をL_{CG}とすると，式2-5の関係が成り立つ．

　　　　$L_{b0}W_b + L_{CG}W_{CG} - L_0 F_1 = 0$ ……………………………………（式2-5）

　式2-4および式2-5より，点Oから身体重心までの距離L_{CG}は，式2-6で求められる．

　　　　$L_{CG} = L_0(F_1 - F_0)/W_{CG}$ ……………………………………………（式2-6）

　次に，浮心（center of buoyancy：CB）の位置を計測する方法を説明する（図2-5）．浮心CBの計測も，原理的には重心と同じである．重心の計測で利用した板の両端にケーブルを接続して上から吊るす．一端は，直接固定用フレームなどに結び付け，もう一端はバネ秤を介して固定用フレームなどに接続する．そして，板や身体の浮力が作用しても水面に浮いてこないように板の両端のケーブル

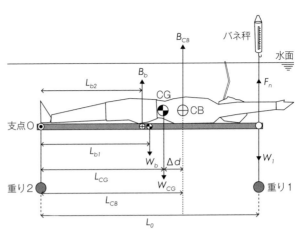

図2-5 浮心の測定方法1

に重りを取り付ける．ここで点Oから板の浮心までの距離をL_{b1}，バネ秤によって計測された重量をF_2，板の浮力をB_b，重りの重量から浮力を差し引いた鉛直下向きの正味の重量をW_1とすると，板は水中で静止しているので，式2-7の関係が成り立つ．

$$L_{b0}W_b + L_0W_1 - L_{b1}B_b - L_0F_2 = 0 \quad \text{(式2-7)}$$

そして，重心計測と同様に，支点Oの上にちょうど踵の端が来るように被験者を板の上に横たわらせ，ベルトなどで身体が板から離れないように固定する．被験者はパイプをくわえ，できる限り水中で身体を安定させ，目的とする呼吸相を維持する．この時，バネ秤で計測された重量をF_3とする．重心計測と同様に点O回りのモーメントはゼロであるので，点Oから身体の浮心までの距離をL_{CB}，身体の浮力をB_{CB}とすると，式2-8の関係が成り立つ．

$$L_{b0}W_b + L_0W_1 - L_{b1}B_b + L_{CG}W_{CG} - L_{CB}B_{CB} - L_0F_3 = 0 \quad \text{(式2-8)}$$

さらに式2-6，式2-7，式2-8を変形すると，式2-9のようになる．

$$L_{CB}B_{CB} = (F_2 + F_1 - F_0 - F_3)L_0 \quad \text{(式2-9)}$$

次に，身体に作用する浮力（B_{CB}）が計測できれば浮心の位置を求めることができる（図2-6）．

今度は先ほど利用した板の両端に接続したケーブルをひとつに束ねて，水平にバランスがとれるよう，バネ秤を介して固定用フレームなどから吊るす．この時，バネ秤で計測された重量をF_4，重り1および重り2における浮力を差し引いた鉛直下向きの正味の重量をそれぞれW_1，W_2とすると，次の式2-10が成り立つ．

$$W_b + W_1 + W_2 - B_b - F_4 = 0 \quad \text{(式2-10)}$$

浮心位置の計測と同様に，板から浮き上がらないように身体をベルトで板に固定し，静止した時の重量をF_5とすると，式2-11が成り立つ．

$$W_b + W_1 + W_2 + W_{CG} - B_b - B_{CB} - F_5 = 0 \quad \text{(式2-11)}$$

式2-10および式2-11を変形して，身体の浮力を求めると式2-12となる．

$$B_{CB} = F_4 - F_5 + W_{CG} \quad \text{(式2-12)}$$

最後に式2-12を式2-9に代入すれば，浮力の位置を（L_{CB}）を求めることが

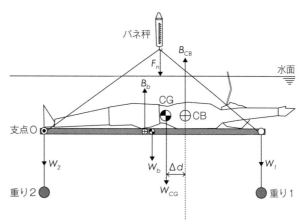

図2-6　浮心の測定方法2

表2-3　欧米人を対象とした重心と浮心位置に関する分析データ

測定項目	性別	人数	姿勢	
			両腕体側 平均　SD	両腕挙上 平均　SD
重心 (%BH)	女子	14	55.67 ± 0.89	58.73 ± 1.07
	男子	9	56.16 ± 0.63	60.06 ± 0.69
浮心 (%BH)	女子	14	55.99 ± 0.96	58.91 ± 1.13
	男子	9	56.61 ± 0.73	60.39 ± 0.71
重心－浮心 距離 (cm)	女子	14	0.53 ± 0.22	0.30 ± 0.20
	男子	9	0.82 ± 0.18	0.56 ± 0.19
トルク (Nm)	女子	14	2.84 ± 1.08	1.62 ± 1.04
	男子	9	5.78 ± 1.37	3.92 ± 1.37

・浮心および重心の位置は，踵から距離を身長BH割にして％で示す
(Gagnon et al., 1981)

できる．
$$L_{CB} = (F_2 + F_1 - F_0 - F_3) L_0 / F_4 - F_5 + W_{CG} \quad\quad\quad （式2-13）$$

以上の手順で重心と浮心の位置を求めることができるが，通常重心と浮心は一致せず，両点間にはずれΔd（図2-5，図2-6）が生じる．さらに，重力と浮力は反対方向に作用するので，身体の短軸回りに回転するモーメントが発生することになる．しかし図2-3に示すように，重心と浮心の位置が鉛直線上に並んだ場合，モーメントはゼロとなり安定して浮くことができる．

3) 重心と浮心の位置関係と水中姿勢

重心と浮心の位置関係について，欧米人男女大学生を対象として最大呼気時の重心と浮心の位置を計測し，両点間の距離およびトルクを算出したGagnonら（1981）の結果（表2-3）によれば，両腕を挙上した，いわゆる「けのび姿勢」をとった場合，重心と浮心の距離は，女子が0.30 cm，男子が0.56 cmと男子の方が女子よりも距離が離れていた．またトルクに関しては，女子が1.62 Nmに対して

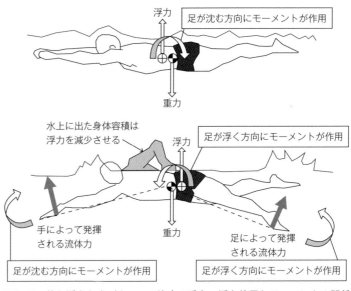

図2-7 伏し浮きおよびクロール泳中の重心・浮心位置とモーメントの関係

男子が3.92 Nmであり，男子の方が女子より足が沈む方向へのトルクが大きくなっている．同様の結果は，McLeanら（1998；2000a；2000b）によっても報告されており，伏し浮き状態ではどのような姿勢をとっても，浮心が重心より頭側に位置し，足が沈む方向にモーメントが作用する．また女子より男子の方が足の沈む方向へのモーメントがより大きいといえる．

しかしながら，クロール泳を行った場合には，重心と浮心の位置関係が逆転する．Yanai（2001；2008）の報告によれば，クロール泳中はストローク動作に伴って，重心（平均23 mm）および浮心（平均105 mm）は常に変動するが，上肢および頭の一部が水面上に出るため，浸水している体積の中心である浮心は重心を通り越して脚側に移動することになる．そうすると伏し浮き状態時とは異なり，頭が沈む方向へのモーメント（平均22 Nm）が生じる．

これまでクロール泳時のキックは，重心と浮心のずれによって生じる脚沈下方向へのモーメントを打ち消し，水平姿勢を保つために打つと解釈されてきた．しかし，この解釈は誤りであり，実際には次のように解釈すべきである．

クロール泳中，水中で手をかくと大きな流体力が生じる（図2-7）．仮に，身体の短軸回りの回転中心を重心においた場合，重心と手を結んだアーム長にアームと垂直な流体力の成分を乗じたモーメント（30〜40 Nm）が足を沈める方向に作用する．一方，浮力は重心回りに足を浮かせる方向にモーメントを生むが，手のかきによって生まれた足を沈める方向のモーメントを打ち消すには不十分である．これはキックを打って流体力を発揮し，重心と足を結んだアーム長にアームと垂直な流体力の成分を乗じたモーメントを逆回りに作用させることで脚沈下方向へのモーメントを打ち消し，水平姿勢を保っていると解釈すべきである．よって短距離種目のようにストローク頻度を上げて大きなパワーを発揮する場合に

は，キックも強く速く打つ必要があり，長距離種目のようにストローク頻度が低い場合には，2ビートキックでも対応できるのだと思われる．

　水泳において抵抗を減らすためには，できる限り水平姿勢を維持し，圧力抵抗を減らす必要がある．Capelliら（1995）およびZamparoら（1996）の報告によれば，腰に巻いたチューブの中に異なる密度の物質を挿入し，実験的に浮力によって生じるモーメントを変化させた場合，より密度の低い物質を挿入することで水平姿勢が取りやすくなり，泳効率が向上したと報告している．また丸山ら（2012）の報告によれば，水中において腹式呼吸と胸式呼吸をした場合，腹式呼吸時の方が重心に対する浮心の位置がより尾側に位置することが明らかにされており，水中で脚が沈む方向へのモーメントを減少させ，泳効率向上につながる可能性が示唆された．

[文　献]

Brozek J et al.（1963）Densitometric analysis of body composition: Revision of some quantitative assumptions. Ann N Y Acad Sci, 110: 113–140.

Capelli C et al.（1995）Bioenergetics and biomechanics of front crawl swimming. J Appl Physiol, 78: 674–679.

Chatard JC et al.（1990）Analysis of determinants of swimming economy in front crawl. Eur J Appl Physiol Occup Physiol, 61: 88–92.

出村愼一（1988）浮漂の成就に影響を及ぼす形態属性の性差−大学生を対象として−．金沢大学教育学部紀要，37：261–269．

Gagnon M et al.（1981）Technological development for the measurement of the center of volume in the human body. J Biomech. 14: 235–241.

合屋十四秋（1990）児童・生徒の人体浮力の経年的変化．愛知教育大学体育教室研究紀要，14：29–34．

丸山祐丞ほか（2012）呼吸様式が重心位置と浮心位置に与える影響−水泳における水平姿勢維持への示唆−．体育学研究，57：641–651．

McLean SP et al.（1998）Sex differences in the centre of buoyancy location of competitive swimmers. J Sports Sci, 16: 373–383.

McLean SP et al.（2000a）Bouyancy, gender, and swimming performce. J Appl Biomech, 16: 248–263.

McLean SP et al.（2000b）Influence of arm position and lung volume on the center of buoyancy of competitive swimmers. Res Q Exerc Sport, 71: 182–189.

Yanai T（2001）Rotational effect of buoyancy in frontcrawl: Does it really cause the legs to sink? J Biomech, 34: 235–243.

Yanai T et al.（2008）How does buoyancy influence front-crawl performance? Exploring the assumptions. Sports Technology, 1: 89–99.

Zamparo P et al.（1996）Effect of underwater torque on the energy cost, drag and efficiency of front crawl swimming. Eur J Appl Physiol Occup Physiol, 73: 195–201.

3. 水中運動にみられる身体的応答

　ヒトの身体は，水中に入ることによって水の物理的特性の影響を受け，エネルギー代謝，体温調節機能，呼吸循環器系，自律神経系などの生理的応答において陸上とは異なった反応を示す．ここでは，水中運動の指導現場で論じられている事柄に対する根拠を生理学視点から説明する．

1）エネルギー代謝
（1）安静時のエネルギー消費量
　水は比熱が空気の約4,000倍，熱伝導率は約23倍もあり，水中では陸上に比べて熱が奪われやすい環境にある．実際に測定された水中での熱伝導率は，安静時で230 W/m^2℃，流水中で460 W/m^2℃，水泳時には580 W/m^2℃とされ，陸上での自転車運動による熱伝導率（17 W/m^2℃）よりもきわめて大きいことが示されている（Nadel, 1974）．したがって，熱の移動が容易に起こりやすい水中では，水温の変化がエネルギー消費に大きく影響を与える．

　McArdleら（1976）は，安静時の酸素摂取量を室温25〜27℃の陸上と水温25℃の水中において比較し，陸上に比べて水中の方が酸素摂取量の大きいことを示している．またCraigら（1966）は，24〜38℃までの水温においての，安静時の酸素摂取量の変化を示している（図2-8）．32〜36℃では浸漬中の酸素摂取量にほとんど変化はみられず，水温30℃では40分以降に増加，28℃以下では浸漬10分後に大きく増加している．水温の低下に伴い酸素摂取量は増加することから，水温が低下すればするほどエネルギー代謝が高まることがわかる．このエネルギー代謝の増加は，寒冷刺激による筋緊張やふるえがその大きな要因となっている．このように，水中で運動すると陸上よりも痩せやすいといわれるのは，熱伝導率の高い水の特性が大きくかかわっており，同じ温度でも水中の方がエネルギーを消費しやすい状態にあるからである．

（2）運動中のエネルギー消費量
　小野ら（2005）は水中トレッドミル歩行とプール歩行におけるエネルギー代謝量を比較している（図2-9）．図に示されているように，速度が高まれば高まるほど，プール歩行のエネルギー代謝量は大きく増加する．そして，同一速度においてプール歩行の方が，水中トレッドミル歩行に比べてエネルギー代謝が大きくなり，時速3 kmではその差が約3倍にも及ぶ（水中トレッドミル：3.10 kcal/分，プール歩行：9.49 kcal/分）．

　このように，水中では水の抵抗により，陸上に比べて遅い歩行速度でもある程度エネルギー消費が見込まれることから，一般的に健康運動として行われるプールでの水中ウォーキングは，健康維持・増進のために無理なく行える運動であるといえる．また，健康維持・増進の水中ウォーキングの歩行速度としては，25〜50 m/分を目安に行うことが望ましいとされている．

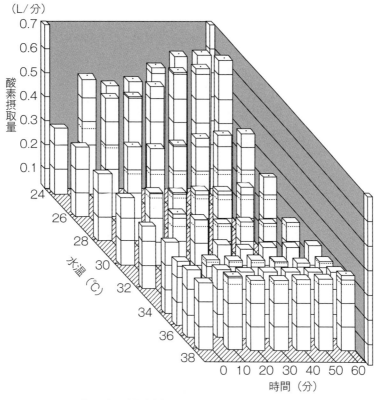

図2-8　水温が及ぼす酸素摂取量への影響（CraigとDvorak, 1966）

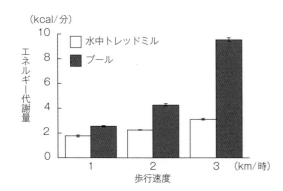

図2-9　水中トレッドミル歩行時とプール歩行時のエネルギー代謝量の比較（小野ほか, 2005）

2）体温調節

（1）体温調節機能を高める

　ヒトの体温調節は，熱の産み出し（熱産生）と熱の放出（熱放散）のバランスに依存しており，身体周辺の環境媒体（空気や水）の温度が体温調節に大きな影響を与える．ヒトの体温（深部温）は安静時で約37℃に保たれており，皮膚表面では平均的に34℃程度であるが，熱の伝わる速さ（熱伝導率）が空気の25倍という大変大きい水中では，陸上と比べて体温が奪われやすい状況にある．図2-10は，30℃という同じ環境温度において，500Wの熱産生に対してどのような

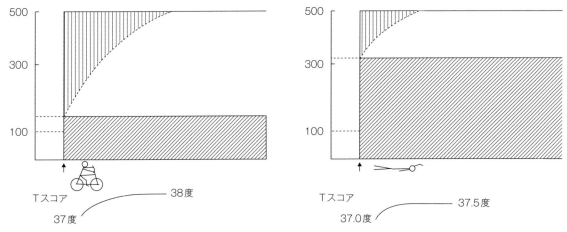

図2-10 陸上と水中における環境温度（30℃）が強制的な熱放散に与える影響（Nielsen, 1978）

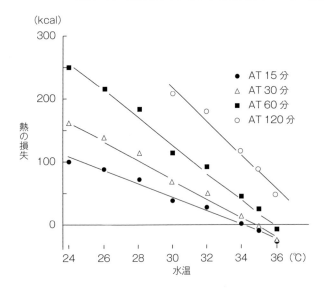

図2-11 異なる水温に浸漬した時の熱損失の時間的変化（Craig et al., 1974）

手段で熱が放散されているかを，陸上と水中で比較している．斜線に示されているように，水中では環境温による強制的な熱の奪われ方がより大きいことがわかる．このようなことから，陸上と同じ30℃という温度でも，陸上では「寒い」と感じないが，水中では「寒い」と感じる．図2-11（Craig et al., 1968）は，水温と熱の損失の関係を示している．水温が低くなればなるほど，熱の損失が大きくなることがわかる．また，時間の経過とともにその損失は増し，水温が32℃でも時間経過とともにその損失量は増える．酸素摂取量の変化から32℃以下の水温では「ふるえ」が起こり，寒冷刺激があることが明らかにされている．身体から熱が奪われていくと，体内で熱を産み出し，体温を維持しようとする仕組みが働くのである．水泳をすると「風邪をひきにくくなる」というのは，このように水温による寒冷刺激によって体温調節の働きが高められるからである．国内の公共，民間問わず管理された室内プールでは水温がおおむね28〜32℃に設定されている．このような環境で行う水泳・水中運動は，体温調節機能の働きを活発

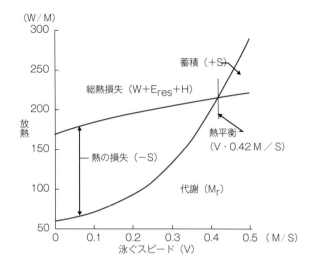

図2-12　水温22℃における運動中の熱の損失，蓄積と代謝
運動強度の増加に伴い代謝が増え，熱の生産が高まる．
(Rapp, 1971)

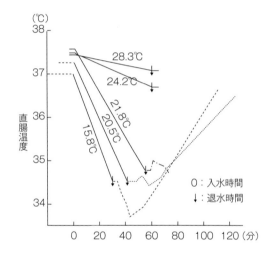

図2-13　異なる水温における水泳中の体温変化と水泳時間 (Pugh et al., 1955)

にする運動であると考えられる．

(2) 水泳と体温変化

　水温が低くなると熱の損失に対して産生が間に合わず，身体の熱は急速に奪われる．水中では運動をすることで熱を産生し，熱の損失とのバランスをとる（図2-12）．水温24.2℃以下では，泳いでいても時間とともに体温が急激に低下し，その低下の程度は水温が低いほど大きく，水泳持続時間も短くなることが明らかにされている（図2-13）．プールの衛生基準においては，プールの水温は22℃以上とされているが，泳ぐ場合は少なくとも水温24℃以上が著しい体温低下を引き起こさない環境であると考えられる．

　一方，Nielsen (1978) は，産熱量と放熱量の収支バランスが崩れ，運動中に体温上昇が起こる臨界水温を予想している．たとえば，酸素摂取量3 L/分（クロールだと50 mを約43秒ペース (11 METs)）で泳いだ場合，最低5℃の温度差 (Tre, Ts) が必要となることから，体温を37℃とすると32℃が泳ぐ際の上限水温とな

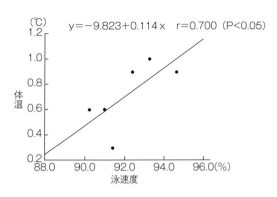

図2-14　相対的水泳速度と体温（舌下温）変化量の関係（田井村ほか，2012）

ることを示している．この水温以上で泳ぐと産熱が放熱を上回り，体温の上昇が生じ，長く泳ぎ続けることができなくなり，さらに，34℃以上の水温で泳いだ場合，体温が上昇し約30分で危険な状態になることも示している．すなわち，泳ぐ場合は，32℃以下で行うことが望ましいと考えられる．ところで，運動強度の比較的高い水泳トレーニングなどを行う時には，運動強度の増加に伴い熱の産生が高まり体温上昇も大きくなる（図2-14）．Nadelら（1974）によると，水温26℃における最大下水泳時の深部温には変化がみられなかったことを示し，またCraigら（1968）は高負荷の運動において，深部温の変化を防ぐ水温は29℃であることを示している．水泳競技では，競技会用のプールは水温が25〜28℃の範囲に設定することが国際水泳連盟のルールで定められているが，水泳トレーニングを行う場合は，これよりも少し高い26〜29℃で行うのが望ましいと考えられる．また，屋外プールの場合，地域によって異なるが，春期には気温・水温ともに25℃以下になるので体温低下に注意し，夏期には30℃を超えるので，特に高強度の水泳トレーニング時には深部体温上昇，発汗による脱水に注意する必要がある．

（3）水中運動と体温変化

　水中運動は水泳に比べて運動強度の低い運動であることから，水泳ほどの熱の産生は見込めない．したがって，水温低下が体温調節に与える影響はより大きくなると考えられる．Craigら（1968）は，軽負荷での水中運動時には安静時ほどではないが，水温が32℃以下でも体温が低下し続けることを示し，軽負荷の場合，水温34℃が体温を低下させない水温であることを示している．小野寺ら（1993）は，水温22℃と30℃におけるトレッドミル歩行中（時速4 km：45分間）の直腸温を比較したところ，30℃では運動中上昇し続け，22℃では下降することを示している．また，小野ら（2004）は水温29.7℃でのプール歩行中での体温変化において，時速2 kmでは直腸温が運動中低下し，時速3 km（50 mを1分ペースで歩く）では運動中上昇することを示している．これらのことから，これまで明らかにされているように水中運動を行う場合，水温30℃が運動中の体温低下を抑えるための目安であると考えられる．近年，プールの利用が多様化して，民

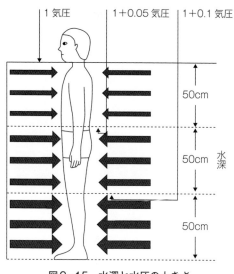

図2-15 水深と水圧の大きさ
(健康体力づくり事業財団,2013より松波加筆)

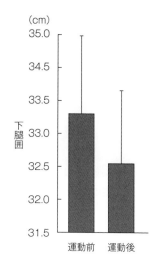

図2-16 水中運動前後の下腿囲の変化
(松波未発表データ)

間・公共のプールでは水温を30〜32℃の範囲に設定されている.しかしながら,高齢者や幼児・児童は水温変化の影響を受けやすく,運動強度が低い場合など30℃の水温であっても体温低下を招く可能性が考えられる.このことから,高齢者や幼児・児童が水泳・水中運動を行う場合,水温や運動強度を考慮してネオプレン製の保温水着やラッシュガードを着用することも,水中運動を安全に行うための対処法であると考えられる.

3)呼吸循環器系
(1)水圧が呼吸筋群を鍛える

水中では水の重さである水圧が作用し,空気中と比べて高い圧力が常に身体にかかっている.水圧は10 cm毎に0.01気圧ずつ増していくので,水面に近い胸部よりも足先の水圧が高くなる(図2-15).水泳や水中運動を行う際に肩まで水に沈むと0.03〜0.05気圧が胸部にかかり,空気を吸ったときに膨らむ胸部が水圧に押されて膨らみにくくなる.そのため,肺活量が9%減少する.このように,水泳や水中運動では水圧がかかった状態で呼吸を行うため努力呼吸が必要となり,陸上運動に比べて横隔膜など呼吸にかかわる筋群を鍛えることができ,呼吸機能の改善が見込まれる.

(2)水圧が血液循環を促進

水中で立っている場合,足先にかかる水圧が最も高くなり,下腿,大腿と上がるにつれて水圧が徐々に小さくなる(図2-15).この働きがミルキングアクションを促進させ,心臓に戻る静脈の血流量を増加させる(着圧タイツのような働き).そのため,下肢に滞留している血液がより循環しやすくなり,下肢のむくみが改善されやすくなる(図2-16).

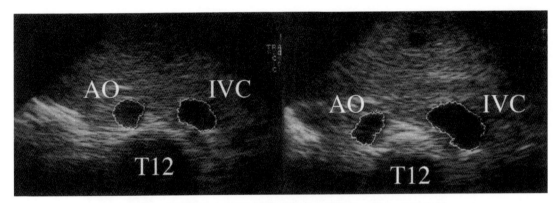

図2-17 立位姿勢による下大静脈横断面積の比較（左：陸上，右：水中）
（IVC：下大静脈，AO：腹大動脈，T12：第12胸椎）（小野寺ほか，2003）

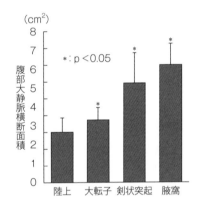

図2-18 陸上および異なる水深での水中立位時の腹部大静脈横断面積（Onodera et al., 2001）

　図2-17は，立位姿勢による第12胸椎レベルの下大静脈横断面積を陸上と水中で比較した超音波横断像である（小野寺ほか，2003）．陸上と比べると，水中での下大静脈横断面積が大きい．浸漬によって身体に水圧がかかることで，中心循環への帰還血液量が増加することがうかがえる．

　また，身体が浸漬する水位によって下大静脈横断面積が変化することから（図2-18），水圧のかかる部分が多くなるほど静脈に戻る血液量が多くなる．そして，水位が剣状突起（みぞおち）以上になると，静脈の帰還血液量が増大し中心静脈圧が上昇する．この上昇により左心室拡張末期内圧とその経が増大し，一回拍出量の増大がもたらされる（スターリング効果）（Krasney, 1996）．このことが，水中では陸上に比べて同じ運動強度での心拍数が低くなる傾向にある主要因とされている（図2-19）．寒冷刺激などの要因もあり，水中における心拍数は陸上よりも10～12拍程度少なくなるとされている（Wilmore et al., 1994）．したがって，水中運動時には，運動強度の設定の際，目標心拍数から10拍程度少ない心拍数を目標心拍数にするのが望ましいと考えられている．

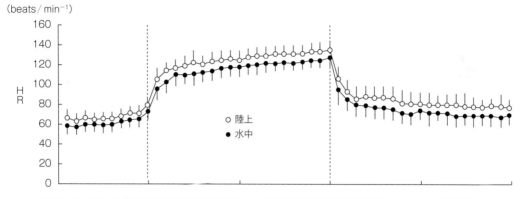

図2-19 陸上と水中における自転車エルゴメータ運動時の心拍数の比較 (Matsui et al., 1999)

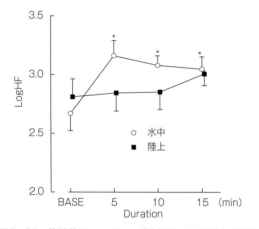

図2-20 仰臥位フローティング安静時の心臓副交感神経活動の変化 (西村ほか, 2000)

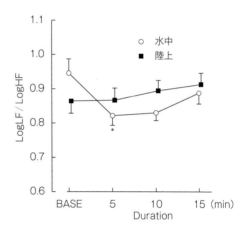

図2-21 仰臥位フローティング安静時の心臓交感神経活動の変化 (西村ほか, 2000)

4) 自律神経系

　末梢の自律神経系は，交感神経系と副交感神経系からなり，内部環境の恒常性維持に重要な役割を果たす．水中では，休息時に作用する副交感神経系が優位になる安らいだ状態（リラックス）をビート板やヌードルなどを用いることで作りやすく，浮力の働きによって「リラクセーション」という癒しの心理的作用が大きくなるとされている．図2-20は水中での仰臥位フローティング安静時の心臓自律神経系活動の変化を示している．心臓副交感神経調節の指標とされるHFは，陸上において大きな変化はみられないが，仰臥位フローティングではフローティング前と比較して増加している．一方で，心臓交感神経調節活動の指標であるLF/HFは，仰臥位フローティングではフローティング前と比べて減少している（図2-21）．このことは，水中でのフローティングが心臓副交感神経活動を賦活させ，相反的に交感神経活動を抑制させ，陸上に比べてリラックスした状態になると考えられる．

　また，運動後の回復時における心臓副交感神経活動を陸上と水中で比較した

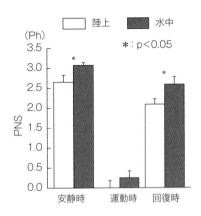

図2-22 安静時，運動時および回復時における心臓交感神経活動の変化
(Matsui et al., 1999)

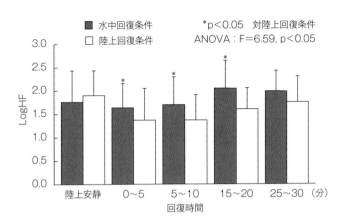

図2-23 自転車運動後の回復期における陸上および水中仰臥位による心臓副交感神経活動の変化（西村ほか，2010）

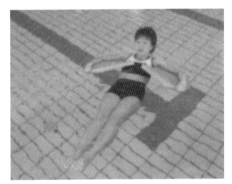

写真2-1 ビート板を用いたリラクセーション

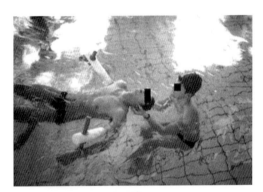

写真2-2 ヌードルを用いたリラクセーション

ところ，水中の方が陸上に比べて心臓副交感神経活動が亢進している（図2-22）．この癒しの反応は若年者のみだけでなく，中高齢者においても同様に起こることが明らかにされている（図2-23）．

これらのことから，水中運動プログラムのクールダウン時に行われる「リラクセーション」は，若年者をはじめ中高齢者までを対象とした水中運動において，運動によるストレスを速やかに取り除くことのできる有効なプログラムであり，ビート板やヌードルなどを用いた仰臥位でのフローティングは，リラクセーションを高める効果的な方法であるといえる（写真2-1，写真2-2）．

[文　献]

Craig AB et al.（1976）Heat Exchange Between Man and The Water Environment. In: Lambert CJ ed, Underwater physiology Ⅴ．pp765-773, Academic Press.

Craig AB Jr et al.（1966）Thermal regulation during water immersion. J Appl Physiol, 21: 1577-1585.

Craig AB Jr et al.（1968）Thermal regulation of man exercising during water immersion. J Appl Physiol, 25: 28-35.

池田扶実子ほか（2005）アクアエクササイズ指導教本-理論と実践の基礎マニュアル-．pp8-12．日本エアロビックフィットネス協会．

健康体力づくり事業財団（2005）高齢者の運動指導．p113．

健康体力づくり事業財団（2013）健康運動指導士養成講習会テキスト，pp257-262．

健康体力づくり事業財団（2009）健康運動実践指導者用テキスト，pp140-142，南江堂．

Matsui T et al.（1999）Cardiovascular Responses during Moderate Water Exercise and Following Recovery. In: Keskinen KL et al., eds, Biomechanics and Medicine in Swimming Ⅷ. pp345-350, University of Jyväskylä.

McArdle WD et al.（1976）Metabolic and cardiovascular adjustment to work in air and water at 18, 25, and 33 degrees C. J Appl Physiol, 40: 85-90.

Nadel ER et al.（1974）Energy exchanges of swimming man. J Appl Physiol, 36: 465-471, 1974.

Nielsen B（1978）Physiology of Thermoregulation during Swimming. In: Eriksson B et al., eds, Swimming Medicine Ⅳ: proceedings of the Fourth International Congress on Swimming Medicine. pp297-304, University Park Press, 1978.

西村一樹ほか（2010）中高齢者の自転車エルゴメーター運動後の仰臥位浸水と心拍数および心臓副交感神経系調節との関連性．川崎医療福祉学会誌，19：291-295．

西村正弘ほか（2000）仰臥位フローティングが心拍数，血圧および心臓自律神経系活動に及ぼすリラクゼーション効果．宇宙航空環境医学，37：49-56．

Onodera S et al.（2001）Effects of water depth on abdominal [correction of abdominails] aorta and inferior vena cava during standing in water. J Gravit Physiol, 8: 59-60.

小野寺昇（1992）水の粘性抵抗が水中トレッドミル歩行中の心拍数と酸素摂取量に及ぼす影響．宇宙航空環境医学，29：67-72．

小野寺昇（2003）水中運動の臨床応用-フィットネス，健康の維持・増進-．臨床スポーツ医学，20：289-295．

小野寺昇（2010）水中運動の基礎-水中運動時の循環動態-．臨床スポーツ医学，27：815-822．

小野寺昇ほか（1993）水の粘性抵抗と水温が水中トレッドミル歩行中の酸素摂取量及び直腸温に及ぼす影響．川崎医療福祉学会誌，3：167-174．

小野くみ子ほか（2005）水中トレッドミル歩行およびプール歩行における心拍数，直腸温，酸素摂取量の変化．川崎医療福祉学会誌，14：323-330．

Pugh LG et al.（1955）The physiology of channel swimmers. Lancet. 269: 761-768.

Rapp GM（1971）Convection coefficients of man in a forensic area of thermal physiology: heat transfer in underwater exercise. J Physiol, 63: 392-396.

田井村明博ほか（2012）水泳・水中運動時の体温調節と水分摂取．J Training Sci Exer Sport，24：133-138．

Wilmore JH et al.（1994）Physiology of Sport and Exercise. Human Kinetics, p281.

山本利春（2003）水中運動の臨床応用-スポーツ選手のリハビリテーションとコンディショニング-．臨床スポーツ医学，20：281-288．

第3章 水泳・水中運動が身体にもたらす効果

1. 幼児・年少期における水泳・水中運動

1) 水泳・水中運動スキルの獲得

　幼児・年少期は，身体の発育発達が盛んな時期であるため，その身体組成が成人と大きく異なる．また，水泳・水中運動は，水を媒体とした運動であるため，身体組成（骨，筋肉，脂肪など）とのかかわりが運動スキルの獲得に大きな影響を与える．水との比重で考えると，骨と筋肉は水より比重が高く，脂肪は低い（柴田，2002）．つまり，骨量や筋肉量の比率が高く，体脂肪率が低い身体特性を持つ場合は水に浮きにくく，その逆は水に浮きやすくなる．

　中尾ら（2008）は，各年齢と性別による日本人小児（3～11歳）の形態と身体組成特性を示している（表3-1）．これをみると，体脂肪率（%Fat Mass）はいずれの年齢においても男児が女児より低い．つまり，身体組成の点から考えると，水に浮く動作（浮き身姿勢）をとることは，一般に体脂肪率が低い男児は女児より不利といえる．また，体脂肪率は，男児では6歳，女子では5歳までに低下した後，9歳くらいまで増加する傾向にあることから，幼児から児童までの加齢によっても浮力が変化することも考慮しなければならない．実際は，成長に個人差もあると考えられるため，子どもに浮き身やけのびなど基礎的な水泳技能（スキル）を獲得させるためには，体格・身体組成を理解した水泳指導が重要であろう．

　日本水泳連盟（1993）は，加齢に伴う神経系，有酸素性および無酸素性エネルギーの発達量の変化を示している（図3-1）．幼児から児童期においては神経機能の発達，幼児期後半から10歳代半ばまでは有酸素性能力の向上が大きい．したがって，幼児期には，前述の体格の発育発達や身体組成の変化を考慮に入れた上で，基礎的な水泳技能獲得の指導を行う．その後，加齢に伴って泳ぐ距離を延ばし，泳力を獲得していくことが，幼児・年少期における身体機能の発達に伴った体力の増強にも効果的であると考えられる．

　合屋（1999）は，小学生のクロール動作を5つのパターンに分類している（図3-2～6）．これによると，クロール動作は，①ボディポジション（姿勢），②プル動作，③キック動作，④息継ぎの4つの動作の特徴からパターン化されている．姿勢は，進行方向に対して抵抗を生むような上体が起きた状態から抵抗の少ないフラットな姿勢に移行していく様子がわかる．腕かき動作（プル動作）は，

表3-1 各年齢と性別による日本人小児（3〜11歳）の形態と身体組成特性（中尾ほか，2008）

	3歳	4歳	5歳	6歳	7歳	8歳	9歳	10歳	11歳	分散分析
男児										
n	38	86	109	91	35	61	87	62	30	599
身長 (cm)	98.1 ±3.4	102.9 ±5.1	108.9 ±4.9	114.3 ±5.0	121.5 ±4.1	128.7 ±5.5	134.5 ±5.7	140.2 ±6.7	148.0 ±7.2	$p<0.001$
体重 (kg)	15.23 ±1.6	16.70 ±2.3	18.47 ±2.9	20.41 ±3.1	23.79 ±2.9	28.19 ±5.6	31.29 ±5.8	34.81 ±6.2	40.35 ±7.0	$p<0.001$
BMI (kg/m^2)	15.8 ±1.3	15.7 ±1.3	15.5 ±1.5	15.6 ±1.5	16.1 ±1.6	16.9 ±2.3	17.2 ±2.3	17.6 ±2.4	18.4 ±2.9	$p<0.001$
除脂肪体重 (kg)	12.2 ±1.4	13.6 ±1.9	15.0 ±2.1	16.7 ±2.4	19.3 ±2.3	22.1 ±3.3	24.0 ±3.4	27.1 ±4.4	31.7 ±5.3	$p<0.001$
体脂肪量 (kg)	3.1 ±1.0	3.1 ±1.0	3.5 ±1.4	3.7 ±1.4	4.5 ±1.4	6.1 ±2.9	7.3 ±3.4	7.8 ±3.3	8.6 ±3.9	$p<0.001$
体脂肪率 (%)	19.9 ±5.7	18.7 ±5.2	18.6 ±4.9	17.9 ±4.8	18.6 ±4.5	20.7 ±5.9	22.5 ±6.8	21.8 ±6.4	21.0 ±7.2	$p<0.001$
女児										
n	32	93	128	91	59	72	124	92	56	747
身長 (cm)	97.3 ±4.5	102.6 ±4.8	109.2 ±4.0	114.8 ±4.8	122.1 ±4.7	128.1 ±5.6	134.0 ±6.3	140.9 ±6.2	147.4 ±6.2	$p<0.001$
体重 (kg)	14.88 ±1.5	16.36 ±1.8	18.01 ±2.1	20.14 ±3.5	23.46 ±3.7	27.28 ±5.8	30.37 ±6.1	34.39 ±6.8	39.7 ±6.4	$p<0.001$
BMI (kg/m^2)	15.7 ±1.1	15.5 ±1.3	15.1 ±1.2*	15.2 ±1.7	15.7 ±1.8	16.5 ±2.6	16.8 ±2.4	17.2 ±2.6	18.2 ±2.2	$p<0.001$
除脂肪体重 (kg)	11.4 ±1.4*	12.9 ±1.5*	14.2 ±1.6	15.6 ±2.2*	18.0 ±2.4*	20.4 ±2.9*	22.7 ±3.4*	25.9 ±3.8	30.0 ±4.1	$p<0.001$
体脂肪量 (kg)	3.5 ±1.0	3.5 ±1.0*	3.8 ±1.2	4.5 ±2.0	5.5 ±1.9*	6.9 ±3.6	7.7 ±3.5	8.5 ±3.9	9.8 ±3.4	$p<0.001$
体脂肪率 (%)	23.2 ±6.2*	21.3 ±5.4**	20.9 ±5.2***	22.0 ±5.5***	22.9 ±4.7***	24.2 ±7.1**	24.4 ±6.3*	24.0 ±6.2*	24.2 ±5.9*	$p<0.001$

性差：*$p<0.05$, **$p<0.01$, ***$p<0.001$

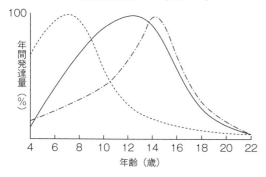

図3-1 神経系，有酸素性エネルギー，無酸素性エネルギーの発達パターン（男子）（日本水泳連盟，1993）

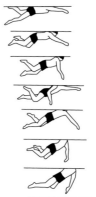

図3-2 小学生のクロールの動作（パターン1）（合屋，1999）

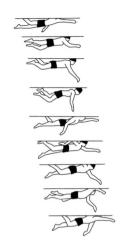

図3-3 小学生のクロールの動作（パターン2）
（合屋，1999）

①ボディポジションは上体が少し斜め．
②プル動作は肘が指先より先行して水をかいている．グライドがない
③動きが硬いキック
④息つぎは進行方向に対し前ぶれ側面

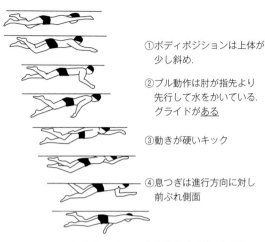

図3-4 小学生のクロールの動作（パターン3）
（合屋，1999）

①ボディポジションは上体が少し斜め．
②プル動作は肘が指先より先行して水をかいている．グライドがある
③動きが硬いキック
④息つぎは進行方向に対し前ぶれ側面

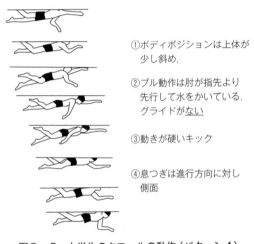

図3-5 小学生のクロールの動作（パターン4）
（合屋，1999）

①ボディポジションは上体が少し斜め．
②プル動作は肘が指先より先行して水をかいている．グライドがない
③動きが硬いキック
④息つぎは進行方向に対し側面

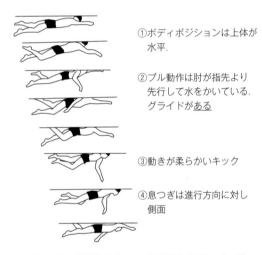

図3-6 小学生のクロールの動作（パターン5）
（合屋，1999）

①ボディポジションは上体が水平．
②プル動作は肘が指先より先行して水をかいている．グライドがある
③動きが柔らかいキック
④息つぎは進行方向に対し側面

水をかく，または水を捉える上で肘の屈曲やそのポジションが重要であることがわかる．キック動作は，より滑らかに打つことができること，息継ぎは姿勢同様に進行方向に対して抵抗を生まないような呼吸の確保になっていることが重要であることがわかる．

2）喘息の改善・予防

喘息児が運動により喘息発作が誘発される現象を，運動誘発性喘息と呼ぶ（白井ほか，1982；三井ほか，1985）．そのような喘息を抱えた幼児や年少期の児童において，喘息の発作の予防や改善の期待から，水泳運動が用いられることが多い．ここでは幼児・年少期における水泳運動と喘息のかかわりについて述べる．

恩田ら（1985）は，喘息児を対象に100 m，200 m，300 mのビート板水泳

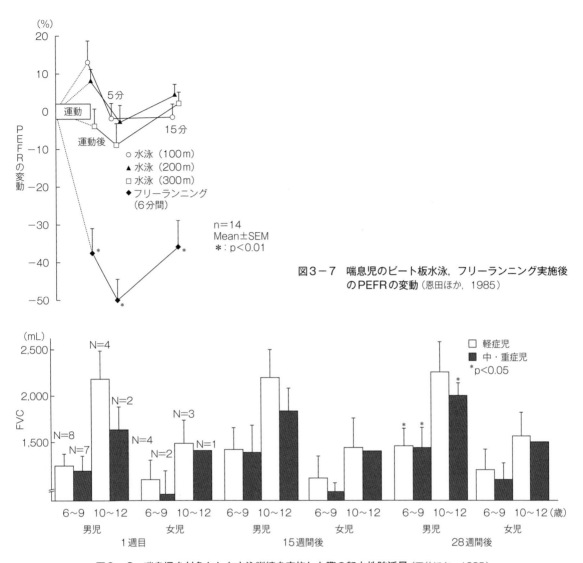

図3-7 喘息児のビート板水泳，フリーランニング実施後のPEFRの変動 (恩田ほか，1985)

図3-8 喘息児を対象とした水泳訓練を実施した際の努力性肺活量 (三井ほか，1985)

と，6分間のフリーランニング実施後の肺機能に関する指標として PEFR (peak expiratory flow rate) の変動を検討している（図3-7）．これによると，6分間のフリーランニングでは運動後，いずれのビート板水泳より急激に PEFR が低下している．水泳に比べてランニングは運動後の肺機能の活動を低下させるといえる．また，恩田ら (1985) は，フリーランニング後は全員に喘鳴を聴取したが，水泳では喘鳴は聴取されなかったと報告している．つまり，喘息児において水泳運動は運動誘発性喘息を引き起こしにくい運動として有効といえるであろう．

　図3-8は，三井ら (1985) によって報告された，喘息児を対象に水泳訓練を実施した際の努力性肺活量 (Forced Vital Capacity：FVC) の変化を示している．これによると，28週後において，比較的低年齢（6～9歳）の男子児童に有意な増加がみられている．稲葉 (1979) は，正常児と喘息児に100mの短距離水泳負

荷を実施した結果，水泳負荷5分後，正常児群の%FVCは平均1.2％上昇し，喘息児群は平均3.8％低下したが，100m水泳負荷前後の呼吸機能の変動は少なかったと報告している．FVCは最大吸気を最大努力で吐きだすことのできる空気量であり，呼吸筋の発達を知る指標になるといわれている（三井ほか，1985）．以上のことから，喘息児における水泳運動は，短期的では効果は現れにくいが，長期的な実施により呼吸筋の発達・改善の効果が見込める運動であるといえるだろう．

［文　　献］

赤嶺卓哉ほか（1992）腰痛症に対する水泳運動の及ぼす影響－鹿屋体育大学公開講座における腰痛者水泳教室より－．体力研究，80：1-9．

合屋十四秋（1999）子どもの泳ぐ動作．体育の科学，49：115-122．

稲葉博（1979）喘息児と水泳－第1編 呼吸機能について－．アレルギー，28：15-21．

三井淳蔵ほか（1985）喘息児と水泳－生活時間特性－．体力科学，34：158-166．

中尾武平ほか（2008）日本人小児（3-11歳）の身体組成指数の検討．健康科学，30：19-25．

日本水泳連盟編（1993）水泳コーチ教本－競技力向上指導者用－．pp22-24，大修館書店．

恩田威文ほか（1985）喘息児と水泳－第3編 NCF（Neutrophil Chemotactic Factor）およびFEV_＜1.0＞変化率の比較．アレルギー，34：1015-1020．

柴田義晴（2002）基礎からの水泳．pp7-16，ナツメ社．

白井康仁ほか（1982）喘息児と水泳－喘息児の運動時における湿度の影響－．体力科学，31：227-233．

2．成人期における水泳・水中運動

1）健康づくりに適した全身運動

第1章でも述べた通り，ヘルスプロモーションにおける関心ごと（重要視すべき内容）は年齢段階によって変遷する．すなわち，発育・発達段階にある年少期までは，心身の健全な発育・発達を促すことがヘルスプロモーションの関心ごとであり，水泳・水中運動を含む各種身体活動も各種身体機能の発達やスキルの獲得に感心が向けられる．一方，青年期を過ぎ，体力が衰退期に入る壮年期から中年期・高齢期におけるヘルスプロモーションの関心ごとは，メタボリックシンドロームを代表とする生活習慣病の予防であり，ウェイトコントロールや体力低下抑制を促すための身体活動の実施に感心が向けられる．このようなことから，水泳・水中運動は成人期における健康づくりに適した運動であり，成人期以降のヘルスプロモーションにおける有効性も高いといえる．

水泳水中運動が健康づくりに適した理由として以下の諸点があげられる．

①全身の筋肉を使う運動である：全身の筋・骨格系を利用する運動である．上半身に対する運動効果も高く，全身の運動器にバランスよく運動刺激を与えることができる運動である

②呼吸機能を高める：たくさんの筋肉を使う有酸素性運動であるとともに，水圧に抗して呼吸を行うため，呼吸・循環系への刺激も強い．

③消費カロリーが高い：水中での運動は，空気中よりも密度が高いことや，体温を水に奪われることなどにより，低強度の運動であっても単位時間あたりの運動消費カロリーが高い．

④ケガのリスクが低い：陸上での運動とは異なり，浮力の影響により，関節への負担が少なく運動ができるため，高頻度で継続的に実施してもケガのリスクが低い．

（1）水泳・水中運動の運動強度

2006年および2013年に厚生労働省より発表された「健康づくりのための運動指針（エクササイズガイド）」では，生活習慣病を予防するには1週間にどの程度の身体活動（運動および生活活動）が必要かの目安を提示している．その中で，各種運動や生活活動の運動強度の参考資料が示されている．表3-2(b)は3 METs（メッツ）以上の運動強度を有する運動の例があげられている．水泳・水中運動にかかわるものを取り上げてみると以下のようになる．

4.5 METs	水中歩行（中等度）
4.8 METs	水泳（ゆっくりとした背泳）
5.3 METs	水泳（ゆっくりとした平泳ぎ）
6.0 METs	水泳（のんびり泳ぐ）
8.3 METs	水泳（クロール，ふつうの速さ，46 m/分未満）
10.0 METs	水泳（クロール，速い，69 m/分）

水泳・水中運動の場合，他の運動と比較して幅広い運動強度の運動を多彩な

表3-2 生活活動と運動のメッツ表

(a) 生活活動のメッツ表		(b) 運動のメッツ表	
メッツ	3メッツ以上の生活活動の例	メッツ	3メッツ以上の運動の例
3.0	普通歩行(平地,67m/分,犬を連れて),電動アシスト付き自転車に乗る,家財道具の片付け,子どもの世話(立位),台所の手伝い,大工仕事,梱包,ギター演奏(立位)	3.0	ボウリング,バレーボール,社交ダンス(ワルツ,サンバ,タンゴ),ピラティス,太極拳 自転車エルゴメーター(30~50ワット),自体重を使った軽い筋力トレーニング(軽・中等度),体操(家で,軽・中等度),ゴルフ(手引きカートを使って),カヌー
3.3	カーペット掃き,フロア掃き,掃除機,電気関係の仕事:配線工事,身体の動きを伴うスポーツ観戦	3.5	全身を使ったテレビゲーム(スポーツ・ダンス)
3.5	歩行(平地,75~85m/分,ほどほどの速さ,散歩など),楽に自転車に乗る(8.9km/時),階段を下りる,軽い荷物運び,車の荷物の積み下ろし,荷づくり,モップがけ,床磨き,風呂掃除,庭の草むしり,子どもと遊ぶ(歩く/走る,中強度),車椅子を押す,釣り(全般),スクーター(原付)・オートバイの運転	3.8	卓球,パワーヨガ,ラジオ体操第1
		4.0	やや速歩(平地,やや速めに=93m/分),ゴルフ(クラブを担いで運ぶ)
		4.3	テニス(ダブルス)*,水中歩行(中等度),ラジオ体操第2
		4.5	水泳(ゆっくりとした背泳)
4.0	自転車に乗る(≒16km/時未満,通勤),階段を上る(ゆっくり),動物と遊ぶ(歩く/走る,中強度),高齢者や障がい者の介護(身支度,風呂,ベッドの乗り降り),屋根の雪下ろし	4.8	かなり速歩(平地,速く=107m/分),野球,ソフトボール,サーフィン,バレエ(モダン,ジャズ)
		5.0	水泳(ゆっくりとした平泳ぎ),スキー,アクアビクス
		5.3	バドミントン
4.3	やや速歩(平地,やや速めに=93m/分),苗木の植栽,農作業(家畜に餌を与える)	5.5	ゆっくりとしたジョギング,ウェイトトレーニング(高強度,パワーリフティング,ボディビル),バスケットボール,水泳(のんびり泳ぐ)
4.5	耕作,家の修繕	6.0	
5.0	かなり速歩(平地,速く=107m/分),動物と遊ぶ(歩く/走る,活発に)	6.5	山を登る(0~4.1kgの荷物を持って)
		6.8	自転車エルゴメーター(90~100ワット)
5.5	シャベルで土や泥をすくう	7.0	ジョギング,サッカー,スキー,スケート,ハンドボール*
5.8	子どもと遊ぶ(歩く/走る,活発に),家具・家財道具の移動・運搬	7.3	エアロビクス,テニス(シングルス)*,山を登る(約4.5~9.0kgの荷物を持って)
6.0	スコップで雪かきをする	8.0	サイクリング(約20km/時)
7.8	農作業(干し草をまとめる,納屋の掃除)	8.3	ランニング(134m/分),水泳(クロール,ふつうの速さ,46m/分未満),ラグビー*
8.0	運搬(重い荷物)	9.0	ランニング(139m/分)
8.3	荷物を上の階へ運ぶ	9.8	ランニング(161m/分)
8.3	階段を上る(速く)	10.0	水泳(クロール,速い,69m/分)
3メッツ未満の生活活動の例		10.3	武道・武術(柔道,柔術,空手,キックボクシング,テコンドー)
1.8	立位(会話,電話,読書),皿洗い	11.0	ランニング(188m/分),自転車エルゴメーター(161~200ワット)
2.0	ゆっくりした歩行(平地,非常に遅い=53m/分未満,散歩または家の中),料理や食材の準備(立位,座位),洗濯,子どもを抱えながら立つ,洗車・ワックスがけ	3メッツ未満の運動の例	
2.2	子どもと遊ぶ(座位,軽度)	2.3	ストレッチング,全身を使ったテレビゲーム(バランス運動,ヨガ)
2.3	ガーデニング(コンテナを使用する),動物の世話,ピアノの演奏	2.5	ヨガ,ビリヤード
2.5	植物への水やり,子どもの世話,仕立て作業	2.8	座って行うラジオ体操
2.8	ゆっくりした歩行(平地,遅い=53m/分),子ども・動物と遊ぶ(立位,軽度)		

【出典】厚生労働科学研究費補助金(循環器疾患・糖尿病等生活習慣病対策総合研究事業)「健康づくりのための運動基準2006改定のためのシステマティックレビュー」(研究代表者:宮地元彦)

*試合の場合

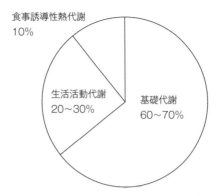

図3-9　ヒトが1日に消費するエネルギー

バリエーションで設定することができるといえる．ちなみに，エクササイズガイドでは，「エクササイズ」という単位を用いて「週23エクササイズ以上」の身体活動量を「生活活動」と「運動」により確保することが推奨されている（例：3 METsの運動の場合，1時間続けると3エクササイズ，30分で1.5エクササイズ，20分で1エクササイズと計算）．週2回程度，30分/回の水中ウォーキングの習慣を有する人の場合，水中ウォーキングのみで4.5 METsの運動が確保できており，他の18.5 METs分を生活活動との組み合わせで消費すればよいことになる．これらをみても，水泳・水中運動が健康づくりのための運動に適していることが理解できる．

2）水泳・水中運動とダイエット

「水泳・水中運動は"ダイエット効果が高い"」，「水泳すると痩せる」といったことはよく耳にする．そもそも"痩せる"ためには何が必要なのだろうか．

（1）脂肪の蓄積

脂肪が蓄積していくかどうかは，単純に考えて，摂取エネルギーと消費エネルギーの収支で決まる．一定期間（1日や1週間）のエネルギーバランスを「負」にすることで脂肪の蓄積を防ぐことができる．

（2）エネルギーバランスを「負」にするには

エネルギーバランスを負にするには，①摂取エネルギーを減らす，②消費エネルギーを増やす，③①と②を併用する，が考えられる．

【消費エネルギーを増やす】

ヒトが1日に消費するエネルギーには，①基礎代謝量，②日常生活活動や積極的な運動による消費量，③食事誘導性熱代謝がある．

基礎代謝とは，呼吸や血液循環など生命を維持するために体内で消費されるエネルギー量で，安静にしていても消費される．この基礎代謝によって消費されるエネルギー量はヒトが1日に消費するエネルギー量の60〜70％にものぼるといわれている（図3-9）．基礎代謝は年齢や性別，体重（身体のサイズ），体組成（筋肉・脂肪の量）によって異なるが，以下のような特徴がある．

表3-3 年齢性別による1日の基礎代謝標準値(体重1kg当たり)

年齢	男性(kcal)	女性(kcal)
20～29	24.2	23.3
30～29	23.1	22.0
40～49	22.5	21.1
50～59	22.4	20.9
60～69	22.0	20.9
70～79	21.6	20.8

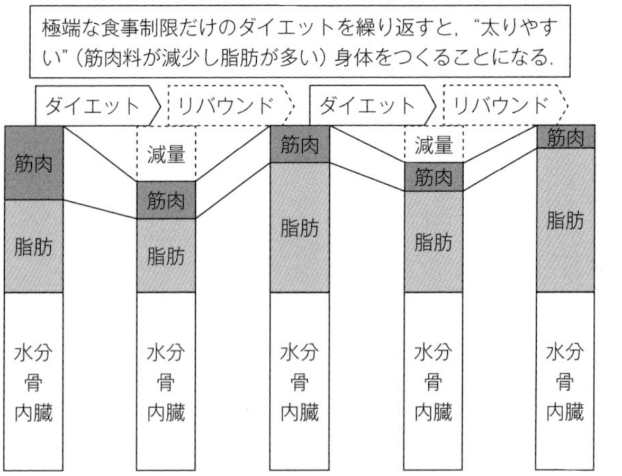

図3-10 極端な食事制限によるダイエット

基礎代謝は加齢に伴って低下する：基礎代謝は一般に，女性よりも男性の方が大きく，また男女とも加齢に伴って減少する．つまり，同じ物を同じ量食べたとしても，男性よりも女性の方が，また歳をとるにつれて，余剰（消費しきれなくて残る＝脂肪として蓄積される）として残りやすいといえる（表3-3）．

基礎代謝は「筋肉」によってまかなわれる量が最も多い：基礎代謝は，呼吸や血液循環，細胞の新陳代謝などさまざまな臓器・器官で生命維持のために使われるエネルギー量であるが，総じて，筋肉に対して消費されるエネルギー量が多いことが知られている．したがって，筋肉量を増やすことにより，基礎代謝量が増加し，"太りにくい"体質にすることができる（筋肉量が減る→基礎代謝量が減少する→"太りやすくなる"）．

(3) 極端な食事制限によるダイエット

極端な食事制限は，短期間での"体重"減少には非常に効果的である．ただし，以下のことを知っておく必要がある（図3-10）．

①リバウンドは必ずある：ヒトの身体は"恒常性（身体内部の環境を常に同じ状態に保とうとする働き）"によって維持されている．したがって，いわゆる"リバウンド"は正常な生理現象であり，基本的に避けることはできない．

②"太りやすい"体質にしている：極端な食事制限により減少した"体重"の内訳（何が減ったことにより体重が減少したか）をみると，"筋肉量の減少"が主であることが知られている．つまり，極端な食事制限（単品ダイエットも含む）による体重減少は，"脂肪が減少した"のではなく，"筋肉量が減少した"ことにより生じることが多いといえる．当然，その後の"リバウンド"によって体重が戻る際に"筋肉量"が増えることはない．つまり，脂肪を減らそうとして行ったダイエットが，体重は同じでも筋肉量が少ない，"太りやすい体質"に身体を変化させていることになる．

③骨がもろくなる：極端な食事制限により体内にカルシウムが不足すると，自

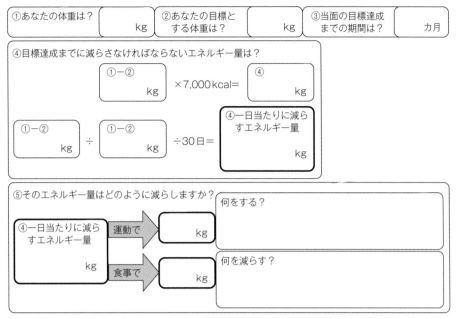

図3-11　減量計画シート

らの骨からカルシウムを吸収する．青年期の極端なダイエットによるカルシウム不足に起因する骨密度の低下は，将来的に骨粗鬆症を発症させる危険性を高めることになる．特に女性は閉経後に骨密度が低下する（骨がもろくなる）ため，青年期に高い骨密度を獲得しておくことが重要である．

（4）ダイエット（シェイプアップ）トレーニングの考え方

前述したように，食事や運動だけでは効果的に（健康的に）痩せることは難しく，食事と運動を総合的に考慮に入れた取り組みが必要である．そして，運動に関しては以下のような考え方を理解しておくことが重要である．

①積極的に身体活動量（消費カロリー）を増やし，エネルギーバランスを負にする

→有酸素性運動を中心とした持久的運動により，脂肪を積極的に消費する．

②筋肉に刺激を与え（筋肉量の維持・増進をはかり），太りにくい体質にする

→筋力トレーニングを行い，太りにくい体質へ改善する

積極的に脂肪燃焼を促す運動と，太りにくい体質へ導く筋力増加につながる運動を併用したトレーニングが理想的である．前述したように，水泳・水中運動は有酸素性運動であり，水の性質により"全身の筋肉"にも刺激を与えやすい運動様式である．

（5）計画的に体脂肪を減らそう

"ダイエットの成功"をどのように考えるかにもよるが，ある程度恒常的に体脂肪を減少させようとする場合，一定の時間（期間）をかけて計画的に進めないと結果的に成功しないことが多い．以下は，脂肪熱量をもとに，脂肪減少の計画を考えたものである（図3-11）．

前述したように，体脂肪を減少させるには，エネルギーバランス（エネルギーの収支）を負に傾ける（消費量を多くする）必要がある．1カ月で2kgの体脂肪の減量を目標とする場合，1日のエネルギー収支を何らかの方法で－466 kcalにすればよい．エネルギー収支を負に傾ける方法には，摂取エネルギーを減らす，消費エネルギーを増やす，その両方が考えられるが，いずれにしても，毎日継続的に実行する必要がある．継続するという点でいえば，水泳・水中運動は陸上運動とは異なりケガのリスクが少なく，毎日でも実施できる運動であり，この点も水泳・水中運動がダイエットに適した運動といわれる理由である．

> 1 kgの体脂肪は7,000 kcalのエネルギーを持っている．
> 単純に考えれば，体脂肪を1 kg減らすには，いずれかの方法によって，エネルギーバランスを－7,000 kcalにすればよいということになる．

> 1カ月に2kgの減量を目標にした場合，1日当たりどれだけエネルギーバランスを負に傾ければよいか？
>   7,000 kcal × 2 kg ＝ 14,000 kcal
>   14,000 kcal ÷ 30日 ＝ 466 kcal
> ※参考：コンビニおにぎり1個：約140～190 kcalなど

（6）水泳・水中運動の運動消費エネルギー

図3-12は水泳・水中運動の消費エネルギーを他の運動・生活活動や食事による摂取エネルギーと対比させたものである．この図からもわかるように，水泳・水中運動は，単位時間当たりの消費エネルギーが他の活動と比較して多く，この点からも健康づくりやダイエットのための運動には適しているといえる．

3）水中運動を利用した疲労回復・リラクセーション

水が身体に与える作用には物理的特性として浮力，水圧，抵抗，熱伝導の作用があげられる．これらの物理的特性が身体に対し生理的な変化をもたらし，疲労回復やリラクセーションの効果をもたらすといわれている．通常，地上では重力の影響で体重支持，姿勢保持にかかわる抗重力筋や姿勢保持筋が常に活動（緊張）しているが，水中では浮力により無重力に近い状態になり，これら筋群をリラックスさせることができる．特に脊柱起立筋などの腰背筋群の筋緊張，筋疲労による腰痛を有する場合には効果的であるといわれ，水温，水圧による温熱効果，血行循環の促進，自律神経機能の賦活なども同時に得られ，リラクセーション効果が高い．さらに，水中では身体に水圧がかかり，水深が深くなるほど水圧は増す．身体に圧力がかかると皮膚表面に近い静脈が圧迫され，血液の循環が促進される．静脈血は疲労物質を多く含み，その血液がより早く心臓に戻されることで，疲労回復効果が期待できる．特に立位時には，水中で深い位置にある下肢により大きな水圧が加わることになり，陸上での運動や立ち仕事をしている人たちにはより

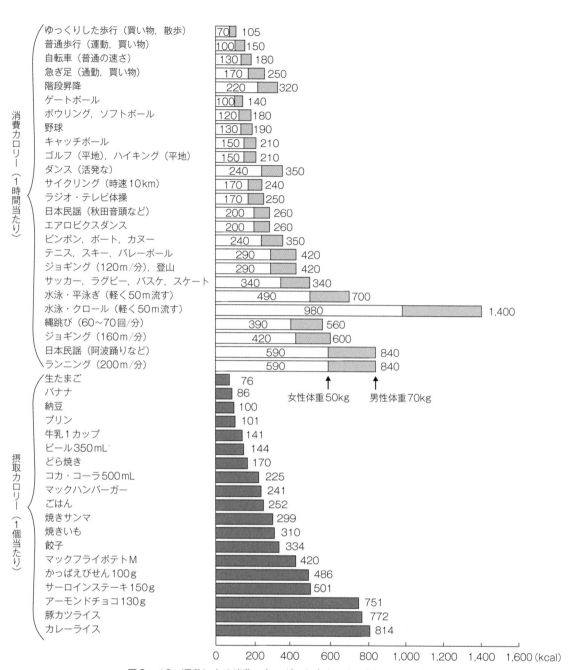

図3-12 運動による消費エネルギーと食事による摂取エネルギーの比較
注：運動エネルギーの消費エネルギーは安静にしていても消費される基礎代謝量以上に付加的に増える消化分である．
資料：ビジュアルワイド食品成分表．東京書籍，2005．(社会実情データ図録，2016)

有効な疲労回復方法となる．

　一方で，競技者に関しては，高強度の運動による疲労をいかにして取り除くかが重要となる．運動後の疲労回復には安静による完全休息よりも，ある程度の運動やストレッチなど能動的に身体を動かすこと，つまり積極的休息（アクティブレスト）を施した方が効果的であることが報告されている（山本，2003）．特に，

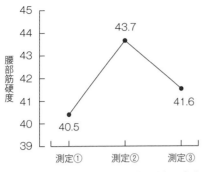

図3-13 腰部の柔軟性（筋硬度）の変化

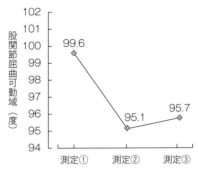

図3-14 ハムストリングスの柔軟性（股関節屈強可動域）の変化

　日々のトレーニングや試合後に，温水プールで水中ウォーキングをすることで疲労物質を多く含んだ静脈血の流れがよくなり，筋中に蓄積した乳酸の除去が促進するため，素早い疲労回復効果も期待できると報告されている（山本，2000）．

　山本（2000；2003）によると，大学サッカー部を対象に，リーグ戦中の試合の連戦による疲労を軽減するための方法として，チームのレギュラー選手全員に対し，リーグ戦後半に試合翌日ごとに温海水を用いた水中でのコンディショニング・プログラムを実施し，その効果を報告している．これによると，水を活用した水中運動およびリラクセーション（アクアコンディショニング）をアクティブレストとして実施した場合，疲労度の指標として用いた筋硬度が，リーグ戦初期のコントロール値と比べ，翌日のアクティブレストを実施しない完全休養後の測定では著しく高くなり，疲労が蓄積していることが推測された．しかし，その次の試合の翌日アクティブレストを実施し測定すると，柔軟性が改善し，リーグ戦開始前の数値に近づいていることが報告されている（図3-13）．

　この結果から，完全休養のみの場合であれば，最終戦前には疲労が蓄積し，筋はさらに硬くなってくることが考えられる．しかし，アクティブレストを行うことで試合終了後の時点での疲労よりも低く抑えられており，このことから，アクティブレストの導入により疲労回復の効果があったことが考えられる．また，ハムストリングスの柔軟性（股関節屈曲可動域）の変化でみても，筋硬度のような大きな変化は認められなかったものの，後半の疲労蓄積による柔軟性低下を抑えて維持したという意味では効果があったと報告されている（図3-14）．この報告の中で，選手の自覚的疲労感からみても良好であったことが報告されていることから，水を活用した試合後のアクティブレストはスポーツ選手の疲労回復，またはコンディショニングに有効で，今後積極的に活用されることが望まれる．

【水中リラクセーションの一例】

　①ラッコ浮き（写真3-1）：ビート板を両腕で抱え込み，ラッコのように仰向けに浮く．両足は力を抜いて，軽く上下に動かす．体に力が入っていると難しくなるため，全身の力を抜くことが大切である．顎を天井にあげるつもりで行うとよい．

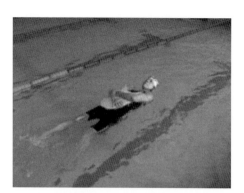
写真3−1　ラッコ浮き

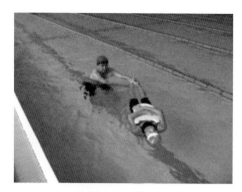
写真3−2　背浮き1

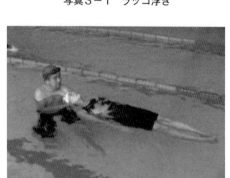
写真3−3　背浮き2

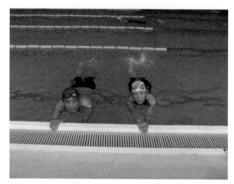
写真3−4　壁キック

　　しばらくこの状態で浮かんだら，パートナーは足を持ち，ゆっくりと後方に進む．真っ直ぐだけでなく，斜め方向にも進んでみる．ゆっくりと大きく揺さぶることにより，より高いリラクセーション効果が高まる．
　②背浮き（**写真3−2,3**）：慣れてきたら，ビート板を取って行う．パートナーが首を支えて後方に進むと，自然と体が浮き上がる．腰が沈む人は首と腰を軽く支えてもらうことが大切である．真っ直ぐだけでなく，斜め方向にも進んでみる．ゆっくりと大きく揺さぶることにより，より高いリラクセーション効果が高まる．
　③壁キック（**写真3−4**）：プールサイドに手をかけて（上下方向），うつ伏せの状態でつかまり，ゆっくりキックを行う．腰が反って痛みが生じたら運動を中止する．慣れてきたら肩の間に頭を水中に入れることで，よりリラックスができる．
　④足掛け浮き身（**写真3−5**）：コースロープまたはプールサイドに足を掛けて，ビート板に頭を乗せて浮く．慣れてきたらビート板を外してみる．水の動きに体をまかせるようにして全身の力を抜くと，より高いリラクセーション効果が高まる．
　⑤遊具を利用してのリラクセーション（**写真3−6**）：市販の浮き具等を利用することで，安全でよりリラックスできる．全身の力を抜くと，よりリラクセー

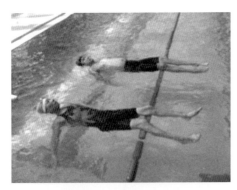
写真3-5　足掛け浮き身

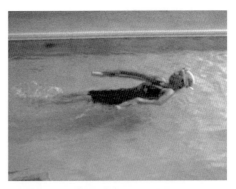
写真3-6　遊具を利用してリラクセーション

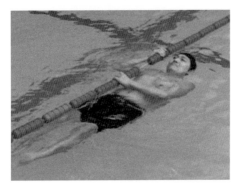
写真3-7　コースロープを利用したリラクセーション

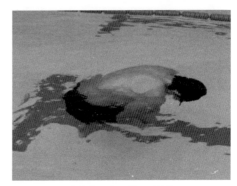
写真3-8　ダルマ浮き

ション効果が高まる．

⑥コースロープを利用してのリラクセーション（写真3-7）：全身の力を抜き，コースロープを利用しながらリラックスする．25mぐらいコースロープを後方に押しながら，進んでみる．できるだけ腹部を水面に近づけることによりリラックスできる．前述したように，息は口から吸って，鼻から吐くが基本である．

【その他の腰痛・肩痛のリラックス法】

⑦ダルマ浮き（写真3-8）：口から息を吸い，背中をゆっくり丸め，両膝を軽く抱え込むように浮く．水中では息は止めてゆっくり浮いてみる．苦しくなったら，鼻からゆっくり息を吐きながら両足をプールの底に着き，立ち上がる．

⑧クラゲ浮き（写真3-9）：ダルマ浮き同様に，口から息を吸い，写真3-9のように背中を少し丸め，両手を下げ，両膝を腹部に着くように引き付けて浮く．水中では，息は止めてゆっくり浮いてみる．苦しくなったら，鼻からゆっくり息を吐きながら両足をプールの底に着き，立ち上がる．

⑨大の字浮き（写真3-10）：ダルマ浮き同様に，口から息を吸い，写真3-10のように大の字になり浮いてみる．しっかり浮けたら，徐々に鼻から息を吐き，足の方から沈む感覚を味わいながらリラックスしてみる．

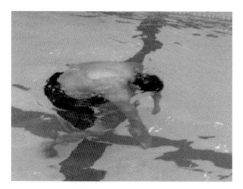
写真3-9 クラゲ浮き

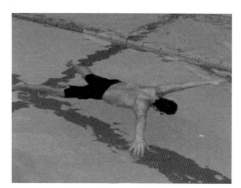
写真3-10 大の字浮き

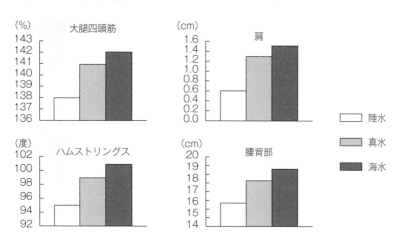
図3-15 陸上と水中（真水・海水）における柔軟性の比較 (山本, 2000)

4）水中運動によるストレッチ・関節可動域の改善

水中の特徴を活かしてストレッチを行うことを，「アクアストレッチ」と呼ぶ．通常の陸上で行うストレッチの効果に水中での利点を加え，より筋の柔軟性改善効果を期待して行うストレッチである．山本（2000）は，陸上と水中（真水と海水）で4部位の柔軟性測定を行い比較し，陸上よりも水中のほうが柔軟性測定値は高値を示し，その傾向は，腰背筋群でもっとも大きくみられたことを報告している（図3-15）．陸上では常に緊張を強いられている脊柱起立筋のような腰背部の筋が，水中では浮力などの影響により弛緩し柔軟性の改善につながったと述べている．また，水の成分の違いから，真水よりも海水のほうが柔軟性の改善が大きいと指摘している．海水は真水に比べ浮力が増すことから，浮力の影響がより効果的に作用している．これらの結果からも，水中では筋肉がリラックスして，より高い柔軟性を得ることができると考えられる．

【水中ストレッチの一例】
・水に入ったらゆっくり歩きながら手足をぶらぶらする．
・片足を後ろに曲げて，お尻の下で足の甲を持つ．太腿の前面の筋肉を伸ばす．片足ケンケンで歩いても構わない．

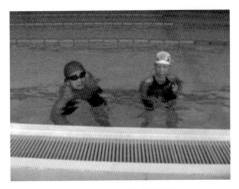
写真3-11　水中肩運動

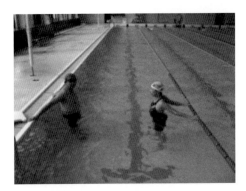
写真3-12　水中肩ストレッチ

- 壁を両手で持ち，両足をそろえて，壁に足の裏をくっつける．ゆっくり足の後ろの部分を伸ばす．
- プールの壁に背中を向けて立ち，後ろの壁に両手がつくように，数十秒間上半身を捻る．
- だるま浮きをしてみる．腰のストレッチになる．初心者指導によく使われるが，顔をつけてけのびの姿勢で浮く．膝を胸の前まで曲げて両腕で抱えるようにする．そのまま，浮いてみる．
- 両足をしっかり開き腰を落として，まっすぐ立つ．太腿の内側が伸びる．

⑩水中肩運動（**写真3-11**）：ゆっくりと膝を曲げて肩まで入水する．この状態で両肩を交互に前後方向にリズミカルに動かす．また，上下方向にも同時に上げ下ろす．さらに大きく前回し，後ろ回しを行うことで，より高いリラクセーション効果（肩痛）が高まる．

⑪水中肩ストレッチ（**写真3-12**）：コースロープまたはプールサイドにつかまり，重心を徐々に下の方へ移動することで，肩のストレッチを水中で行う．痛くなるちょっと手前で静止し，ゆっくり戻していくことも効果がある．何度もゆっくり繰り返すことが大切である．左右の手の幅を狭くした方が，より高いストレッチ効果（肩痛）が高まる．

[文　献]

Bates A et al. 著，山本利春ほか訳（2000）アクアティックリハビリテーション．ナップ．

厚生労働省：健康づくりのための身体活動基準2013（http://www.mhlw.go.jp/stf/houdou/2r9852000002xple-att/2r9852000002xpqt.pdf）

山本利春（2000）スポーツ傷害に対するアクアティックリハビリテーション．体育の科学，50：517-521．

山本利春（2001）アスレティックリハビリテーションと水中運動-アクアティックリハビリテーション-．Sportsmedicine，30：18-20．

山本利春（2003）水中運動の臨床応用：スポーツ選手のリハビリテーションとコンディショニング．臨床スポーツ医学，20：281-288．

3．中高年期における水泳・水中運動

1）下肢に負担のかからない有酸素性運動

　水中環境においてヒトは，水深に応じた浮力を受ける．その影響により，立位で浸水した際に足底にかかる荷重は，自体重を100％とした場合，鎖骨下浸水で約10％，剣状突起下で約30％，恥骨下で約80％になるといわれている（第2章表2-2, p34）．このことから水泳・水中運動は，抗重力筋や下肢関節に対して負荷をかけずに行える運動として利用されている．特に，下肢筋力の低下した中高齢者，下肢関節に疼痛を有する関節疾患患者および肥満者の運動環境として有用であると報告されている（Harmer et al., 2009; Sato et al., 2007）．ここでは，その中でも有酸素性運動としての水泳・水中運動の効果について紹介する．

　水泳や水中運動によって有酸素性能力が改善することは1980年代の研究で明らかにされ，その後も数多くの研究が行われてきた（Sheldahl et al., 1986; Taunton et al., 1996; Wang et al., 2007）．Sheldahlら（1986）は，22名の中高齢者を水中エルゴメータ群（9名），陸上エルゴメータ群（9名），対照群（4名）に分け，12週間の運動介入を実施した結果，水中・陸上にかかわらずエルゴメーターでの運動を続けることによって$\dot{V}O_2max$が増加することを報告している．また，Tauntonら（1996）も平均年齢70±3.2歳の高齢者を対象に，週3回の水中運動および陸上運動を介入した結果，いずれの運動でも$\dot{V}O_2max$が増加したことを報告している．水泳による有酸素性能力の改善については，週3回，12週間の水泳トレーニングによって中年者の$\dot{V}O_2peak$が有意に増加すること（Martin et al., 1987）や，週2回，約4カ月の水泳教室参加により肺活量と$\dot{V}O_2max$の増加ならびに体脂肪率の減少がみられたことが報告されている（赤嶺ほか，1992）．これらの結果は，水泳や水中運動が有酸素性運動として有効であることを示している．また，2000年代を中心にリウマチ性関節炎や変形性股関節・膝関節炎に代表される整形外科的疾患を有した中高齢者の有酸素性能力改善に対しても，水泳や水中運動が有効である事が報告されている．なかでもWangら（2007）は，12週間の水中運動によって有酸素性能力の改善だけでなく，生活機能の改善が認められたことを報告している．また，興味深いことに，陸上運動を継続した群では関節炎による痛みが変わらなかったのに対して，水中運動群では，有意に痛みが軽減したのである．水中運動による痛みの軽減は，関節炎患者の日常生活動作に対する水中運動の影響を検証した研究においてもみられている（Suomi et al., 2003）．したがって，水泳や水中運動は，下肢への負担を軽減することで痛みを抑制した状態で実施できる有酸素性運動であることを示している．

　下肢に負担をかけない水中運動のひとつにDeep Water Running（DWR）がある．DWRは，足をプールの床から離した状態でランニング動作をする種目で，アスリートの有酸素性トレーニングとして用いられてきた．DWRの最大の特徴は，完全に足を床から離した状態で実施するため，重力による筋への荷重が減

少することである．このことにより，DWR中の$\dot{V}O_2max$，HRmaxおよび最大血中乳酸値はトレッドミルランニングに比べて低値を示すことが報告されている（Town et al., 1991）．陸上でのトレッドミルランニングと比較して，有酸素性トレーニングとしての負荷量は低くなるものの，陸上の長距離選手を対象に1週間に5，6回のDWRを実施した結果，$\dot{V}O_2max$だけでなく，乳酸性作業閾値での走速度も維持できることが明らかにされた（Bushman et al., 1997）．その後，1990年代後半に入ると，中高齢者の有酸素性能力に対するDWRの影響についても検証されはじめ（Nakanishi et al., 1999b），Bromanら（2006）は，中高齢者を対象に週2回のDWRを8週間実施した結果，$\dot{V}O_2max$および最大運動中の換気量が有意に増加したことを報告した．以上のことから，DWRは陸上でのトレッドミルランニングと比較して，低い運動強度を示すものの，中高齢者の有酸素性能力を高めるエクササイズとしては有効であるといえる．

このように，水泳・水中運動のさまざまなプログラムは，肥満者や下肢の関節疾患を有する対象者への適応もあり，減量や有酸素性能力向上に関するエビデンスが示されている．しかし，長期的な効果や肥満予防および減量後のリバウンド防止など，有酸素性運動としての効果に関しては明らかになっていない点もあることから，今後の検討が期待される．

2）水中運動でロコモティブシンドローム対策

ロコモティブシンドローム（ロコモ）が提案された背景には，運動器の障害が50歳以降に急増し，要介護状態に陥る主な原因となっていることがあげられる．しかし，現在のところ運動器の障害は脳卒中や認知症ほどには深刻に受け止められておらず，運動器に対する啓発活動が必要であると考えられている．その結果，2012年に継続された国民健康づくり運動「健康日本21（第二次）」の達成すべき目標に，このロコモの認知度の向上が取り上げられた．ここでは，今後注目されるであろうロコモに対する水中運動の効果について述べる．

ロコモとは，運動器の障害によって，介護・介助が必要な状態になっていたり，そうなるリスクが高くなっている状態をいう（図3-16）．つまり，日常生活を営むことに困難をきたすような歩行機能の低下，あるいはその危険があることを示している．運動器を構成する要素には，骨，関節軟骨・椎間板，筋肉・靭帯・神経系があり，これらの機能低下による複合的な徴候・症状がロコモに含まれる．

骨，筋肉および神経系などに対する機能的な障害の中で，水中運動の適応が報告されているものには，骨関節症，慢性関節リウマチ，線維筋痛症候群および腰痛症などがある．骨関節症の代表的なものには，変形性関節症があり，水中運動によって痛みの軽減や日常生活動作（ADL）能力の改善が報告されている（Foley et al., 2003; Lin et al., 2004; Suomi et al., 2003）．Suomiら（2003）は，週2回，3カ月間の水中運動または陸上運動を実施した結果，水中運動によって移動・移乗に対する難易度および痛みが低下することを報告した（図3-17）．また，Foleyら（2003）も，週3回，6週間の水中運動または陸上運動を実施した

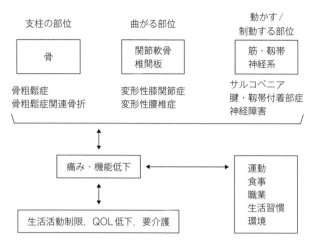

図3−16 ロコモティブシンドロームの構成要素（中村，2012）

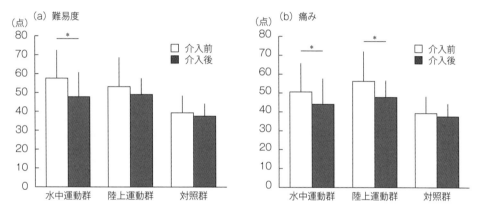

図3−17 移動・移乗動作における難易度および痛みの変化（Suomi et al., 2003より作図）

結果，疼痛が軽減し健康関連QOLが向上することを明らかにした．さらに，Linら（2004）は，水中運動の長期的な効果を検証するために，週2回の水中運動を1年間継続した際の歩行や階段昇降能力を縦断的に測定し，階段昇降能力が改善することを報告した．関節炎患者においては，疼痛が運動や日常生活動作を制限してしまうため，身体機能（柔軟性，機能的パフォーマンス）に加え，神経筋機能や心肺機能が低下する．つまり，関節炎患者における運動処方においては，疼痛緩和が重要な要素であり，水中運動では浮力によって下肢関節への荷重が軽減することから痛みの少ない状態で運動することが可能となるため，水中運動の適応は高いといえる．また，水中環境において立位姿勢や歩行動作を行う際には，水の流れや浮力に対して全身の筋を適切に動員することが必要であるため，バランス能力および下肢筋力が向上することも報告されている（Simmons et al., 1996）．

慢性関節リウマチは，可動関節の滑膜が罹患する慢性的および全身的な炎症性疾患で，滑膜炎または滑液膜の炎症が優性の病理である．関節症と同様に，加齢

によって罹患率は増加する．なお，慢性関節リウマチの病因は不明であるが，炎症の進行やパターンは遺伝および環境的要因と関係があるといわれている．症状には，関節痛，腫脹，こわばり，拘縮，随伴する筋力低下や疲労などがある．炎症を起こした関節周囲の筋や腱はスパズムや短縮の傾向があり，靭帯はコラーゲンの酵素破壊によって脆弱化する．罹患する最も一般的な関節は，手部，手関節，肘関節，肩関節，頚椎，股関節，膝関節，足関節，足部である．慢性関節リウマチに対する水中運動の適応の歴史は古く，1980年代から研究が盛んに行われている（Basmajian, 1987; Danneskiold-Samsoe et al., 1987）．慢性関節リウマチ患者を対象とした水中運動の効果としては，疼痛の軽減，関節可動域の拡大，ADL能力の改善，QOLの向上（Hall et al., 1996），歩行速度の向上（Eversden et al., 2007）などが報告されている．特に，短期間の水中運動介入では，有酸素性能力や筋力の向上がみられ，長期的な介入では，ADL能力の改善がみられることが明らかになっている．慢性関節リウマチ患者に対する水中運動の適応において最大のメリットは，運動中に関節に対するストレスを最小限に抑えられることによって疼痛が軽減することである．これは，病状を悪化させる危険性を低下させ，安全に運動を継続することにつながる．慢性関節リウマチに対する水中運動の効果は，多くの研究ならびにレビューにおいて認められているものの，介入後の病状の変化などを調査した追跡が行われておらず，今後の課題であると考えられている．

　線維筋痛症候群は慢性，びまん性，非関節性筋骨格の疼痛のようなリウマチ様症候群であり，関節変形発生には関係しない．慢性で広範囲の疼痛が，リウマチと最も共通している点である．病因は不明であるが，線維筋痛症候群による痛みは，筋系の微小外傷や神経ホルモン機能障害への遺伝感受性を含む遺伝要因，筋組織異常や微小外傷のような末梢メカニズム，睡眠中の脳波異常，神経内分泌系異常，免疫的要因（ウイルス感染など），身体的外傷，心理的苦痛または精神疾患，中枢神経系異常を含む中枢メカニズムが原因である可能性が指摘されている．症状としては，びまん性非関節性疼痛，多発性圧痛点，疲労や朝のこわばり，睡眠障害，不活動性，情動ストレス，睡眠不足，高湿度，中程度の身体活動によって悪化する可能性がある．線維筋痛症候群に対する水中運動の効果については，2000年以降報告されはじめている．具体的には，広範囲にわたる疼痛の緩和（Evcik et al., 2008; Jentoft et al., 2001）（図3-18）やQOLの向上（Gusi et al. 2006）が報告されており，European League Against Rheumatism（EULAR）が推奨する運動療法となっている（Carville et al., 2008）．

　腰痛の多くは筋・筋膜性のもので，X線でみても変化がみられない．原因が明確になっていないものと，ぎっくり腰と呼ばれる突発性のものがある．原因不明のものについては脊椎屈曲筋群の弱体化と脊椎伸展筋群の短縮に起因すると考えられている．脊椎屈曲筋群の筋力向上と脊椎伸展筋群の緊張を緩和し，柔軟性を高めていくことが重要である．腰痛者に対する運動処方として陸上で行われる運動としては，WilliamsやMcKenzieによる腰痛体操などが知られているが，水中

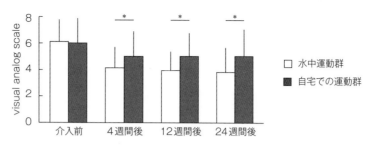

図3-18　運動介入による痛みの変化（Evcil et al., 2008より作図）

運動も腰痛改善に対する運動として用いられている．水中運動の腰痛症に対する効果について，一過性の水中運動でも痛みや不安の改善など身体的にも精神的にも有効であり（Sugano et al., 2000），短期間の水中運動によって，痛みの緩和や身体的健康度の向上（Dundar et al., 2009），柔軟性や筋力の向上，体脂肪率の低下（井上ほか，2011）など，身体的および機能的な効果が認められている．しかし，水中運動を中断することで効果は失われるので，運動を継続することが効果を持続させる上で重要である．筋・筋膜性の腰痛者への水中運動の利点としては，浮力を利用することにより下肢や腰部などの関節に対する荷重を軽減しながら運動できることがあげられる．

　このようにロコモに対する水中運動の適応は広い．この最大の理由は，浮力によって患部へのストレスが軽減された中で運動ができるということである．このことは運動中に生じる疼痛を軽減し，運動の継続につながる．腰痛症では，運動の中断によって水中運動の効果が明確に消失することが明らかになっているため，水中運動を習慣化することがロコモ対策として活用する際に最も重要なことであろう．

3）介護予防・寝たきり予防のための水中運動

　厚生労働省介護保険事業状況報告によると，2016年1月現在，要介護（要支援）認定者は，6,183千人となっており，その数は高齢化率の増加とともに増加の一途をたどっている．介護保険制度の成立から15年が経ち，多くの病院や施設において介護予防・寝たきり予防に関する取り組みが行われている．介護予防・寝たきり予防には，「要介護状態になることを防ぐこと」と「要介護状態が悪化することを防ぐこと」の2つの意味が含まれており，ここではこれら2つのことに対する水中運動の効果について述べる．

　要介護状態に陥る原因の50％は，脳血管疾患，高齢による衰弱，骨折・転倒といった項目が占めている．つまり，「要介護状態になることを防ぐ」取り組みには，生活習慣病予防と転倒予防の2つを含めることが重要である．

　生活習慣病予防に対する水中運動の効果に関しては，多くの研究において降圧効果が報告されている（Farahani et al., 2010；青葉ほか，2004）．血圧への影響については，短期的な効果だけでなく，長期的な水中運動継続による影響も明らか

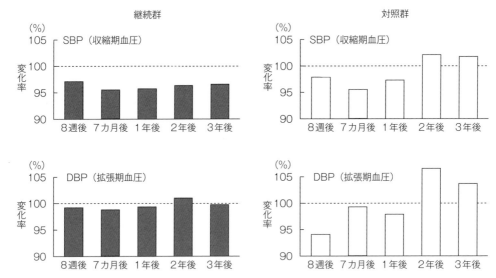

図3-19 水中運動継続群および対照群の運動開始時に対する経過時間における血圧の変動（青葉ほか，2004）

となっている．青葉ら（2004）は，中高齢者80名を対象に水中運動プログラムを実施し，3年以上定期的に継続している30名を継続群，2カ月で中止した50名を短期群とし，血圧変動について比較した．その結果，継続群では週2回70分の水中運動により約8週後から血圧の低下傾向がみられ，7カ月後には収縮期血圧（SBP）の有意な低下がみられた．また，継続群では低下した血圧は3年間維持し，上昇するものはみられなかった．一方，短期群では運動開始時に比べ，運動中止1年後までの期間で血圧値の低下や維持が確認されたが，運動中止2年後には加齢や運動習慣の消失により有意な上昇がみられた．このことは，水中運動の定期的な継続は，加齢に伴う血圧値の上昇を少なくとも3年間は抑制することができることを示している（図3-19）．運動による短長期的な降圧効果には，末梢血管抵抗の低下，心血管系の弾力性の増大，血漿ノルエピネフリン濃度の低下，交感神経緊張の低下などが関係しているとされる（Arida et al., 1996）．これに加え水中運動では，水圧による静脈還流量の増加やカテコールアミンやアンジオテンシン作用に拮抗して血圧を低く調節しており（Greenleaf et al., 1983），このことが副交感神経系の促進や血管の収縮・拡張作用に寄与すると考えられている．血糖値や脂質代謝についても検討されてはいるが，食事の内容や量が大きく影響するため（Reinhart et al., 1998），一致した結果が得られていない．また動脈硬化指標である推定中心動脈圧や脈波伝播速度への運動の効果として，週3回，最大心拍数の95％強度といった高強度でのトレッドミルウォーキングを行うことで，動脈硬化と関連する血管内皮機能が改善したことが報告されているものの（Wisloff et al., 2007），水中運動による効果について明確なエビデンスは示されていない．今後，脂質代謝や糖代謝に対する水中運動に関する研究が望まれるところである．

　転倒は，骨折などの障害によって身体機能の低下や転倒に対する恐怖や不安感

などの精神的ダメージを与えてしまう．中高齢者の転倒は，筋力，持久力，敏捷性，バランス能力，柔軟性，瞬発力など，さまざまな体力要素の低下によって引き起こされる．したがって，転倒予防の運動処方においては，さまざまな体力要素に対する影響を考慮する必要があるとされる．中でも，姿勢の調節にかかわるバランス能力の低下が中高齢者の転倒を引き起こす要因として注目されている（内山ほか，1999）．水中運動によるバランス能力への影響については，いくつかの研究において報告されている（Kaneda et al., 2008; 桂ほか，2009; 原ほか，2007）．原ら（2007）は，中高齢者32名を対象に週3回，8週間の水中運動を実施した結果，Functional Reachが増加したことを報告した．また，動的バランス能力の低い対象者においては，静的バランス能力も改善することを明らかにした．同様に，桂ら（2009）は，65歳以上の高齢者20名を対象に，週3回，8週間の水中運動を実施した結果，足関節底屈筋力と動的バランス能力の指標であるTimed up & Goが改善したことを報告した．これらの結果から，水中運動が動的バランス能力の向上に有効な運動であることがわかる．これには，水中の特殊な環境が大きく関与している．水中環境では，流体分子の摩擦によって発生する粘性が身体の表面に付着し，水抵抗としてはたらく．したがって，水中運動では水の抵抗が適度な支えとなるため，バランスを崩してもスピードを落とす反応時間があり，姿勢の矯正が容易となる．このような環境特性によって，水中でバランスを崩しながら，さまざまな姿勢を経験することで筋の固有受容器や体幹・下肢の深層筋などが刺激されバランス能力が改善される．また，浮力を最大限活用し足を床から離してランニング動作を行うDWRを介入した研究では，静的・動的バランス能力ともに改善することが報告されている（Kaneda et al., 2008）．DWRは，主に有酸素性運動としての特徴に注目が集まっていたが，上半身を前傾させ浮心と重心の関係を制御し，姿勢を維持しながら股関節や体幹の筋群を刺激できる運動であることからバランス能力の改善にも効果的であるといえる．このように水中運動は，水の物理的な特性を利用することによって，安全な環境でバランス能力を向上できる運動であり，転倒予防プログラムとしての有効性も明らかとなっている．

「要介護状態が悪化することを防ぐこと」に焦点化した場合には，体力維持・改善だけでなく，日常生活動作（activities of daily living: ADL）能力や生活の質（quality of life: QOL）の向上を意識した取り組みが必要である．日常生活において介助・支援の必要な高齢者においてADL能力の改善は，生きる力や明日への活力につながり，QOLを向上させる．つまり，ADLに対する介助の量を少しでも減らし，対象者が自分で「できる」ことの幅を広げることが重要であるといえる．ADL能力およびQOL向上に対する水中運動の効果については，加齢による衰弱によって要介護状態に陥った高齢者（Sato et al., 2007），関節炎患者（Suomi et al., 2003）および脳卒中後の片麻痺患者（Mehrholz et al., 2011）を対象とした報告がある．

脳卒中後の患者に対しては，週3回，8週間の水中運動を実施した結果，$\dot{V}O_2max$および歩行速度が向上したという報告や日常生活における介助量が減少

したという報告が行われている（Chu et al., 2004）．脳卒中の主症状は筋力低下であり，筋力低下が転倒のリスクを高めると報告されている．特に，膝関節伸展筋，足関節底屈筋，股関節屈曲筋のトルクが，脳卒中患者の歩容と関連していることから，筋力トレーニング，歩行のトレーニングが必要とされる．つまり，浮力および抵抗の影響によって筋力の低下した対象者でも転倒リスクや転倒の恐怖心を軽減した状態で運動のできる水中環境は，脳卒中患者のリハビリテーション環境として有効であるといえる．また，Chanら（2010）は25名の脳卒中後の患者を対象に水中運動と陸上運動を併用することで歩行速度やバランス能力が高まることを報告した．これは，安全な水中環境においてトレーニングした動きや体力を，日常生活が行われる陸上運動で補完することを狙った運動処方であると考えられる．

　加齢による衰弱によって要介護状態に陥った高齢者に対する水中運動の効果については，運動頻度や運動期間に関する検討が行われている（Sato et al., 2007; 2009a; 2011）．介護福祉施設に通う要支援・要介護認定者を対象に，週1回または2回の水中運動を6カ月間介入した結果，運動頻度にかかわらず，起居・移乗移動動作に対する介助量が減少し，週2回実施した場合は3カ月間の介入で同等の効果が得られることが報告されている（佐藤ほか，2007）．また，2年間継続した場合の影響については，運動頻度にかかわらず水中運動の継続によって1年間は改善したADL能力およびQOLを維持することができるが，2年後になると週1回の介入ではADL能力・QOLともに低下することが示唆されている（Sato et al., 2009a; 2009b）．加齢による衰弱によって要介護状態に陥った高齢者においては，低下した筋力を向上させ，ADL能力を高めることが重要となるため，水中での日常生活動作訓練（水中ADL exercise）が推奨されている．水中ADL exerciseでは，安全な水中環境において歩行・座り立ち・起き上がり・階段昇降動作を実施することによって，必要な筋力および神経機能の改善を引き起こす可能性が示唆されている．

　以上のように，介護予防・寝たきり予防に対する水中運動の効果については，さまざまな対象者に対して検証されており，一定の成果を期待できることが明らかにされている．しかし，その数は多いとはいえず，明確な運動処方を確立するには至っていない．したがって，今後は現場の指導者と研究者が一体となって，水中運動の効果について大規模な検証を実施していくことが望まれる．

[文　献]

赤嶺卓哉ほか（1992）腰痛症に対する水泳運動の及ぼす影響－鹿屋体育大学公開講座における腰痛者水泳教室より－．体力研究，80：1-9.
青葉貴明ほか（2004）水中運動の継続期間が血圧に与える影響．国士舘大学体育・スポーツ科学研究，4：9-15.
Arida RM et al.（1996）Effect of an aerobic exercise program on blood pressure and catecholamines in normotensive and hypertensive subjects. Braz J Med Biol Res, 29: 633-637.

Basmajian JV (1987) Therapeutic exercise in the management of rheumatic diseases. J Rheumatol Suppl, 14 Suppl 15: 22-25.

Broman G et al. (2006) Older women's cardiovascular responses to deep-water running. J Aging Phys Act, 14: 29-40.

Bushman BA et al. (1997) Effect of 4 wk of deep water run training on running performance. Med Sci Sports Exerc, 29: 694-699.

Carville SF et al. (2008) EULAR evidence-based recommendations for the management of fibromyalgia syndrome. Ann Rheum Dis, 67: 536-541.

Chu KS et al. (2004) Water-based exercise for cardiovascular fitness in people with chronic stroke: a randomized controlled trial. Arch Phys Med Rehabil, 85: 870-874.

Danneskiold-Samsøe B et al. (1987) The effect of water exercise therapy given to patients with rheumatoid arthritis. Scand J Rehabil Med, 19: 31-35.

Dundar U et al. (2009) Clinical effectiveness of aquatic exercise to treat chronic low back pain: a randomized controlled trial. Spine, 34: 1436-1440.

Evcik D et al. (2008) Effectiveness of aquatic therapy in the treatment of fibromyalgia syndrome: a randomized controlled open study. Rheumatol Int, 28: 885-890.

Eversden L et al. (2007) A pragmatic randomised controlled trial of hydrotherapy and land exercises on overall well being and quality of life in rheumatoid arthritis. BMC Musculoskelet Disord, 8: 23.

Farahani AV et al. (2010) The effects of a 10-week water aerobic exercise on the resting blood pressure in patients with essential hypertension. Asian J Sports Med, 1: 159-167.

Foley A et al. (2003) Does hydrotherapy improve strength and physical function in patients with osteoarthritis–a randomised controlled trial comparing a gym based and a hydrotherapy based strengthening programme. Ann Rheum Dis, 62: 1162-1167.

Greenleaf JE et al. (1983) Hypervolemia and plasma vasopressin response during water immersion in men. J Appl Physiol Respir Environ Exerc Physiol, 55: 1688-1693.

Gusi N et al. (2006) Exercise in waist-high warm water decreases pain and improves health-related quality of life and strength in the lower extremities in women with fibromyalgia. Arthritis Rheum, 55: 66-73.

Hall J et al. (1996) A randomized and controlled trial of hydrotherapy in rheumatoid arthritis. Arthritis Care Res, 9: 206-215.

Harmer AR et al. (2009) Land-based versus water-based rehabilitation following total knee replacement: a randomized, single-blind trial. Arthritis Rheum, 61: 184-191.

原丈貴ほか（2007）中高齢女性のバランス機能に対する水中運動の効果．体力科学，56：357-363, 2007.

井上夏香ほか（2011）水中運動が中・高齢者の慢性腰痛に及ぼす効果．日本臨床スポーツ医学会誌，19：558-564.

Jentoft ES et al. (2001) Effects of pool-based and land-based aerobic exercise on women with fibromyalgia/chronic widespread muscle pain. Arthritis Rheum, 45: 42-47.

Kaneda K et al. (2008) A comparison of the effects of different water exercise programs on balance ability in elderly people. J Aging Phys Act, 16: 381-392.

桂良寛ほか（2009）高齢者の水中トレーニングは足関節底屈筋力と動的バランス機能を改善させる．日本運動生理学雑誌，16：41-48.

Lin SY et al. (2004) Community rehabilitation for older adults with osteoarthritis of the lower limb: a controlled clinical trial. Clin Rehabil, 18: 92-101, .

Martin WH 3rd et al. (1987) Cardiovascular adaptations to intense swim training in sedentary middle-aged men and women. Circulation, 75: 323-330.

Nakanishi Y et al. (1999) Physiological responses to maximal treadmill and deep water running in the young and the middle aged males. Appl Human Sci, 18: 81–86.

Reinhart WH et al. (1998) Influence of exercise training on blood viscosity in patients with coronary artery disease and impaired left ventricular function. Am Heart J, 135: 379–382.

Sato D et al. (2007) The water exercise improves health-related quality of life of frail elderly people at day service facility. Qual Life Res, 16: 1577–1585.

Sato D et al. (2009a) Comparison of 2-year effects of once and twice weekly water exercise on activities of daily living ability of community dwelling frail elderly. Arch Gerontol Geriatr, 49: 123–128.

Sato D et al. (2009b) Comparison two-year effects of once-weekly and twice-weekly water exercise on health-related quality of life of community-dwelling frail elderly people at a day-service facility. Disabil Rehabil, 31: 84–93.

Sato D et al. (2011) Comparison of once and twice weekly water exercise on various bodily functions in community-dwelling frail elderly requiring nursing care. Arch Gerontol Geriatr, 52: 331–335.

佐藤大輔ほか（2007）異なる運動頻度の水中運動が要介護認定者の起居・移乗移動動作に及ぼす影響．体力科学，56：141–148.

Sheldahl LM et al. (1986) Effect of head-out water immersion on response to exercise training. J Appl Physiol, 60: 1878–1881.

Simmons V et al. (1996) Effectiveness of water exercise on postural mobility in the well elderly: an experimental study on balance enhancement. J Gerontol A Biol Sci Med Sci, 51: M233–M238.

Sugano A et al. (2000) Influence of water exercise and land stretching on salivary cortisol concentrations and anxiety in chronic low back pain patients. J Physiol Anthropol Appl Human Sci, 19: 175–180.

Suomi R et al. (2003) Effects of arthritis exercise programs on functional fitness and perceived activities of daily living measures in older adults with arthritis. Arch Phys Med Rehabil, 84: 1589–1594.

Taunton JE et al. (1996) Effect of land-based and water-based fitness programs on the cardiovascular fitness, strength and flexibility of women aged 65-75 years. Gerontology, 42: 204–210.

Town GP et al. (1991) Maximal metabolic responses of deep and shallow water running in trained runners. Med Sci Sports Exerc, 23: 238–241.

内山靖ほか（1999）高齢者の平衡機能と理学療法．理学療法，16：731–738.

Wang TJ et al. (2007) Effects of aquatic exercise on flexibility, strength and aerobic fitness in adults with osteoarthritis of the hip or knee. J Adv Nurs, 57: 141–152.

Wisløff U et al. (2007) Superior cardiovascular effect of aerobic interval training versus moderate continuous training in heart failure patients: a randomized study. Circulation, 115: 3086–3094, 2007.

4．水泳・水中運動が骨密度に及ぼす影響

　高齢社会の進展に伴い，運動器疾患の患者数は，50歳代は40歳代の約1.7倍に増加し，60歳代では2倍，70歳代では3倍に達している．この運動器疾患の特徴として，骨粗鬆症関連の脆弱性骨折，椎間板変性に伴う脊椎疾患，軟骨の変性が主な病態であり，変形性の膝関節症や股関節症も多い（Kadono et al., 2010）．加齢に伴う運動器の障害は中高年で顕在化し，骨・関節・筋肉の脆弱化に伴うロコモの予防は中高年者の健康づくりにおいて重要な課題となっている．

　一方，文部科学省が毎年実施している国民の体力・運動能力調査の結果によると，70歳以上の高齢者については，およそ40％の高齢者が地域のスポーツ同好会やフィットネスジムなどのスポーツクラブに所属し（産経新聞，2013），日常生活におけるスポーツ実施率と健康・体力づくりに対する意識は高い．運動器疾患の予防に関する運動・スポーツ科学への期待も高まっており，水中運動は陸上で行う運動を水中環境で行うことで水の持つ特性を利用し，健康の維持・増進や生活習慣病や骨粗鬆症の予防，傷害等のリハビリテーションと幅広く応用が可能である．

1）骨粗鬆症の疫学

　骨粗鬆症は，骨密度測定によって発症の検査・診断が行われる．骨粗鬆症の有病率については，世界保健機関（world health organization: WHO）では成人骨密度から−2.5標準偏差以下を骨粗鬆症の診断基準としている．わが国では日本骨代謝学会の診断基準が用いられている（藤原，2001）．この診断基準では，骨粗鬆症は骨密度減少（腰椎の骨密度が若年成人平均値（young adult mean: YAM）の80％以下）で外傷性ではない椎体の骨折が認められるものと定義されている．そして，椎体骨折が認められない場合は，腰椎骨密度がYAMの70％未満になる状態が骨粗鬆症と診断される．

　腰椎や大腿骨の骨粗鬆症の有病率を日本骨代謝学会の基準を用いて推定した大規模コホート研究（Yoshimura et al., 2009; Yoshimura et al., 2010）では，40歳以上の骨粗鬆症の有病率は，腰椎で男性3.4％に対して女性は19.2％で，大腿骨頸部では男性12.4％に対して女性26.5％である．また，40歳以上の骨粗鬆症患者数推定値は，腰椎が男性80万人，女性560万で約640万人，大腿骨頸部が男性260万人，女性810万人で約1,070万人と推計されている．両部位のいずれかで骨粗鬆症と診断される骨粗鬆症患者数は，男性300万人，女性980万人で合計1,280万人が骨粗鬆症患者となる．また，この推計結果で着目すべき点として，女性の骨粗鬆症患者数は男性のおよそ3倍以上に相当し，中高年者では男性に比べて女性の方が骨粗鬆症発症のリスクが高いことがよくわかる．

　このように，大規模コホート研究の成果は，中高年者にとって骨密度減少の程度や骨粗鬆症の有病率とそのリスクを早期からスクリーニングすることの重要性を支持するものである．骨密度の測定は，個人の骨密度の若年成人平均値（YAM）

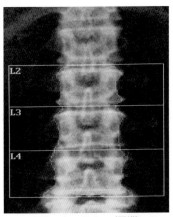

L: Lumber Spine（腰椎）

図3-20　DXA法による腰椎の骨密度測定
（河上ほか，2007；Kawakami et al., 2008）

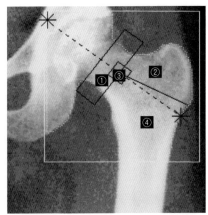

①頸部，②転子部，③Ward三角部，④転子間部

図3-21　DXA法による大腿骨近部の骨密度測定
（河上ほか，2007；Kawakami et al., 2008）

との比較から将来の骨粗鬆症発症についてのリスクを把握できるため，中高年期の比較的早い時期から骨粗鬆症の予防戦略を立てることは健康の維持において重要な課題である．

2）骨密度の測定方法と測定部位

骨密度の測定方法は，X線を用いる方法としてMD（microdensitometry）法やRA（radiographic absorptiometry）法，DXA（dual-energy X-ray absorptiometry）法で，超音波を用いる方法はQUS（quantitative ultrasound）法が用いられている（Inoue et al., 1983; 折茂ほか，1997; Huang et al., 1998; 友光，2005）．MD法やRA法は中手骨を測定対象とし，末梢の皮質骨の評価に限られるため海綿骨の評価と定量が困難である．また，QUS法の測定対象は踵骨である．踵骨は，主に海綿骨の多い荷重骨であり，腰椎や大腿骨に比べて体重や歩行の影響を受けやすく測定誤差が他の測定方法より大きい．DXA法は，単位面積当たりの骨密度を評価するため，測定結果の再現性が高く，骨粗鬆症に関連する骨折の多い部位として，腰椎および大腿骨近位部の測定が広く行われている．腰椎は，荷重骨で身体の深部にある骨（脊椎）であり，脊椎は骨の脆弱性が進行することにより骨折する頻度が高く，特に閉経後の女性では骨密度の減少が早期から起こりやすい（図3-20）．

大腿骨近位部の骨密度は，大腿骨頸部の骨折のリスクを反映する部位とされている．この部位の骨密度測定の関心領域は，頸部（neck）およびWard三角部（Ward's triangle），転子部（trochanter）である．頸部は大腿骨近位部の最も細い部分の横断領域で，Ward三角部はその直下の最も骨密度の低い部分である．転子部は大転子部に相当し，転子間部（intertrochanter）を加えて全領域の骨密度として評価される．大腿骨近位部は骨組織の中でも海綿骨の比率が多い部位のため，中高年者では閉経や加齢に伴い減少していき，大腿骨頸部骨折に強く関連している（図3-21）．

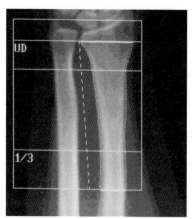

UD：超遠位部，1/3：1/3遠位部

図3-22　DXA法による橈骨の骨密度測定
（河上ほか，2007；Kawakami et al.,2008）

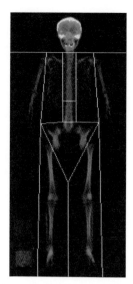

図3-23　DXA法による全身骨の骨密度測定
（河上ほか，2007；Kawakami et al.,2008）

また，前腕骨の骨密度測定には，橈骨が用いられる．橈骨は手首に近い部位（橈骨遠位端）のため，転倒等で手をついた際に骨折が起こりやすい部位である．そして，橈骨の骨密度は腰椎との関連性を示し，高齢者の骨密度評価に有用と考えられている（図3-22）．

しかしながら，骨代謝は全身性の生理変化によるものである．骨代謝調節ホルモンや荷重・加重負荷，栄養状態や加齢といった多種にわたる要因が複雑に影響した結果が骨密度として反映されることから，臨床現場における骨粗鬆症の診断や運動・スポーツの影響を精査するためには，全身骨の骨密度測定により全身骨と身体各部位の骨密度を定量化することが全身の骨組織の状態を把握するために有効な方法である（図3-23）．

3）骨密度の自然史
（1）中高年者の骨密度の特徴

骨の強度は骨密度に深く依存している．骨密度は，骨を構成する成分として皮質骨や海綿骨の構造，海綿骨を組織する骨梁の分布が骨質と骨強度に影響を与える．

骨密度は，ヒトを取り巻くさまざまな要因により変化し，性と年齢（加齢）は骨密度を決定する重要な要因である．出生時の骨の重量は，体重の1/100（約30g）であり，その後は形態学的な成長に伴い量的にも増加する．骨格は，20歳前後で骨端軟骨の骨化を完了し，骨密度は若年期の男性で15～17歳，女性で12～14歳で急激に増加し，20～30歳の間に最大骨量（peak bone mass）に達する．最大骨量（骨密度）の獲得には成長期の運動・スポーツ活動が重要である．女性では，スポーツ活動を初経前からはじめた女性ほど骨に対する運動効果は高く，

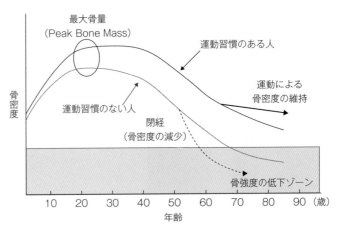

図3-24 骨密度の自然史（滝瀬ほか，2015）

思春期にスポーツ活動を行っていた女性は，同時期にスポーツ活動の経験を有しない女性より最大骨量において5％ほど高い．初経後の中学生期におけるスポーツ活動歴が骨密度に与える効果も大きく，若年期は骨格の成長と骨密度を獲得するための重要な時期である．高齢期の骨粗鬆症を予防する観点から，この時期の骨密度獲得と筋・骨格系を中心とした運動器の発達は身体の成長および健康づくりにおいて重要な課題である（滝瀬ほか，2015）（図3-24）．

一方，成人期では，女性の腰椎骨密度は同年齢の男性に比べて2～3％低く，男性の骨密度が女性に比べて高い．中高年期の骨密度の特徴として，女性は50歳前後に閉経を迎える．閉経は，女性ホルモン（エストロゲン）の減少を招き，骨密度は低下し同年齢の男女差が大きくなる．女性の腰椎骨密度を例にあげると，40～44歳の腰椎骨密度を100％とすると，腰椎骨密度は45～49歳で約2％低下，その後は50～54歳で8～10％の低下，さらに55～59歳では17～18％の低下（鈴木，2001）と，中高年期では加齢に伴う骨密度低下は著しく，閉経後の女性において骨密度の低下に伴う骨粗鬆症のリスクは高い．

（2）閉経と骨密度の変化

閉経後の女性では，50歳前後で迎える閉経に伴い女性ホルモン（エストロゲン）の減少により骨吸収の亢進を生じ，閉経後10年ほどの間は急激な骨密度の減少を来す（鈴木，2001）．閉経期は，女性の一生の中で最も急激な骨密度の低下が生じる時期といえる．女性は，中高年の早期から骨密度低下の予防戦略を立てることが，将来の骨粗鬆症や骨折のリスクを軽減する上で重要である．

閉経期の骨密度低下は，閉経となる以前の月経周期が不規則な時期から生じている．閉経後の骨密度は，3年以内に最も低下することが指摘されている．その後，閉経後7～9年間は，閉経直後に比べて骨密度の変化は比較的穏やかに低下するものの，閉経から13年以降は再び骨密度の低下が顕著となる（Okano et al., 1998）．この骨密度低下は女性ホルモン（エストロゲン）の減少による影響が大きく，骨代謝において骨吸収と骨形成がともに亢進した状態が生じることによる

ものである．

　このため，閉経期の女性では同年齢の基準値と比べて十分な骨密度を維持していても，閉経後から数年内には骨代謝の急激な変化が生じることが予測される．それは，骨密度にとって性や年齢，女性ホルモンは骨密度を変化させる重要な要因であるが，カルシウムをはじめとした栄養素の摂取状況や運動習慣により骨密度の個人差も生じるからである．したがって，若年期からの運動・スポーツ習慣は，加齢に伴う骨密度の維持に有効に働き，中高年以降においても身体への運動負荷は骨密度の増加もしくは維持に重要な要因と考えることができる．

（3）骨粗鬆症と骨強度低下の機序

　骨は，骨細胞や骨芽細胞による骨形成（造骨）と破骨細胞による骨吸収（骨破壊）の相互作用により骨の再構築を繰り返し（骨リモデリング），骨代謝と骨密度を維持している（滝瀬ほか，2010）．

　骨粗鬆症は，加齢に伴い骨代謝の機能に変化が生じ，骨密度の低下と骨質の劣化により骨強度が低下した状態で，運動・スポーツ活動の状況やビタミンD，ビタミンKといった栄養素の充足状態によっても骨密度は変化を来し，骨局所では破骨細胞による骨吸収が，骨芽細胞による骨形成を上回り骨密度が低下する．

　女性ホルモン（エストロゲン）は，直接，破骨細胞の分化や成熟にかかわるホルモンである．閉経に伴うエストロゲンの減少は，破骨細胞の活性化を誘導し，骨基質の吸収による骨の微細構造の脆弱化を進行させる．この機序について，閉経後の骨粗鬆症モデル（ovariectomy: OVX）ラットの大腿骨の構造特性に基づいて，海綿骨優位な領域と皮質骨優位な領域に分けて近位骨端部，近位骨端骨幹端部，骨幹部，遠位骨端骨幹端部，遠位骨端部の領域別に骨密度を分析した．その結果，OVX群は対照群（偽手術，sham operation: SHAM）に比べて大腿骨近位骨端部および遠位骨端部の骨密度の減少が顕著である．大腿骨遠位骨端部の骨密度は，OVX＋運動群とOVX群との間で骨密度差が大きい．OVX群は，骨細胞の形態が小さく，骨細胞数が減少し細胞突起の網状構造が粗で脆弱化した像が観察された（図3-25）ことから，閉経に伴う骨密度の低下は単なるⅠ型コラーゲンや石灰化基質の減少にとどまらず，骨組織内の細胞性ネットワークを構成する骨細胞の細胞突起と連絡網の脆弱化が生じる．閉経による骨への影響として，骨リモデリング機能の低下が引き起こされる（Kawakami et al., 2010）．

　また，加齢に伴うカルシウム吸収能の低下も骨密度低下の要因となる．この要因は，皮質骨の非薄化や海綿骨における骨梁幅や骨梁数の減少をもたらし，骨全体の石灰化基質の減少を招くため，骨質の低下により骨折リスクが高まる．骨質の劣化は，骨の微細構造の劣化と骨基質の性状の変化にも影響を及ぼす．骨基質の主成分となるコラーゲンは，骨の重量当たり約20％に相当し，体積当たりでは50％を占める成分である．この骨基質タンパク質は，30〜40歳代をピークとして骨内の含有量が保たれる（Wang et al., 2002）が，加齢とともに閉経や生活習慣病の因子，運動による力学的ストレス（メカニカルストレス）の減少が複雑に関連しながら骨のコラーゲン分子間を構成する架橋に影響を及ぼす．骨基質を構

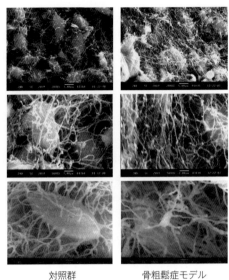

図3-25　骨粗鬆症モデルラットの骨細胞の微細形態（Kawakami et al., 2010）

成するⅠ型コラーゲンやオステオカルシン量の減少は，石灰化基質の減少を招くことになる．骨粗鬆症は，骨リモデリングのアンカップリングによる骨組織の微細構造の劣化，骨細胞の網状構造の脆弱化，骨基質タンパク質の変化による骨強度の低下を招く疾患である．

（4）スポーツ活動と骨密度との関係

運動・スポーツが骨密度に及ぼす影響については，骨へ加わるメカニカルストレスが骨密度の増加に深く関係している．運動の条件には，運動の種目（様式）や強度，時間，期間という要素が存在するが，運動種目間で骨代謝，骨密度に及ぼす影響は異なる．瞬発的な動作や筋力発揮を強いられる運動種目の選手の腰椎や大腿骨の骨密度は高く，持久的な運動種目である長距離のランナーや水泳選手の骨密度は低い傾向である（七五三木，2001；滝瀬ほか，2015）．

たとえば，長距離ランナーの骨密度が低い傾向にある理由は，日常的に長時間にわたるトレーニングや日々の徹底した体重管理が，女子長距離ランナーの月経周期異常や低エストロゲン濃度を招き骨密度減少のリスク要因となる．また，水泳選手の場合は，水中では水の浮力が働き体重が軽減するため，陸上でのスポーツに比べて体重と荷重負荷が軽減され，骨に対するメカニカルストレスが小さい．このため，水泳・水中運動は，陸上で行われる衝撃力や運動強度の高い重量挙げや球技系の運動種目と比べると骨密度の増加には不利であると認識されており，大学生女子競技者を対象とした骨密度調査においてもランナーや水泳選手の骨盤の骨密度は低い（Mudd et al., 2007）．若年期のスポーツ活動は骨密度の増加に貢献し，骨への衝撃力（メカニカルストレス）や運動強度が高い運動種目ほど骨密度の増加に有利であることは広く知られている．

しかしながら，閉経期のスポーツ活動が骨密度に与える効果については不明

な点が多く，思春期以降の18〜35歳までの時期のスポーツ活動が骨密度に与える効果についても若年期に期待される程の運動効果が得られていない（Recker et al., 1992）．また，閉経後女性の運動が骨密度に及ぼす影響については，スポーツ種目の違いによる影響や運動療法による検討が進展し，閉経期のスポーツ活動や骨への運動負荷が腰椎などの骨密度に及ぼす影響が次第に明らかになってきた．

4）骨粗鬆症予防の運動療法
（1）中高年者の運動指導と骨密度

スポーツ活動と骨密度との関係についての研究や骨粗鬆症予防の観点から，生活指導や栄養指導，運動指導の重要性が認識されている．身体活動量の減少は生活習慣病のみならず骨の脆弱化を引き起こす．その予防として，ウォーキングやレジスタンス運動が推奨され，バスケットボールやバレーボールなどの球技スポーツは，身体への衝撃力や反発力が強いため骨密度を増加させるために有効である（七五三木，2001；滝瀬ほか，2015）．

ところが，中高年者や高齢者を対象とした場合，これらの運動種目は衝撃力による負荷が筋や腱，骨・関節への負担となり，傷害を招く可能性がある．中高年者の運動と骨密度との関係について，たとえば定期的にバドミントン運動を行っている中高年者の橈骨の骨密度は，ラケットを扱う側の骨密度が高い．骨密度を高めるためには，骨に捻転力やしなりのような負荷が働くようなメカニカルストレスが有効である．また，閉経後の女性を対象にかしわ手運動と四股踏み運動を組み合わせた運動プログラムを定期的に実施した縦断的研究を行った結果，橈骨のような非荷重骨よりも荷重が加わる腰椎，大腿骨の骨密度の維持が認められ，骨密度の減少を抑制するためには局所的にメカニカルストレスが加わるような運動が重要である（中瀬ほか，2001；滝瀬，2007a）．

水泳・水中運動は，浮力により体重が軽減され，骨に対する荷重が加わらず，骨密度を高めないといった認識がなされているが，全身骨および腰椎の骨密度は，継続的に水泳運動を行っている閉経後女性の骨密度が運動習慣を持たない閉経後女性に比べて高い傾向が認められる．これは上半身の姿勢保持や体幹の捻転を利用することにより，脊椎にしなりのような動きによる圧縮力を与え，腰椎の骨密度に影響を与えるからである．

このように，高齢期に適した運動・スポーツ種目（滝瀬ほか，2015）では，高齢者の運動機能全体の低下を改善することも重要である．ウォーキングやサイクリング，ジョギング（ランニング）とともに水泳・水中運動は，個人で運動の強度や時間，頻度を調節しやすい．そして，成長期に推奨されるような運動強度や筋，腱，骨・関節への衝撃力が大きい運動のように身体への負担や傷害発症の危険性が少ない．運動時は水の抵抗を利用し，骨へ適度なメカニカルストレスを負荷することができる．水泳・水中運動による骨密度への運動効果は，対象者の年齢や体力特性に応じた骨密度獲得の目的を考慮し，水泳・水中運動の内容や強度，

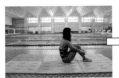
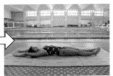

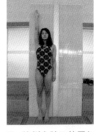
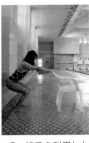

1. 上肢および下肢の伸展
4. 肘で床を打つ
7. 片側上肢の伸展と爪先立ち
9. 椅子を利用したスクワット運動

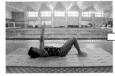
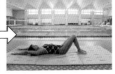
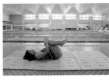
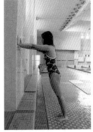
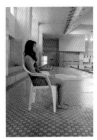

2. 膝曲げおよび上肢の曲伸と床打ち
5. 膝抱えのポーズ

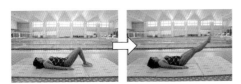
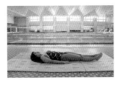

3. 背の伸展と膝伸ばし
6. 背を平らに体全体で床を打つ
8. 両手で壁押し
10. 背，尻，大腿を椅子に密着させる

図3-26　骨粗鬆症予防のドライランドトレーニング

時間，頻度の設定が重要である．

(2) 骨粗鬆症予防のためのドライランドトレーニング

中高年者や高齢者の骨粗鬆症予防のための運動療法は，重力に抗して立ち，体重や荷重，運動によるメカニカルストレスを骨へ負荷することが重要である．そして，骨粗鬆症に対する運動療法の目的は，骨密度の増加から骨折予防，さらに転倒予防に変化してきている．

転倒予防のための運動療法は，歩き方指導やバランス能力の向上に重点が置かれている．歩行指導を行う場合，①前をみて歩く，②着地は前足の踵からつく，③離地時は後足のつま先で地面を蹴るようにする，といった点に留意して行う．一方，バランス能力を養う方法は，直線上を左右の踵とつま先をつけて歩く．足を交差させつつ足と足とを近づけながら横方向に歩く．

また，中高年者の運動療法は簡単かつ安全で継続しやすい運動が望ましい．骨粗鬆症の運動療法（グッドマン体操）を応用し（Goodman, 1985），骨粗鬆症予防のためのドライランドトレーニングはプールサイドで行うことができる運動である（滝瀬，2007a）（図3-26）．

リクライニング・エクササイズ（仰臥位で行う運動，ストレッチマット等を利用できると便利である）は，四肢の関節可動範囲を最大限に利用する．脊椎は，仰臥位でできるだけ身体を伸展させる．そして，プールサイド（ストレッチマット）の床を肘や足で軽く叩き（もしくは押しつけ），体を持ち上げて四肢の長管骨に圧迫力を加える．床を押し付ける動作では，四肢の筋はアイソメトリクス（等尺性筋収縮）・トレーニングの効果が得られる．体力や柔軟性に自信のない中高年

者でも，四肢を可能な範囲で動かし長管骨の骨軸へ圧迫力を加え，体幹の筋群を利用した圧迫力を負荷することができる．アップライトリクライニング・エクササイズ（立位で行う運動，プールサイドの壁，ベンチを利用）は，プールサイドの壁に背をつけて片手をあげる．あげた側の足は爪先立ちをする．できるだけ背を伸ばし，壁を押す．次に，ベンチ（椅子，壁でもよい）を用いて軽いスクワット運動を行い，骨盤筋群や下肢筋群を鍛える．椅子には背・臀部（尻）・大腿を接して座り，よい姿勢を保つ．

　骨粗鬆症予防を目的としたドライランドトレーニング（運動療法）は，年齢や体形，運動の方法，時間，頻度など，個人の体力の特徴に留意し，水泳・水中運動と組み合わせて継続するとよい．

（4）骨粗鬆症予防のための水中運動療法

　水中運動療法（滝瀬，2007b）は，アクアフィットネスとして水の特性を生かして実施する運動で，水中での運動を楽しみながら健康・体力づくりや骨粗鬆症予防にも役立てることが狙いである．水中運動や水治療法，水泳といった種類に分類でき，従来から水泳として指導されている近代泳法（4泳法）としてクロール，バタフライ，背泳ぎ，平泳ぎに加えて水中運動や水治療法の要素を取り入れたものとして考えることができる．

　水中運動の例として，水中歩行，水中ジョギング，水中ストレッチング，水中体操，ウォータージャギー，ウォーターエアロビクス（アクアビクス），水中ウェイトトレーニングがある．水治療法は，水中マッサージやアクアサーキットである．このような水中運動と水治療法，近代泳法の要素を応用すると，骨粗鬆症予防の水中運動療法を簡単で楽しく行うことができる．

　骨粗鬆症予防のための水中運動療法は，①前方ジグザグジョギング（ウォーキング），②後方ジョギング（ウォーキング），③ジョギング＋水中プル移動，④肩のストレッチング，⑤腰部のストレッチング，⑥股関節および大腿後面のストレッチング，⑦水中でのツイスト運動，⑧水中片足蹴り上げ，⑨身体の外側方向への蹴り出し（股関節の外転運動），⑩腕による水の押し出し（左右の腕で水を前方へ押す），⑪水の押上げ，押し下げ，⑫手で水面を叩く，⑬水中での連続爪先立ち，⑭水中階段昇降，⑮水中連続ジャンプ，⑯水中垂直跳びなどであり，水中では浮力，水圧，抵抗，水温といった陸上と異なる環境を利用した運動が行える．上記運動プログラムは，主に筋や腱の伸張，短縮に伴う骨へのメカニカルストレスを与える運動効果が得られる水中運動である（図3-27）．

5）水泳・水中運動が中高年者の骨密度に及ぼす影響

　中高年者の骨粗鬆症予防の運動療法は，中高年者の骨密度の減少を予防し，運動器の機能を保つことが重要である．骨へのメカニカルストレスが強い運動は，骨・関節の傷害や骨内のマイクロダメージをもたらす危険性があり（図3-28），骨粗鬆症予防を目的とした中高年者に適した運動種目として配慮が必要である．

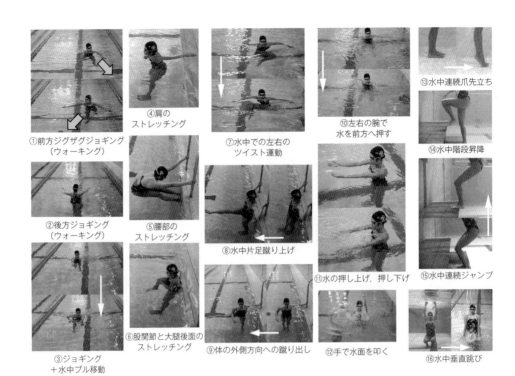

図3-27 骨粗鬆症予防の水中運動療法

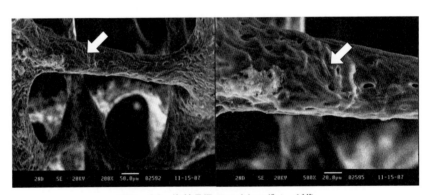

図3-28 海綿骨梁のマイクロダメージ像
矢印：マイクロダメージ（走査型電子顕微鏡像：滝瀬定文撮影）

　中高年女性では，閉経に伴うエストロゲンの減少が骨吸収を亢進し，骨密度の低下を生じさせるため，若年期より骨・関節の骨強度は脆弱化が進行している可能性がある．閉経後の骨強度が低下した女性は，骨へのメカニカルストレスが弱くても継続性のある運動により骨代謝を活性化させ，骨密度の維持もしくは骨密度の低下の抑制を図ることが重要な時期と考えることができる．
　これまで，水泳・水中運動は全身性の運動であり，有酸素性運動の効果が期待できる運動種目として，初心者から中高年者に至るまで幅広い年齢層の方の健康づくりや生活習慣病予防のための運動として広く取り入れられてきた．しかし，骨密度の増加や骨粗鬆症の予防に対して効果が少ないとする認識が一般的

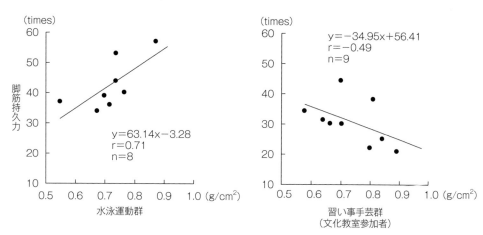

図3-29 閉経後女性の脚筋持久力と大腿骨近位骨密度との関係(河上ほか,2007)

であった．中高年者の水泳運動が骨密度に及ぼす例としては，中高年女性を対象に水泳の4泳法を各150mずつ2年間/週1.5回にわたり実施した際の骨密度は，大腿骨近位部に対する骨密度の維持あるいは増加が認められている(呉ほか, 2000)．ところが，この研究の対象者は平均年齢が59.5±6.1歳と年齢幅も大きく，閉経7～9年後の骨密度の減少速度が比較的緩やかとなる(Okano et al., 1998)時期であるため，骨粗鬆症発症のリスクが高まる時期においての調査と骨代謝マーカーによる検討が課題として残されていた．そこで，閉経後13年以降の骨密度減少が再び著しくなる時期の閉経後女性を対象に，水泳運動が骨密度に及ぼす影響について，平均年齢63歳以上のスポーツクラブにて水泳教室に参加する閉経後女性(水泳運動群)と公共施設の文化教室にて習い事手芸の文化教室に参加する閉経後女性(習い事手芸群)を対象に体力測定と全身骨の骨密度，骨代謝マーカーの測定を行った(河上ほか, 2007；Kawakami et al., 2008)．全身骨の骨密度は，水泳運動群が習い事手芸群に比べて高い傾向がみられ，脚筋持久力は，水泳運動群が習い事手芸群に比べて有意に高く，水泳運動群のみに大腿骨近位部骨密度と脚筋持久力との間に相関関係が認められた(図3-29)．

また，大腿骨近位部のWard三角部の骨密度は，水泳運動群が習い事手芸群に比べて体重の要因に関係なく骨密度が維持される傾向がみられた．骨吸収を反映するマーカーである尿中デオキシピリジノリン濃度は，水泳運動群の運動後の値が安静時に比べて低下した．閉経後の水泳運動は，骨密度の低下が懸念される時期において，脚筋持久力と大腿骨近位部の骨密度の維持に有効である．このことは，骨に対する運動療法の目標は，骨密度の増加よりもむしろ骨密度の維持を目標にするべきであることを示唆しているものと考えられる．これまで，運動・スポーツと骨密度との関係についての多くの報告や，縦断的研究は骨密度の増加に主眼をおいたものが大半を占めていた(七五三ほか, 1992；Martin et al. 1993; Tsukahara et al., 1994; 呉ほか, 2000)．骨へ衝撃性の負荷が加わる運動プログラムは，しばしば推奨されてきた(Bassey et al., 1998; 小池, 2004)が，中高年者

の変形性膝関節症をはじめとする骨・関節傷害の原因になる可能性を考慮すると骨密度減少の予防あるいは維持を図り，生活の質を高めるという観点からは決して好ましいことではない．

　一方，水抵抗を利用した水泳・水中運動は，さまざまな方向へのメカニカルストレスが加えられるといった利点がある．水泳運動は，泳ぎの速度に応じて水の抵抗負荷が高まることから，水泳運動プログラムの強度が高くなると四肢および体幹への負荷が増加し，腰椎椎体内は捻れや圧縮応力が発生し骨密度付加の可能性が期待できる．その効果は，継続期間が長いほど骨粗鬆症予防に対する効果も高まるものと考えられる．若年期から 20 年以上にわたり，水泳運動と水中ウォーキングを継続してきた 65 歳以上の高齢女性を対象に，腰椎および大腿骨近位部の骨密度測定と水中ウォーキング前後の骨代謝マーカーの測定を行った．若年期から長期間にわたり水泳運動を継続してきた閉経後女性の密度は，腰椎骨密度の平均値が $0.956 \pm 0.140 \, g/cm^2$ で，大腿骨近位部の平均値は $0.806 \pm 0.083 \, g/cm^2$ であり，日本人の年齢別骨密度基準値に比較して高かった．また，大腿骨近部の骨密度の Z 値は，1.25 ± 1.45 であった．骨代謝マーカーについては，対象者が 65 歳以上で骨吸収が再び亢進する時期のため，破骨細胞の活性を表すマーカーとして，骨型酒石酸抵抗性酸性フォスファターゼ（tartrate-resistant acid phosphatase-5b: TRACP-5b）は，安静時と水中ウォーキング後とも高値を示した．骨基質タンパク質が破骨細胞により分解された際に血液中に放出されるマーカーとしてⅠ型コラーゲン架橋 N- テロペプチド（type I collagen cross-linked N-telopeptide: NTx）は，水中ウォーキング後に若干高まる（4.75 nmolBCE／C 増加）傾向が認められたものの，骨基質タンパク質を合成する過程で骨芽細胞から血液中に放出されるインタクトⅠ型プロコラーゲン -N- プロペプチド（Intact PINP）は，水中ウォーキング後に血中濃度が高まる（$4.80 \, \mu g/L$ 増加）ことが認められた．水中ウォーキングは，短期的にも骨内部の骨芽細胞の機能を刺激し，骨形成マーカーの分泌を惹起する可能性がある．

　骨粗鬆症の診断では，骨密度減少と骨折リスクを反映する部位として，大腿骨頸部に最も関心が寄せられている．大腿骨の領域の中で大腿骨近位部の Ward 三角部は，海綿骨の比率が頸部や転子部に比べて多く，骨密度の低い領域である．閉経後は，骨吸収による影響を受けやすく骨密度の減少率は高いが，運動負荷に対して骨改造の反応性に富む特性を有することが考えられる．その理由として，海綿骨は三次元的な骨梁構造を呈し，皮質骨より骨髄に接触する面積が大きいため，破骨細胞や骨芽細胞による作用を受けやすく，骨代謝回転の速度が速いことが考えられる．水泳・水中運動は浮力により荷重負荷が軽減されるため，骨密度の増加には不利という意見が多かったが，中高年以降の骨密度減少の予防においては，海綿骨優位な領域の骨密度維持に貢献し得るものである．

　水泳・水中運動は，スポーツの中でも中高年者が簡便に実施できる運動種目であり，陸上での運動に比べて骨格への荷重が小さいため，骨密度の増加効果は期待できないという情報が多い．しかしながら，水泳・水中運動は下肢の筋力を維

持・改善することにより，高齢者では転倒の危険性の低下に貢献するため，高齢者の骨折予防に有効な運動といえる．水泳・水中運動は，陸上での運動のように短時間で骨や関節に強いメカニカルストレスを加えるような運動ではないが，中高年者の健康づくりのための運動として捉えた場合，運動の目的が骨密度の維持，増加なのか転倒予防なのかを適切に考慮することで骨粗鬆症予防の運動として健康づくりに寄与するものである．

[文　献]

Bassey EJ et al. (1998) Pre- and postmenopausal women have different bone mineral density responses to the same high-impact exercise. J Bone Miner Res, 13: 1805–1813, 1998.

藤原佐枝子 (2001) 1. 骨粗鬆症の実態－有病率－. 第2章 骨粗鬆症の疫学. 中村利孝編, 骨粗鬆症ナビゲーター. pp98-99, メディカルレビュー社．

呉堅ほか (2000) 水泳運動が閉経後女性の骨密度に及ぼす影響. 体力科学, 49：543–548．

Goodman CE (1985) Osteoporosis: protective measures of nutrition and exercise. Geriatrics. 40: 59–70.

Huang C et al. (1998) Prediction of fracture risk by radiographic absorptiometry and quantitative ultrasound: a prospective study. Calcif Tissue Int, 63: 380–384.

Inoue T et al. (1983) Quantitative assessment of bone density on X-ray picture. J Jpn Orthop Assoc, 57: 1923–1936.

Kadono Y et al. (2010) Statistics for orthopedic surgery 2006-2007: data from the Japanese Diagnosis Procedure Combination database. J Orthop Sci, 15: 162–170.

Kawakami T et al. (2008) Comparison of bone mineral densities between postmenopausal women who swam regularly and those who took art classes. 水泳水中運動科学, 11: 1–13.

Kawakami T et al. (2010) Effects of physical exercise on femoral bone mineral density and osteocyte micromorphology in young ovariectomized (OVX) rats. Jpn J Phys Fitness Sports Med, 59: 395–406.

河上俊和ほか (2005) 閉経後の水泳運動が骨密度に及ぼす影響. スポーツ整復療法学研究, 7：1-8．

小池達也 (2004) 骨粗鬆症に対する運動療法が骨代謝に及ぼす影響. 日本臨床, 62：501-504．

Martin D et al. (1993) Effects of aerobic training on bone mineral density of postmenopausal women. J Bone Miner Res, 8: 931–936.

Mehrholz J et al. (2011) Water-based exercises for improving activities of daily living after stroke. Cochrane Database Syst Rev, CD008186.

Mudd LM et al.: Bone mineral density in collegiate female athletes: comparisons among sports. J Athl Train, 42: 403–408, 2007.

中瀬義弘 (2001) 閉経後の運動が骨量に与える影響について. スポーツ整復療法学研究, 3：41-48．

中村耕三 (2012) ロコモティブシンドローム (運動器症候群). 日本老年医学会雑誌, 49：393-401．

Okano H et al. (1998) The long-term effect of menopause on postmenopausal bone loss in Japanese women: results from a prospective study. J Bone Miner Res, 13: 303–309.

折茂肇ほか（1997）原発性骨粗鬆症の診断基準（1996年度改訂版）．日骨代謝誌，14：219-233．

Recker RR et al.（1992）Bone gain in young adult women. JAMA, 268: 2403-2408.

産経新聞（2013）目指せ五輪 子供体力（10月13日）

七五三木聡（1992）運動が閉経後の女性の骨量に及ぼす影響．体力研究，80：60-70．

七五三木聡（2001）運動と骨代謝．勝田茂編，運動生理学20講 第2版．pp85-90，朝倉書店．

鈴木隆雄（2001）1．基本的問題－骨量の推移と予防－．中村利孝編，骨粗鬆症ナビゲーター．pp124-127，メディカルレビュー社．

滝瀬定文（2007a）第5部 スポーツと健康，第2章 スポーツによるからだと心の健康づくり，3 運動療法．大阪体育大学体育学部編，基礎から学ぶ体育・スポーツの科学．pp322-325，大修館書店．

滝瀬定文（2007b）第5部 スポーツと健康，第2章 スポーツによるからだと心の健康づくり，9 水泳運動と健康づくり．大阪体育大学体育学部編，基礎から学ぶ体育・スポーツの科学．pp346-349，大修館書店．

滝瀬定文ほか（2010）Section 6 運動と骨格，メカニカルストレスと骨細胞．宮村実晴編，運動生理学のニューエビデンス．pp138-145，真興交易医書出版部．

滝瀬定文ほか（2015）ランニングと骨リモデリング．ランニング学研究，26：51-56．

友光達志（2005）QUSの測定法．オステオポローシスジャパン，13：27-30，2005．

Tsukahara N et al.（1994）Cross-sectional and longitudinal studies on the effect of water exercise in controlling bone loss in Japanese postmenopausal women. J Nutr Sci Vitaminol, 40: 37-47.

Wang X et al.（2002）Age-related changes in the collagen network and toughness of bone. Bone, 31: 1-7.

Yoshimura N et al.（2009）Prevalence of knee osteoarthritis, lumbar spondylosis, and osteoporosis in Japanese men and women: the research on osteoarthritis/osteoporosis against disability study. J Bone Miner Metab, 27: 620-628.

Yoshimura N et al.（2010）Cohort profile: research on Osteoarthritis/Osteoporosis Against Disability study. Int J Epidemiol, 39: 988-995, 2010.

5．水中運動と陸上運動の効果の比較

1）エネルギー消費量

　健康や体力の改善のために運動を含む身体活動が重要であることは，多くの学術的発表によって明らかになっており，それを疑う余地もない．しかし，目的に応じた適切な身体活動量については議論が続いているのも現状である．運動／身体活動の強度，頻度，持続時間，エネルギー消費量とこれによってもたらされる健康上のメリットがどのような関係であるかは，それぞれの指標によって異なると述べられている（図3-30）（Bray, 1998; NIH, 1996; Durstine et al. 2001）．

　したがって，各運動でどの程度のエネルギーを消費できるかを理解することは，非常に重要となる．ここでは，水中運動と陸上運動におけるエネルギー代謝を比較することで，水中運動の特徴について述べる．

　水中環境における運動では，水の粘性や抵抗によって3次元的に負荷がかかる．つまり，上下，左右，前後あらゆる方向に身体を移動させる際にエネルギーが必要となる．また水中を移動する場合，移動方向への身体の断面積および移動速度が増加するとエネルギー代謝も増加する．一方，垂直方向への運動においては，浮力の影響により動作がサポートされるため，陸上における同様の動作と比較してエネルギー代謝は減少する．水中運動において最も一般的な運動である水中歩行によるエネルギー代謝について，Evansら（1978）は，トレッドミルを用いて，陸上歩行の3分の1から2分の1の速度で水中歩行を行った場合に，同じレベルのエネルギー代謝であることを示唆しており，実際に同速でのトレッドミル歩行中のエネルギー代謝は水中歩行において有意に高いことが報告されている（Evans et al., 1978; Shono et al., 2001）．また，Shonoら（2001）は，水中および陸上歩行を3段階の速度で行った結果，低速度（水中歩行20 m／分 vs 陸上歩行40 m／分）において，陸上歩行が有意に高いエネルギー代謝を示し，中高速度

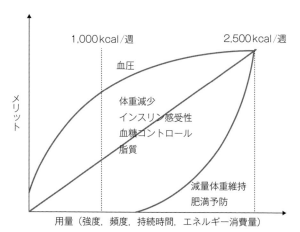

図3-30　身体運動量と健康上のメリット用量－反応曲線
（健康運動指導士養成講習会テキストより抜粋）
（Bray, 1998; NIH, 1996; Durstine et al. 2001）

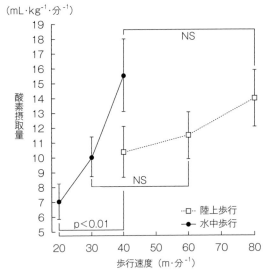

図3-31 水中および陸上歩行の速度によるエネルギー代謝の違い
（Shono et al., 2001より引用改変）

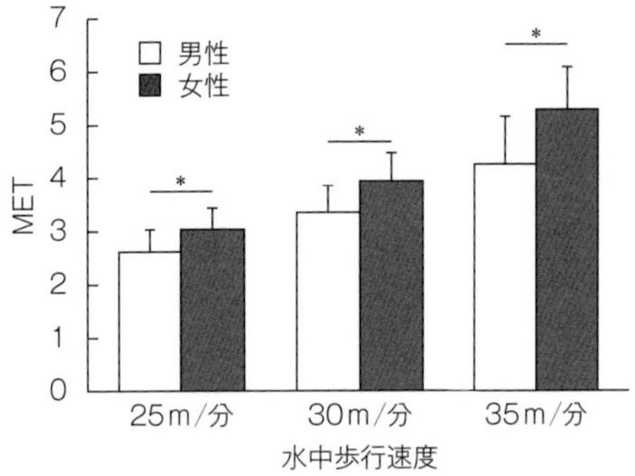

図3-32 同速度での水中歩行中の代謝当量における男女差（Kaneda et al., 2012より作図）

（水中歩行30 m/分 vs 陸上歩行60 m/分，水中歩行40 m/分 vs 陸上歩行80 m/分）では同程度であることを示した（図3-31）．しかし，速度のような絶対的な指標によって規定するのではなく，主観的に運動強度を規定した場合には，同じ主観的運動強度でも水中運動の方がエネルギー代謝が低くなる（Takeshima et al., 1997）．水中歩行を実際に用いる運動療法やリハビリテーションにおいて歩行速度を規程することは困難であり，多くの場合は主観的な速度で行われているため，運動処方を行う場合には注意が必要であるといえる．また，同速度（25 m/分，30 m/分，35 m/分）で水中歩行を実施した場合，男性より女性において代謝当量（metabolic equivalent: MET）が高くなるといった性別によるエネルギー代謝の違いがあることも示されている（図3-32）（Kaneda et al., 2012）．これは，女性の方が身長が低く，相対的に浸水体積が大きかったため，歩行中に受ける水の抵抗が大きくなったことと下肢筋力が男性に比べて低かったことが原因である．水中歩行だけでなく，その他の水中運動における消費エネルギーに関する知見もいくつか散見されるので紹介する．浅沼（2005）は，腕の前交差運動，腕振り，脚踏み，ジャンプ動作中のエネルギー代謝を陸上での試技と比較し，腕の前交差運動，腕振り，脚振りでは陸上での試技の1.6～1.8倍のエネルギー代謝であったことを示した．また，脚踏みにおいては，水中試技と陸上試技で同様のエネルギー代謝であった．一方，ジャンプ動作では，陸上での試技の約半分のエネルギー代謝であった（図3-33）．これらの結果は，運動強度を規定する因子が，陸上試技では重力であり，水中試技では運動に伴う水の粘性や乱流による抵抗であることに起因する．水の粘性および密度は空気の60倍および800倍であることから，四肢全体を動かす動作においては相対的にエネルギー代謝は高まる．一方，脚踏みやジャンプといった重力方向への動作を含む運動については，浮力の

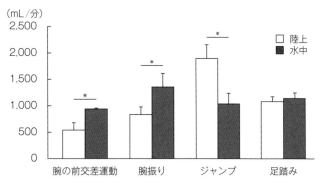

図3-33 水中および陸上運動時の代謝の違い（浅野，2005より作図）

影響によって異なる代謝応答を見せる．ジャンプでは，浮力の影響によって跳躍のための仕事量が減少し，また着床時の下肢筋への負担も軽減される．このことが，陸上での試技と比較して極めて低いエネルギー代謝を引き起こしている．脚踏み動作では，浮力の影響で脚の引き上げに対する重力負荷は軽減されるが，脚全体を動かすことに対する水の粘性や抵抗による負荷が生じるため，陸上での試技と同レベルのエネルギー代謝となる（浅沼，2005）．

このように，水中運動時のエネルギー代謝については，運動様式，運動速度，性差，体格などによって大きく異なるため，運動療法やリハビリテーション分野での水中運動の利用については，対象者の目的に合わせて運動要件を決定する必要がある．

2）運動強度

運動処方の際には，運動内容，運動頻度，運動期間，運動強度といった運動要件を決定する必要がある．なかでも，運動強度の設定にはいくつかの方法があり，それぞれにメリット，デメリットが存在する．ここでは，運動強度の設定に頻繁に用いられる心拍数および主観的運動強度に関する知見を紹介する．運動強度を設定する際に最も信頼性の高い酸素摂取量に関する知見は，前項「1）エネルギー消費量」を参照されたい．

酸素摂取量を用いて運動強度を設定する際には，あらかじめ $\dot{V}O_2max$ を測定し，その結果から相対的な運動強度を設定する（$\%\dot{V}O_2max$）．また，運動負荷試験時に換気量や血中乳酸値を測定し，換気閾値や乳酸性作業閾値といった無酸素性作業閾値を基準に運動強度を設定する方法も用いられている．これらの方法は，対象者に合わせた運動強度の設定が可能であり，American College of Sports Medicine（ACSM）のガイドライン（2011）においても推奨されている．しかし，これらの方法には，大型かつ高価な機器が必要となるため，医療機関や研究機関の協力が必要となる．次に，心拍数は触診によって容易に測定ができることから，生理的強度の指標として広く用いられている．心拍数による運動強度の設定では，推定最高心拍数と安静時心拍数から相対的な運動強度の算出を行う．しか

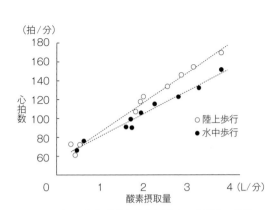

図3-34 水中運動と陸上運動中の心拍数の比較
(Craig et al., 1969 より引用改変)

20		
19	非常にきつい	Very, very hard
18		
17	かなりきつい	Very hard
16		
15	きつい	Hard
14		
13	ややきつい	Somewhat hard
12		
11	楽である	Fairly light
10		
9	かなり楽である	Very light
8		
7	非常に楽である	Very, very light
6		

図3-35 ボルグスケール(日本語標記と英語標記)
(小野寺ほか, 1976)

し，心拍数は水中環境と陸上環境では異なる上に，服薬者においては服薬による影響も受けるため，運動強度の設定は慎重に行わなければならない．主観的運動強度 (ratings of perceived exertion: RPE) は，運動者が運動中に感じられる運動強度を数字で示すものである．これも，相対的強度を簡便に評価することができるため，多人数を対象とした運動指導の現場において広く用いられている．

　水中環境において，安静時の心拍数は陸上環境と比較して低くなる (Arborelius et al., 1972)．これは，水圧によって静脈還流が増大し，約 700 mL の血液が中枢にシフトしたためである．また，この現象は，水位の増加によって生じる心圧受容器への入力量増加によって大きくなる (Gabrielsen et al., 1993)．水中での心拍数減少は運動中にもみられ，水中および陸上環境において同じ酸素摂取量で運動した際の心拍数は，水中運動において低値を示す (図3-34) (Craig et al., 1969)．この現象は水の物理的特性であるため，退水すると速やかに回復する．水中運動と陸上運動による心拍数を回復過程までみると，運動終了15分以降の心拍数に陸上運動との間に差はみられない (野上ほか，2011)．しかし，水中運動における心拍数と酸素摂取量との関係については，運動の種類 (Evans et al., 1978)，強度 (Sheldahl et al., 1984)，水位 (Gleim and Nicholas,. 1989) および水温 (Hall et al., 1998) によって異なるため注意が必要である．近年では，水中立位時の心拍数と陸上仰臥位での心拍数がほぼ同じであることが報告されていることから，陸上で座ったときや寝ているときの心拍数をもとに，水中運動時の目標心拍数を算出する方法が提案されている (須藤，2011)．

　主観的運動強度の評価には，ボルグスケールが用いられる (図3-35)．運動の「きつさ」を表現する言葉と 6〜20 の数字を対比させており，20歳の成人の場合，その数字に 10 をかけると，おおよその心拍数を算出できるといわれている．

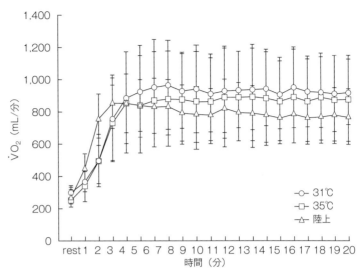

図3-36　同一RPE（13）における水中歩行および陸上歩行時の酸素摂取量
（Fujishima et al., 2003）

　RPEは，β遮断薬などを使っていても運動強度と比例するため，個人の最高心拍数がわからない時や心拍数の測定が困難な場合だけでなく，心拍数に影響する薬を服用している場合にも有効である．同じ速度での水中および陸上歩行における呼吸および脚のRPEは，水中歩行において有意に高い値を示し（水中歩行：11.2，陸上歩行：9.4～9.6），酸素摂取量，心拍数，血中乳酸値と同様の振舞いをみせる（Masumoto et al., 2008）．これには，立脚期において水の抵抗に対する推進力を生み出すために大腿二頭筋やヒラメ筋の筋活動を高めることと，遊脚期において脚を前方に振り出すために，大腿直筋の筋活動を高めることが関与している．しかし，同程度の酸素摂取量での水中および陸上歩行では，RPEに違いはみられない．したがって，陸上運動においてみられる酸素摂取量とRPEの関係性は，水中運動においても適用できると考えられる．また，同一のRPE（13）で水中歩行および陸上歩行を実施した場合，酸素摂取量および心拍数は，両歩行間に差がみられないことも報告されている（図3-36）（Fujishima et al., 2003）．この結果は，RPEと酸素摂取量との関係性の水中運動における適用をサポートするものであり，運動処方の現場において，RPEの使用が有効であることを強く示唆している．

3）筋発揮特性

　筋の収縮には，筋長が変化せずに張力を発揮する等尺性収縮，発揮張力が変化しない等張性収縮，収縮速度が変化しない等速性収縮の3種類がある．筋力強化を目的とする運動の場合は，等尺性収縮や等張性収縮による筋力発揮が適しているが，筋収縮によって筋内の毛細血管が圧迫され，筋内の血液循環が悪化することや，強い収縮で筋が伸張されることによる筋障害を引き起こす危険性がある．一方，水中運動では，等速性収縮での筋力発揮が多いとされており，その負荷も

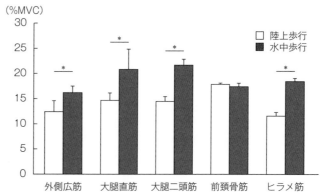

図3-37 同一速度の水中歩行および陸上歩行中の筋活動（Masumoto et al., 2008より作図）

運動者自身が調整することができるため，中高齢者においては安全な運動であるといわれている．このような筋の収縮形態を持つ水中運動中の筋力発揮特性については，筋放電量を計測することで検証されており，水中運動における筋活動の特徴は，浮力によって抗重力筋への負荷が減少することと，3次元的に抵抗がかかるため，どの方向に体を動かす場合でも，筋活動がみられることである．ここでは，水中環境におけるさまざまな運動中の筋活動の特徴について述べる．

水中歩行と陸上歩行中の筋活動を比較すると，同じ速度の場合，外側広筋，大腿直筋，大腿二頭筋および腓腹筋において高い筋活動を示す（図3-37）（Masumoto et al., 2008）．水中では，推進方向とは反対方向に抵抗がかかるため，一歩行周期の時間が増加し，歩幅が増加する．つまり，水から受ける抵抗に抗し，推進力を高めることによって陸上歩行と同等の速度を維持しているために筋活動が高まる．主観的に「遅い」，「普通」，「速い」速度での水中歩行と陸上歩行を比較すると，立脚期において，いずれの速度でもヒラメ筋の筋活動が低値を示し，「遅い」速度では腓腹筋が低値，「速い」速度では前脛骨筋が高値を示す（Kaneda et al., 2008）．この結果は，水中歩行では，浮力の影響によって立脚期における抗重力筋の活動が低くなり，抵抗の影響によって踵接地時の背屈動作に対する筋活動が高まることを示している．また，遊脚期では，「普通」速度では大腿直筋が，「速い」速度では大腿直筋および外側広筋が高い筋活動を示す．これは，脚の振り出し動作に大腿および下腿に生じる抵抗に打ち勝つための活動である．

歩行以外の運動について，水中および陸上でのジャンプ，片足スイング，ランジ，スクワット動作中の大腿直筋，前脛骨筋，ヒラメ筋，大腿二頭筋，外側広筋，大殿筋の筋活動の比較が行われている．水中でのジャンプおよびランジ動作では，浮力の影響によって重力方向の荷重が減少するため，陸上での試技と比較して低い筋活動を示した．片足スイング動作では，水中および陸上での試技で同程度の筋活動を示す．水中でのスイング動作では，脚を持ち上げる際にかかる重力による負荷が浮力によって減少するものの，動作中，水の抵抗によって常に抵抗がかかり続けるために全体としての負荷量は陸上での試技と変わらない．スクワット動作においては，重力方向への運動であるため，前脛骨筋以外の筋活動は水中試

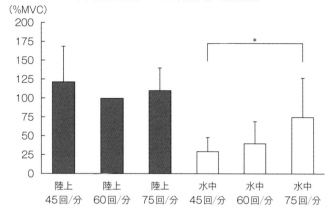

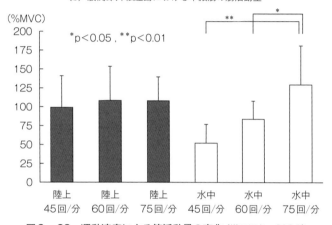

図3-38　運動速度による筋活動量の変化（増田ほか，2004）

技において低値を示す．前脛骨筋については，浮力による体重免荷が身体重心位置を上方に引き上げ，前後動揺が大きくなるため，陸上での試技と同程度の筋活動となる（井上ほか，2010）．運動速度による影響については，膝関節屈曲・伸展動作，立位での股関節外転・内転動作，股関節屈曲・伸展動作に関する知見が報告されている（増田ほか，2004）．この研究によると，陸上での試技においては，いずれも運動速度の変化による筋活動量の違いはみられなかった．一方，水中での試技においては，膝伸展運動における内側広筋と股関節外転運動における中殿筋で運動速度の増加に伴い筋活動が増大した（図3-38）．これは，遅い運動では，浮力の影響によって筋活動量が低く，速い速度では，抵抗が増大したことによる筋活動の増加がみられた結果である．

　以上のように，水中歩行や水中でのさまざまな動作における筋活動量については，運動速度や動作局面によって大きく異なるため，水中筋力トレーニングを行う際には，合目的的に動作や速度を決める必要がある．

[文　　献]

Arborelius M Jr et al.（1972）Hemodynamic changes in man during immersion with the head above water. Aerosp Med, 43: 592-598.

浅沼義英（2005）温水中の徒手運動による酸素消費量と心拍数の反応における陸上運動との比較．体力科学，54：151-158.

Bray GA（1998）In defense of a body mass index of 25 as the cut-off point for defining overweight. Obes Res, 6: 461-462.

Durstine JL et al.（2001）Blood lipid and lipoprotein adaptations to exercise: a quantitative analysis. Sports Med, 31: 1033-1062.

Evans BW et al.（1978）Metabolic and circulatory responses to walking and jogging in water. Res Q, 49: 442-449.

Fujishima K et al.（2003）Body temperature, oxygen uptake and heart rate during walking in water and on land at an exercise intensity based on RPE in elderly men. J Physiol Anthropol Appl Human Sci, 22: 83-88.

Gabrielsen A et al.（1993）Central cardiovascular pressures during graded water immersion in humans. J Appl Physiol, 75: 581-585.

Gleim GW et al.（1989）Metabolic costs and heart rate responses to treadmill walking in water at different depths and temperatures. Am J Sports Med, 17: 248-252.

Hall J et al.（1998）Cardiorespiratory responses to underwater treadmill walking in healthy females. Eur J Appl Physiol Occup Physiol, 77: 278-284.

井上夏香ほか（2010）水中と陸上運動時における下肢筋群の筋活動量．日本臨床スポーツ医学会誌，18：91-99.

Kaneda K et al.（2008）A comparison of the effects of different water exercise programs on balance ability in elderly people. J Aging Phys Act, 16: 381-392.

Kaneda K et al.（2008）Lower extremity muscle activity during deep-water running on self-determined pace. J Electromyogr Kinesiol, 18: 965-972.

増田基嘉ほか（2004）水中での運動速度が下肢筋活動量に与える影響について．Journal of Rehabilitation and Health Sciences, 2: 19-22.

Masumoto K et al.（2008）Muscle activation, cardiorespiratory response, and rating of perceived exertion in older subjects while walking in water and on dry land. J Electromyogr Kinesiol, 18: 581-590.

NOEIE Panel（1998）Clinical Guidelines on the Identification, Evaluation, and Treatment of Overweight and Obesity in Adults--The Evidence Report. National Institutes of Health. Obes Res, 6 Suppl 2: 51S-209S.

野上順子ほか（2011）一過性の水中運動が動脈スティフネスに及ぼす影響－陸上運動との差異－．体力科学，60：269-277.

Sheldahl LM et al.（1984）Effect of central hypervolemia on cardiac performance during exercise. J Appl Physiol Respir Environ Exerc Physiol, 57: 1662-1667.

Shono T et al.（2001）Cardiorespiratory response to low-intensity walking in water and on land in elderly women. J Physiol Anthropol Appl Human Sci, 20: 269-274.

National Institutes of Health（NIH）（1996）Physical activity and cardiovascular health. NIH Consensus Development Panel on Physical Activity and Cardiovascular Health. JAMA, 276: 241-246.

小野寺孝一（1976）全身持久性運動における主観的強度と客観的強度の対応性－Rating of percieved exertion の観点から－．体育学研究，21: 191-203, 1976.

第4章 水泳・水中運動中の事故・ケガとその予防

1．水泳・水中運動時にみられる事故・ケガ

1）水泳・水中運動時の事故

フィットネスクラブの普及に伴い，水泳・水中運動は若年者はもとより中高年者にも健康増進，疾病予防，リハビリテーションなどに効果的なスポーツ・運動として親しまれている．水泳・水中運動は浮力が働く分，関節への負荷も軽減されることから，安全で健康によい運動とされている．しかし，水という媒体の中で行う運動という特殊性から，水泳に特有の事故も多く，いったん事故が起きると重大な結果になることも少なくない（図4-1）．

水泳・水中運動時の重大事故の特徴として，脳血管疾患や循環系疾患の割合が高いことがあげられる（図4-2）．マスターズ水泳大会でも，中高年スイマーの死亡事故が発生し問題になっているが，その多くが脳血管系，循環器系の疾患である（表4-1）．

2）水泳・水中運動時のケガ

（1）慢性障害

水泳は陸上で行うスポーツに比べ，浮力が働くために関節への負担が少ない．そのため，健康志向で適度な練習量をこなしている程度では，障害の頻度はそう

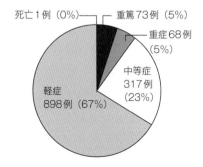

図4-1 水泳プール事故の重症度別内訳
2000～2005年の6年間に，東京都内の水泳プールで発生し，東京消防庁の救急隊が医療機関に搬送した事例1,357例の統計．（日本水泳連盟，2007a）

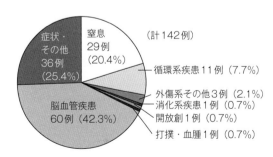

図4-2 水泳プールにおける重大事故の初診時傷病別内訳
（日本水泳連盟，2007a）

表4-1 中高年者のスイミングクラブでの事故例

年齢	性別	事故模様	診断	転帰（備考）
48	女性	水泳中気分不良，更衣中嘔吐，血圧上昇	くも膜下出血	手術
36	女性	水泳中，強い頭痛，血圧上昇，嘔気，けいれん，意識混濁	くも膜下出血	術後5日目に死亡
60	女性	200m泳ぎ頭痛，一過性右上肢しびれ，一過性言語障害	一過性脳虚血	軽快
	女性	水泳後サウナにて気分不快，一過性意識消失（2回）	一過性脳虚血	軽快（平生高血圧）
45	女性	水泳中硬直，一過性の意識障害，一過性の呼吸停止	一過性脳虚血？	軽快
52	女性	水泳中気分不快，左上下肢しびれ，血圧上昇	脳出血	手術のうえリハビリ
48	女性	約300m泳ぎ，左半身しびれ感，血圧上昇，左片麻痺	脳出血	手術のうえリハビリ中
71	女性	水中歩行運動中上下肢しびれ，言語障害，嘔吐，意識喪失	脳出血	入院加療のうえ家庭生活中
43	女性	もぐり後右前頭をおさえ言語障害，意識喪失	脳出血	手術，意識障害存続
62	女性	プール内で足がつれ飲水，頭痛，血圧上昇（145/123）	高血圧性脳症	入院加療のうえ家庭生活中
68	女性	初級クラス練習約40分にて気分不快，嘔吐，胸痛	心筋梗塞	カテーテル治療
42	男性	水泳中苦しさ，意識喪失，心停止	不明（心筋梗塞？）	死亡（既往に心筋梗塞）
65	女性	水中気分不快，胸部苦しい	大動脈瘤	手術，軽快
59	女性	練習終了後，しだいに言語障害，右片麻痺出現	脳出血	手術，言語障害，麻痺存続
41	女性	水泳中頭痛，血圧上昇（143/103），1時間後嘔吐	一過性血圧上昇	脳CT異常なし
56	男性	水泳後サウナ，身支度後動悸，胸圧迫感	心筋梗塞	カテーテル治療後リハビリ
64	女性	水泳後激しい頭痛	一過性血圧上昇？	脳検査に異常なし
49	女性	水泳中頭痛，中断，うずくまる	不明	救急施設にて点滴後帰宅
64	女性	800m泳ぎ気分不快，血圧205/106（平生145/93）	一過性血圧上昇	降圧剤連用開始
56	女性	泳ぎ出して45分後，力泳中頭痛，ロッカー室にて嘔吐	くも膜下出血	手術，軽快
79	男性	背泳中止し歩行後倒れる，呼吸・心停止，意識喪失	脳卒中？	意識回復せず
73	女性	泳ぎプール内で休息中言語障害，痙攣，左上肢不全麻痺	脳出血	軽快
51	女性	水泳中コースロープにもられる，嘔吐，左片麻痺，言語障害	脳出血	第4病日死亡

（佐野，2000）

高くなることはない．しかし，近年ではマスターズスイマーの中にも競泳選手に近いようなハードなトレーニングを行っている選手がいたり，トレーニングの負荷を意図的に高めるためにパドルや水中グローブ，フィン（足ひれ）のような用具を使用して水中運動を実施している人もいる．あるいは，初心者スイマーがバタフライや背泳ぎといった種目にチャレンジしはじめるときにも障害の発生が多いといわれている（福林，2006）．水泳運動の特徴として，同一の動作を繰り返し行うメニューが中心となるため，無理な状態で練習を繰り返していると，オーバーユースによる慢性障害が発生しやすい．

①水泳肩

クロールやバタフライなどでみられる水泳選手特有の肩の障害である．プル動作時にローリングがきちんと行えていない場合や，練習でパドルを多用する，あるいは肩関節がもともと硬いスイマーに多く，原因は肩甲骨の靭帯と上腕二頭筋の腱の衝突・摩擦に伴う炎症である（Brukner et al., 2009）．また，中高年のスイマーの場合，背泳ぎなどでも肩を無理に大きく回すために腱を痛めることがある．

予防としては，クロールではローリングを有効に使うことや，呼吸側を変更して肩への負担を軽くすること，パドルの多用を控える，手指から上肢帯全体にかけてのストレッチングを行うことなどがあげられる．また，練習後にはクールダウンやアイシングといったケアを日ごろから実施することが推奨される．いったん炎症が起きたら無理な練習は継続せず，適度な休息をとる，あるいは医師の診

察を受けることが望ましい．

②腰痛症

腰痛の発生原因は，レベルや年齢によって特徴がある．上級者の場合，クロールにおいてより抵抗の少ない泳ぎを求めるために，姿勢を流線型に維持しハイエルボーで泳ごうとするため，脊柱に沿った筋群の緊張が高まった状態が継続され腰痛を引き起こすといわれている．反対に，初心者の場合はバタフライや平泳ぎの呼吸の際に上半身が極端に起き上がり，過伸展が生じるために腰痛が発生しやすい．あるいは背泳ぎの際に，キック力が弱いために極端に足が沈んだ状態になり，腰が過伸展になることで腰痛が発生する場合もある．さらに，中高年者で腰椎の可動性が低下した状態で，ローリングのように無理に上体をひねるような泳ぎ方をして腰部を痛める例もある．また，若年者の場合，ハードなトレーニングで腰椎に強い負荷がかかり続けたために骨が破壊され，腰椎分離症・すべり症に陥るケースも多い．

予防には，腰を過伸展しないようにフォームを正しくすることが一番である．また，入水前後には必ずストレッチ運動を実施し，背中の下方の筋群，下肢の屈筋群，腸腰筋を重点的に伸ばしておくことも重要である．腹筋の強化も非常に有効である．

③膝関節障害（平泳ぎ膝）

平泳ぎを専門とする選手に多い障害である．ウィップキックが主流になったために，膝の外旋・外反が強く起こり内側の靭帯に強い力が働き，繰り返し刺激によりこの周囲に炎症を起こして膝関節痛を生じたものが「平泳ぎ膝」と呼ばれる膝関節障害の症状である．

予防には，大腿四頭筋や股関節内転筋群のストレッチを行うことが有効とされているが，痛みが発生しないよう，適度な練習量にとどめておくことも重要である．

この他にも，肘関節障害（野球肘，テニス肘）や足関節捻挫などが発生する場合があるが，いずれもパドルやフィンのように無理な負荷をかけて行う練習で発生しやすいため，自分に合った負荷でトレーニングを行うように注意し，痛みが生じた場合はそれらの用具の使用を控えることなどが必要である．

（2）飛び込みによる頸椎・頸髄損傷

水泳・水中運動自体で外傷を受けることは稀である．しかし，スタート台やプールサイドから飛び込んで水底に身体の一部を強打し，障害が発生するケースは多い（図4-3）．特に，DやEのように，入水角度がきつい場合は，水底に頭部がぶつかった衝撃で頸椎損傷をきたす危険性が高く非常に危険である．Cのように水底に擦れるような飛び込みの場合，顔面や口部を打ち，打撲や擦過，ひどい場合には歯の骨折を引き起こす．頸椎損傷は，運動麻痺など予後に重篤な障害を残す可能性が高く，最悪の場合は死に至る．このようなケガが発生する要因には，①飛び込む者の要因（体の大きさ，アルコール摂取，不注意，無謀な行為，極度の不安など），②飛び込む方法の要因（助走をつけたり高所からの飛び込み，入

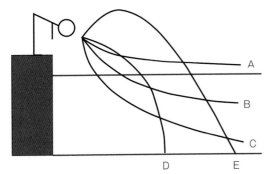

A. いわゆる腹打ち
B. 通常の飛込み
C. 水面で顔面，口部などを打撲，擦過する飛込み
D. 水底で頭部を打撲して頸椎損傷をきたす飛込み
E. 水底で頭部を打撲して頸椎損傷をきたす飛込み

図4-3　飛込みパターンの模式図（武藤，1993より引用改変）

水姿勢・位置，転落など），③プールの構造の要因（飛び込み台と水深のバランス，浅いプールなど），④飛び込みの指導方法および安全管理があげられる（日本水泳連盟，2007a）．これらの要因を一つひとつ注意することでケガの発生を予防し，重大な事故が発生しないように注意しなければならない．

[文　献]

Brukner Pほか著，籾山日出樹ほか訳（2009）臨床スポーツ医学．医学映像教育センター．
福林　徹（2006）スポーツマッサージ－イラストと動画で読み解く機能解剖と手技の実際．文光堂．
武藤芳照ほか（1993）水泳プールでの飛び込みによる頸椎，頸髄損傷事故の発生原因と予防対策．体育科学，21：101-115．
日本水泳連盟（2007a）水泳プールでの重大事故を防ぐ．pp8-32，ブックハウス・エイチディ．
日本水泳連盟（2007b）安全水泳　第3版．大修館書店．
佐野忠弘（2000）高齢者の運動と水．水と健康医学研究会誌，3：17-19, 2000．

2. 水泳・水中運動時に注意すべきこと

1）水中運動前に気を付けること（体調・禁忌事項）

水中では，水圧や水温の影響を受けるため，通常よりも循環器系への負担が大きい．そのため，体調が万全でない状態で水中運動を行うことは非常に危険である．それ以外にも，中高年者になると糖尿病などの内科系疾患を有する人の割合が増加するといわれており，安易に運動を開始することは危険である．そのため，運動習慣のなかった人や長期間運動から離れていた人が水泳・水中運動を開始する場合や，健康診断で問題が発見されたり，潜在的な疾患（表4-2）を有していることがあらかじめわかっている場合には，事前にメディカルチェックを受け，運動を行っても問題がないかを確認しておくことが望ましい．万が一，問題が発見された場合でも医師と相談しながら運動を実施・継続することが可能な例や，運動処方として水泳・水中運動が有効な場合もある．

（1）入水前のチェック

メディカルチェックで医師から許可が出た場合，水泳・水中運動を開始する前には，以下の表4-3のプールに入る前のチェック項目を参考に，該当するものがないか確認し，特に自分自身の体調に関する項目でひとつでも当てはまるものがある場合は運動を中止する必要がある．

プールに入水する際には，陸上で準備体操（ストレッチや軽いマッサージなど）を行った後に，シャワー等で体を洗い，水温に慣らしてから徐々に入ることを心がける．特に屋外プールや海・川などで泳ぐ場合には，環境（水温）変化が激しいため，十分な水慣れが必要である．極端に水温が低いプールなどに入水する場合には，保温用水着などを着用し，体温の低下を防ぐ（予防策をとる）とよい（写真4-1）．

表4-2　潜在的な疾患例

冠動脈疾患（狭心症や心筋梗塞）の危険因子がないか （高血圧，喫煙の習慣，高コレステロール血症など）
心血管疾患（胸の痛み，めまい，失神など）の兆候，症状がないか
肺疾患（せき，たん，喘息など）の症状はないか
代謝性疾患（糖尿病（1型，2型），甲状腺疾患，腎臓疾患，肝臓疾患）はないか

（日本体力医学会体力医科学編集委員会，2006をもとに作表）

表4-3　プールに入る前のチェック事項

＜自分自身の体調＞	＜他人への危害を加えない配慮＞
・頭痛や発熱，風邪の症状はないか？ ・食欲不振や腹痛，下痢などの消化器症状はないか？ ・飲食をした直後でないか？ ・アルコールを摂取していないか？ ・睡眠不足，過労，身体のだるさはないか？ ・関節の痛みは無いか？ ・血圧は正常か？	・つめは長く伸びすぎていないか？ ・ピアス，指輪など，接触時に相手に傷を負わせるような貴金属は外したか？ ・結膜炎や皮膚病など，水中で他人に感染するような病気を持っていないか？（持っている場合は，医師の治療を受け，完治するまで入水を控える）

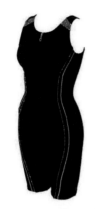

写真4-1　保温用水着

表4-4　ウォーミングアップ時のチェックポイント

1）疲労感，胸の圧迫感，呼吸困難，吐き気，めまい，関節の痛みや腫れ，冷や汗
2）脈拍の急増
3）多量の発汗，四肢の冷感，顔面蒼白，チアノーゼ，呼吸の乱れ，動きのおかしさ，運動速度の低下

（佐藤，2008より引用改変）

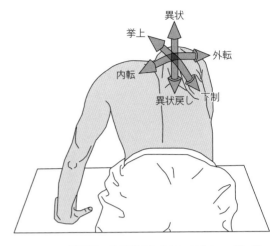

図4-4　肩甲骨・胸郭間のセルフ・ストレッチング
方法：四つん這いで上肢に荷重し，肩甲骨の外転・内転・挙上・下制などの動きを左右同時や片側づつ行う．慣れることで動きが大きく，かつコントロール可能となる．（福林，2006）

（2）ストレッチ，ウォーミングアップの実施

　水泳・水中運動を開始する前には，一般的な運動開始前と同様にストレッチやウォーミングアップを行う必要がある．特に水泳は水中での運動となるので，呼吸器・循環器系あるいは自律神経系の急激な変化による事故を未然に防ぐために，十分なウォーミングアップが必要である．さらに，水温への適応や水中での水慣れ等を含めてウォーミングアップと考えたい．入水前同様，ウォーミングアップ中にも異変を感じた場合，運動を中止する必要がある（表4-4）．

　一般的なウォーミングアップの流れとしては，陸上で軽く体を動かし，筋温を少し高めた状態でストレッチを行う．水泳・水中運動は全身を動かす運動形式がほとんどであることから，ストレッチは全体的に実施する必要がある．さらに，水泳の場合は，肩周辺部に大きな負担がかかることから，特に重点的にストレッチを実施しておく必要がある（福林，2006）．図4-4には，肩甲骨・胸郭部のセルフ・ストレッチの方法を示してある．このストレッチでは，肩甲胸郭関節の可動範囲を広げることにより，肩甲骨の動きを改善させ，肩へのストレスを軽減させる効果がある．

　また，図4-5には，パートナーと行う水泳運動前のストレッチの方法を示してある．このストレッチでは主に肩甲上腕関節の可動域の拡大が目的であるが，腋下部にある肩甲骨・上腕骨間の筋肉はひとりではストレッチしにくい部分である．この部位が短縮すると上肢の挙上が制限され，肩関節前・上方のインピンジメントが助長されることから，パートナーがいる場合は，その人に抑えてもらいながら実施するのが望ましい．

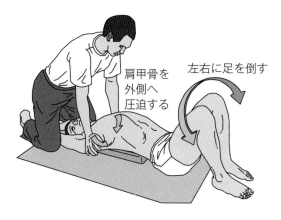

図4-5 パートナー・ストレッチ
方法：ストリームラインをとるように上肢を挙上．パートナーは上腕を両膝で固定し，両肩甲骨を外側から手で把握し内点かつ床面に垂直に圧迫する．上肢・肩甲骨が固定されたら，両膝を立て左右に下肢を倒し，体側もストレッチする．（福林，2006）

表4-5 熱中症の症状と重症度分類

分類	症　状	症状から見た診断	重症度
Ⅰ度	めまい・失神 　「立ちくらみ」という状態で，脳への血流が瞬間的に不充分になったことを示し，「熱失神」と呼ぶこともある． 筋肉痛・筋肉の硬直 　筋肉の「こむら返り」のことで，その部分の痛みを伴う．発汗に伴う塩分（ナトリウムなど）の欠乏により生じる． 手足のしびれ・気分の不快	熱ストレス（総称） 熱失神 熱けいれん	
Ⅱ度	頭痛・吐き気・嘔吐・倦怠感・虚脱感 　体がぐったりする，力が入らないなどがあり，「いつもと様子が違う」程度のごく軽い意識障害を認めることがある．	熱疲労 （熱ひはい）	
Ⅲ度	Ⅱ度の症状に加え， 意識障害・けいれん・手足の運動障害 　呼びかけや刺激への反応がおかしい，体にガクガクとひきつけがある（全身のけいれん），まっすぐ走れない・歩けないなど． 高体温 　体に触ると熱いという感触． 肝機能異常，腎機能障害，血液凝固障害 　これらは，医療機関での採血により判明する．	熱射病	

（環境省，2014）

2）水泳・水中運動時に気をつけること

泳いでいる途中に異変を感じた場合は，ただちに運動を中止し，休息をとるべきである．監視員や医師がいる施設では，症状を伝え適切な処置を仰ぐ．症状が回復してもその日に運動を再開することは控える方がよい．

（1）熱中症，脱水症状

水の中で運動を行うため，発汗に気づきにくく，水泳・水中運動では熱中症や脱水症状の予防に対する意識が低くなりがちである．しかし，たとえ水中であっても運動によって体温は上昇し，同時に発汗する．特に夏場の屋外プールは気温や水温が高くなりやすいため，熱中症も発生しやすい（本章2.-5））．熱中症も最悪の場合，死に至るため軽視できない（表4-5）．プールサイドなど，いつでも水分を摂取できる状態にし，適宜補給する必要がある．

（2）筋痙攣

痛みを伴う不随意の筋収縮で，突然発生し一時的に収縮能を低下させる症状のことを筋痙攣という．主な発生部位は下腿であるが，頸部や体幹部，上肢などでも発生することがある．筋痙攣自体が大きな問題となることは稀であるが，ひどい場合には筋損傷（肉離れ）を起こしたり，痙攣が引き金となって水中で溺れることで重大なケガや事故につながる可能性もあるため，軽視できない．

原因は諸説あるが，水温や気温などの環境要因や，ウォーミングアップなしでの急激な運動開始，脱水，疲労，低カリウム，低ナトリウム，糖質の補給不足，過度の筋緊張などがあげられる（奥脇，2008；出村，2011）．また，アルコールの摂取も脱水状態に陥りやすく痙攣を発生させやすい要因である．たとえ前日であっても，大会や練習前の多量のアルコール摂取は控えるべきである．この他にも，筋痙攣を起こしやすい病的要因として糖尿病，肝硬変，血液透析，甲状腺機能低下症，運動ニューロン疾患などがあげられる．これらの疾患を有している人は十分に注意が必要である．

予防としては，ウォーミングアップで筋肉を暖める，運動中こまめに水分摂取を行う（電解質入りのものを選択し，水だけのものは避ける），運動前後のストレッチ（疲労の軽減），アルコール摂取の制限などがあげられる．

筋痙攣が発生した場合，収縮している筋をゆっくりと伸ばすことで筋の緊張がほぐれ，痛みは和らぐ．筋が冷えている場合はジャグジーなどにつかり温めるとよいが，痛みが強く，ストレッチをしても痛みが消失しない場合は筋の肉離れを起こしている可能性もあるため，応急処置（RICE療法）を行い，病院に行く必要がある．

（3）血圧の上昇

水圧の関係で，水中での運動時は血圧の変動が起こりやすい．特に水中に潜る（潜水）と，血圧の上昇が著しいため，特に循環器系に問題がある場合や高齢のスイマーは潜水行為を控えるべきである．また，水温が低いところに急に飛び込む行為も非常に危険であるため，決して行ってはいけない．特に夏のはじめの頃や秋頃に，屋外のプールで泳ぐときや，川や海など，水温が一定でないところで泳ぐときにも注意が必要である．

3）水中運動後に気を付けること

水泳・水中運動後は，いきなり運動を中止するのではなく，水中や陸上でクーリングダウンをしっかりと行い，筋の緊張や呼吸を整えて運動を終了するように心がける．運動中に発汗で排出された水分をしっかりと補い，脱水状態にならないよう注意することも重要である．また，当然のことながら，運動によって生じる疲労を回復するためにも，しっかりと休養を取ることも忘れてはならない．

（1）クーリングダウン

水泳・水中運動を含む有酸素性運動中は，末梢血管，運動筋において血流が増加し，血管拡張が生じる．このような状態から運動を急激に中止すると末梢血管

や運動筋に血液の貯留を引き起こし，血圧低下を招く．このような状態を回避するためにも，運動後は心拍数の急激な低下を避け，血液循環が徐々に低下するよう，リラックスしながらゆっくりと呼吸を整え，使った筋肉をほぐしていく．時間的には10～15分程度を目安に行う．クーリングダウンが終了し，プールから上がるとそのまま帰宅する人も多いが，できれば，陸上でストレッチングを行うことが望ましい．

（2）アイシング

肩周辺部など，特に使用頻度が高く，泳いだ後に痛みや熱感が残るような部位がある場合には，炎症を抑えるためにアイシングを施すことが望ましい．通常，アイシングにはクラッシュアイスや家庭用の冷凍庫で作成した氷などを利用する．ドライアイスなどは0℃以下の温度になるため，凍傷を起こす危険性が高いことから使用しない方がよい．特に痛みが強い場合は，患部を10～15分程度冷やし，1～2時間の間隔をとって再度アイシングを行うことを数回繰り返す．それでも痛みが軽減しない場合は，整形外科などの医療機関に行き，医師の診断を仰ぐ．

（3）水分補給

運動中に失われた水分をしっかりと補給する．失われた水分は，基本的には体重が減少した分とほぼ同量であることから，目安としては，練習前の体重と練習後の体重を比較すれば計算できる．

運動前の体重（kg）- 運動後の体重（kg）≒ 失われた水分（補給すべき水分）

たとえば，60.5 kgの人が，練習後に60.1 kgになっていたとすれば，差し引き0.4 kgの体重が減少したことになる．0.4 kgは水分量に換算すれば約400 mLということになるため，水分補給の目安として400 mL程度が必要ということがわかる．運動後に摂取する水分についても，運動中と同様に電解質を含んだスポーツドリンクの方が好ましい．

4）大事故を未然に防ぐ（ハインリッヒの法則）

健康のために行っているはずの水泳・水中運動が，ちょっとした不注意の事故によって反対に健康を阻害されてしまう可能性があることは，前述の事故やケガの例で示した通りである．施設管理者やスイミングクラブのコーチ（指導者）が安全管理に努めることは当然の義務であるが，泳いでいる本人も，自分たちの安全は自分たちで守るという意識が重要である．

大きな事故を未然に防ぐポイントとして，普段からの小さな事故や異変でも注意を払うということが重要である．つまり，「泳いだ後少し気分が悪くなったけど，放っておいたら楽になったから…」，「飛び込みしたら水底ギリギリだったけど大丈夫だったからもう1回やろう…」といった安易な気持ちが，いずれ大事故につながる可能性を秘めているということである．これをハインリッヒの法則といい（図4-6），大きな事故のほとんどが実はそれまでに発生していた事故にならなかった軽微な事故（ヒヤリハット）を放置した結果，起きるべくして生じたと

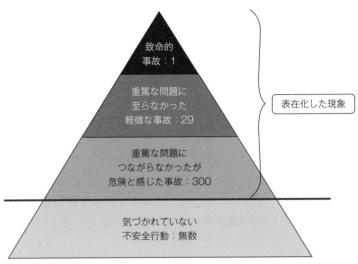

図4-6　ハインリッヒの法則（出村, 2012）

いうことを示している．事故が起きなかったから問題にしないのではなく，潜在的な危険をひとつでも多く顕在化させ，事前に対策を講じておくことがもっとも効率的かつ重要な事故対策につながる（出村, 2012）．

5）脱水と水分補給

　水分は体の約60％を占める栄養素のひとつである（入来ほか, 1986；森本ほか, 2007）．水分は電解質濃度の調節に関与し，汗や呼気として蒸発させることによって体温も調節している．しかしながら水分は，他の主要栄養素のように推奨されるような摂取基準等の値がなく，その出入りも急激であるため，容易に体内水分（体液）が喪失し，脱水という状況に至ってしまう．

　脱水は，水分摂取の不足や，腎からの水分排泄過剰，または腎以外からの水分とナトリウムの喪失などが原因となり，運動によっては汗により水分およびナトリウムが喪失する．ナトリウム（すなわち塩分）のほうが多く失われる状態を低張性脱水と呼ぶが，実際には同時に水分も失われることがほとんどで，等張性脱水となることが多い．逆に水分が多く失われる状態を高張性脱水と呼ぶ．脱水時の血中ナトリウム濃度が，$Na \geq 150 \, mEq/L$ が高張性脱水，$Na 130〜150 \, mEq/L$ が等張性脱水，$Na \leq 130 \, mEq/L$ が低張性脱水である．運動による脱水は等張性脱水が基本であり，汗により水分とナトリウムの両方が消失する．これは人間の体液と同じ塩分濃度である生理食塩水の点滴が必要な状態であり，水やお茶などを摂取しても脱水が改善しないため，スポーツドリンクなどナトリウムを含んだ水分を摂取する必要がある．

　脱水時の水分補給の重要性について，運動能力の低下に関する報告が多数ある．脱水が体重の2％を超えるとパフォーマンスに悪影響を及ぼすといわれており（American Dietetic Association, 2009），実際に，有酸素性運動能力の指標である踏み台昇降運動指数が顕著に低下し（図4-7），血漿量や総血液量と最大酸

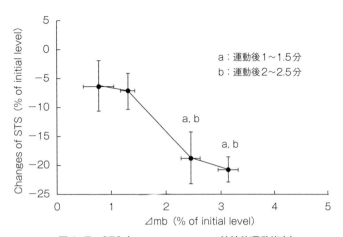

図4-7 STS（step test score：持続的運動能力）
⊿mb：脱水量．脱水量が体重の2%2を超えるとSTSが急激に低下する．（Yoshida et al., 2002）

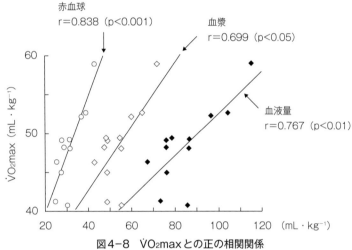

図4-8 $\dot{V}O_2max$との正の相関関係
脱水によって血漿量が減少すると$\dot{V}O_2max$が低下する．（Yoshida et al, 1997）

素摂取量（$\dot{V}O_2max$）との間にも正の相関関係があり（図4-8），脱水により血漿量が減少することで有酸素性運動能力が低下する．すなわち，よいパフォーマンスを発揮するにはよい水分補給が必須である．

実際には体重変化をそのまま体液量の変化と考えることができるので，体重の測定が脱水（体液量の減少）の評価に最適で，前述したように運動中は2％以上の体重減少が起きないように水分を補給する必要がある．アメリカスポーツ医学会は高温環境下の運動に関して，競技4時間以上前に5〜7 mL/kg（60 kgの選手で300〜420 mL）の水またはスポーツ飲料の摂取を（American Dietetic Association, 2009），日本体育協会では，運動の2時間前に250〜500 mLの水分補給を勧めている（川原ほか，2006）．また，直前に糖分（グルコース）を多く含む飲料を摂取するとインスリンが多量に分泌され運動時に低血糖が生じ，十分なパフォーマンスが発揮できないことがあり，競技前は果糖（フルクトース）の

摂取が勧められる（Koivisto et al., 1985）．

　運動中は基本的には発汗量の80％の摂取を目安にし，500〜1,000 mL時間を2〜4回に分けて摂取し，0.1〜0.2％の食塩と4〜8％の糖質（市販のスポーツ飲料の食塩・糖分濃度）を含むものを推奨している．最近運動中にはこれらのスポーツ飲料を2倍に薄めて摂取することを勧める意見が多いが，明らかなエビデンスはなく，スポーツ飲料の摂取法に関しては最終的には競技者に依存することになる（村岡，2009；宮川ほか，2011）．競技者はこれらの事実を知り，日頃から自分に最適な方法を模索することが必要で，これらガイドラインはあくまで目安であることを十分に理解していただきたい．

6）疾患別注意点

　前述したように，水泳・水中運動時の重大な事故は，脳血管疾患や循環器系疾患である（佐野ほか，2000.）．以下にその代表疾患を列記する．

（1）くも膜下出血

　脳表面を覆うくも膜と脳の間の出血．もともと脳動脈瘤や脳動静脈奇形などがあると血圧上昇などが原因で破裂することがある．高齢者というよりは働き盛りの人に多いのが特徴である．突然後頭部をハンマーでたたかれたような衝撃とともに頭痛が生じ，嘔気，嘔吐，けいれん，意識障害などを認める．約20〜30％の死亡率があり，早急にクリッピングなどの手術を要することが多い．最近は脳ドックなどで早期に未破裂の動脈瘤がみつかり，破裂予防に手術をすることも多い．血圧の高い人はもちろん，血圧の高くない人での発症もあるので脳血管のMRI検査をすることを勧める．もし動脈瘤がみつかっても，担当医とよく相談をして破裂しにくいものであれば積極的に水泳・水中運動をしてもよい．なによりも運動により健康な体を維持することが大切である．

（2）一過性脳虚血

　一過性（24時間以内）で回復する上下肢のしびれや意識障害などで，一時的な脳血流の減少よって起きる．診断にはMRA（MRIを利用した血管画像）や脳血管造影が有効でCTでは診断できない．原因は脳動脈硬化で，放置すると脳梗塞や脳出血を起こす恐れがあり，血栓予防に抗血小板剤や血圧のコントロール（下げすぎもよくない）を行う．この疾患の既往がある方は，特に脱水に注意し運動中に水分補給を必ず行うようにしてほしい．

（3）脳卒中（脳出血，脳梗塞）

　脳出血と脳梗塞（脳血栓,脳塞栓）に分けられ，これらも動脈硬化が原因である．高血圧，糖尿病，高脂血症，肥満，ストレス，喫煙などの動脈硬化促進因子が誘因となるため，これらの予防が重要である．脳出血は，脳内の動脈硬化し弾性の低下した血管が，運動で血圧が上昇した時に発生しやすく，麻痺の残存や致死率も高い（表4-1では，7例中，1例が死亡，5例でなんらかの障害が残存）ので十分に注意する必要がある．運動を行う前に血圧を必ず確認し，いつもよりも高い場合は，運動を中止することも重要である．

一方，脳梗塞は，動脈硬化や高血圧を基盤に血栓が脳動脈内で形成され，血管を塞ぐ脳血栓と，不整脈や弁膜症などで脳以外で形成された血栓が，脳の微細な血管で塞栓を形成する脳塞栓に分けられる．これらによりその末梢部位での血流障害を起こし，その部位に一致した障害が出現する．それとは逆に，脳血栓は微小循環の悪化や血圧の低下などが影響し，脱水やストレスが誘因となるため特に脱水に注意が必要である．この場合は血栓溶解や側副血行の改善を期待してウロキナーゼなどで線溶療法を行う．脳塞栓は脳血栓に比べ，動脈閉塞の起こり方が急激であるため，高度の脳浮腫を伴うことが多く，早期からグリセロールなどの脳浮腫改善剤の投与を必要とする．自然再開通率が高く出血性梗塞を起こすことがあるので，塞栓物質を溶かす線溶療法ではなく，再発予防でワーファリンなどの抗凝固療法を行うことが多い．

（4）高血圧脳症

　何らかの原因で著しい高血圧をきたし，その結果，頭痛，悪心・嘔吐，または痙攣や意識障害など，脳に起因するさまざまな症状を呈するものである．高血圧の人に起こりやすい．高血圧に対しての運動療法としての水泳・水中運動は効果的であるが，個人差があるので主治医とよく相談して運動量を決定したほうがよい．

（5）心筋梗塞

　心筋（心臓の壁を形成する筋）へ血流を送る冠動脈の動脈硬化を原因とした心筋の虚血状態である．心筋が壊死した状態が心筋梗塞で，壊死に至らない状態（虚血のみ）が狭心症である．狭心症の場合は冠動脈を拡張させるニトログリセリン製剤で速やかに改善することが多い．多くは心電図で診断するが，最終的には冠動脈造影で狭窄した動脈の部位を同定し，必要であればカテーテル治療にて狭窄部位を拡張させたり（PTCA），冠動脈バイパス手術が必要となる．主症状は胸痛であるが，息切れなどの症状も出現する場合があるため，スポーツの現場では判断が遅れることもあるので注意を要する．水泳・水中運動を含む運動は心筋梗塞の予防によいといわれているが，中には運動後に生じやすいものもあるので，心筋梗塞の既往を持つ方は初回発作の状況をよく分析して，主治医と相談しながら運動を行うことをすすめる．

（6）解離性大動脈瘤

　3層構造を作っている大動脈のうち中央の層の膜（中膜）に，なんらかのきっかけによって血流が入り込んでしまい，層構造が別々に剥がれ解離する疾患である．正常な層構造が壊れた大動脈は弱くなり，風船状に瘤を形成し，最悪の場合破裂する．強烈な苦悶状の激痛を特徴とする．胸部大動脈解離では胸痛が生じるが，腹部大動脈解離では腰痛が主症状であることも多く診断が遅れることもあるので注意を要する（図4-9，図4-10）．

　以上のように，水泳・水中運動時の重大な事故を防ぐには，血圧のコントロールが重要である．入水前に血圧を必ず測定し，高いようなら水に入ることを中止すべきである．

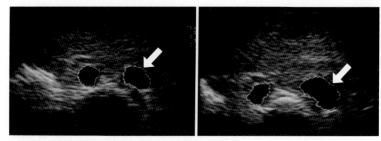

図4-9 陸上（a）および水中（b）での立位姿勢時における腹部大動脈横断面積
矢印は腹部大動脈横断面積を示す．（Bachmann et al., 1981）

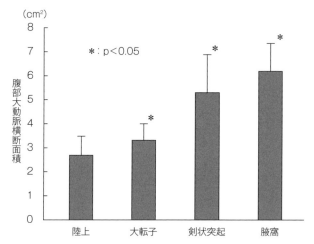

図4-10 陸上および水中での立位時における腹部大動脈横断面積
（Bachmann et al., 1981）

7）年代別注意点

　前述した疾患は動脈硬化を主体とした状態であり，主として中高年者に起こる可能性の高いものである．よく知られたように，水中では血圧が上昇する（宮川ほか，2011）．

　これは水圧により静脈還流量が増大し，心拍出量が増すためであるが，若い競技者であれば動脈の弾性が高く（柔らかい）動脈の横断面積が拡大するため血圧の上昇は少ないが，動脈硬化のある中高年者では動脈の弾性が低く（硬い）血圧が上昇する．すなわち陸上での運動に増して，水中であるということはさらなる心負荷がかかることになり，トップアスリートにおいても心筋の先天性障害などを有するものでは突然死を誘発する場合もある（Sofi et al., 2008）．このような理由から，ある程度のレベルにまで達したアスリートは普段からかなりの運動負荷が加えられるので，安静時の心電図のみならず，運動負荷後の心電図を測定し異常がないか調べておくことが重要である．イタリアの30,065名への調査では，これら全員に安静時と負荷心電図の両方を測定し，安静時心電図で異常を示すものが1,812名（6％）で，負荷心電図で異常を示すものが1,459名（4.9％），そのうち1,227名（4.1％）が安静時心電図では異常を認めなかった．安静時心電図の

みだと，この1,227名がスクリーニングからもれることになる．またこの研究では，最終的にスポーツ不可と判断された159名のうちでも，126名（79.2％）が安静時心電図では正常であり，負荷心電図の有効性を指摘している．しかしこの方法で検出しやすいのは30歳以上のアスリートであり，それ以下の年齢のアスリートに対しての有効性に関してはまだ議論も多いところである．

また，若年者の水泳・水中運動が実際に行われる場所は学校であり，最近では水難事故が相次いで起きていることなどから，着衣泳などを教えている学校（中にはスイミングクラブでも）が多い．以下に若年者で注意すべき点をあげる．

(1) 筋痙攣（こむら返り）

若年者の場合水泳・水中運動中に多いのは筋肉けいれんであり，俗にいう"脚がつった"という状態である．その中でも特に腓腹筋に多く，これらは"こむら返り"と呼ばれる．準備運動が不足していた場合や，キック練習などで特定の筋肉を酷使した場合に起きやすい．水泳中に起こっても，泳力のある者は対応できるが，泳力の未熟な者はそれが原因で溺水となる場合があり，時には溺死の原因となる場合があるので十分に注意する必要がある．時には対処法を指導しておくことも必要である．

(2) 飛び込み事故

飛び込み時に水底で頭頂部を強打することで生じる．飛び込み事故による脊髄損傷例に関して30論文をreviewした報告によると，全脊髄損傷において飛び込み事故によるものは2.3～19.8％と平均で約10％を占めており（Sofi et al., 2008），わが国でもほぼ同様の発生率である（Blanksby et al., 1997）．飛び込みの入水練習として，しっかりと両手を頭上で組み，腕と頭部を一体として飛び込む練習が必要であり，腕さえしっかりと頭上に位置していれば，理論上脊髄損傷を起こす可能性はない．しっかりとした指導が重要である．一般に学校のプールは水深が浅いため，飛び込み事故が起きやすいものと考えられるが，深くすると溺水の可能性が高くなり，プールの総合的な安全性を考えると浅いプールのほうが学校水泳には適している（武藤ほか，1987）．

(3) 溺水・溺死

気道に液体が入り気道が閉塞し窒息することをいう．泳げる人にも起こる可能性があるため注意が必要である．泳力のない人の場合は息継ぎができないなどの理由で，気管内に水が入り込み溺水・溺死する．指導者は適切に泳力を判断し安全に配慮する必要がある．泳げる人でも溺水・溺死する場合があり（金岡ほか，2001），ゴール直前など必死に泳いでいる時に気管に水が入った場合，迷走神経のうちの下喉頭神経ないし反回神経を介した心臓抑制反射を起こし，急激な血圧・心拍数の低下を来して脳血流が低下し意識障害を生じる．マスターズの大会などで，ゴールした直後に沈む場合などがこの典型例であると思われる．もうひとつ重要なのが，ノーパニック症候群と呼ばれるもので，いわゆる過呼吸による溺れである．潜水競技などでよくみられるブラックアウトと呼ばれるもので，潜水前に過呼吸を行うことで血中の二酸化炭素濃度をさげ，その後潜水などで長時

間の息こらえを行うと生じやすい．通常の呼吸は二酸化炭素がたまることで，呼吸中枢が刺激され吸気をしようとするが，過呼吸で二酸化炭素濃度を下げると，その二酸化炭素濃度が上がるまでにかなりの時間を要することになる（このため潜水時間が延びる）．その時に二酸化炭素濃度の上昇より早く，血中の酸素濃度が下がってしまうと，息苦しさがない状態で意識障害が生じることになるのである．

8）水泳・水中運動時の救命救急

2004年7月，非医療従事者による体外式自動除細動器の使用が認められ，プールにおける救命救急も大きく変化した．スポーツ指導者に対して，日本赤十字社がACLS（advanced cardiovascular life suppot）の普及活動を行うようになり，日本体育協会もスポーツ指導者研修会において，一次救急処置（basic life support: BLS）の実習と，体外式自動除細動器（automated external defibrillator: AED）の手技指導を行うようになった．

カーラーの曲線によると，心臓停止では3分間放置されると死亡率が約50％に，呼吸停止の場合は10分間の放置で死亡率が約50％になる．そのため，水泳指導者やプールの監視員が一次救急処置を行う意義は大きい．

水泳・水中運動中に心肺停止の傷病者が発生した場合，まずは陸上へと移動させる必要があるが，できるだけ水を飲まないようにするため仰向けにして退水させる．プールサイドにあげた後は体を乾いたタオルで十分に拭いた後，アメリカ心臓学会（american heart association: AHA）のガイドラインに基づいて心肺蘇生（primary ABCD）を施行する．これは気道確保（Airway: A），人工呼吸（Breathing: B），胸骨圧迫（心臓マッサージ，Circulation: C），除細動（Defibrillation: D）の一連の動作で，以前はABCDの順に行うことが多かったが，最近はCABDの順で先に胸骨圧迫を行うことが推奨されている．これらの処置は，他の運動者の影響を考えて救護室などの目立たない場所で施行することを推奨する．この時は同時に医療機関への連絡などを行う必要がある．非医療従事者が救助者の場合はこの心肺蘇生が未熟な場合が多く，意識がなく，呼吸していない場合，AEDの使用を優先したほうがよい場合がある．特に心室細動による突然の心停止の場合は，AED firstと呼ばれるようにできるだけ早くAEDを用いる必要がある．水泳・水中運動にかかわる者がこのBLSとACLSを習得し，ひとりでも多くの傷病者を救うよう努力していただきたい．

［文　献］

American Dietetic Association et al.（2009）American college of sports medicine position stand. Nutrition and athletic performance. Med Sci Sports Exerc, 41: 709-731.

Bachman k et al.（1981）Radiotelemetry of direct blood pressure measurments in the arterial and pulmonary circulation. Biotelem Patient Monit, 8: 15-27.

Blanksby BA et al.（1997）Aetiology and occurrence of diving injuries. A review of diving safety. Sports Med, 23: 228-246.

出村愼一監修，佐藤　進ほか著（2011）健康・スポーツ科学講義 第2版．pp169-178，杏林書院．

出村愼一監修，宮口和義ほか著（2012）幼児のからだとこころを育てる運動遊び-元気に育てちびっ子たち！-．pp77-91，杏林書院．

福林徹監修，溝口秀雪編（2006）スポーツマッサージ-イラストと動画で読み解く機能解剖と手技の実際．文光堂，2006．

入来正躬ほか（1986）体液とその調節．生理学，p906，文光堂．

金岡恒治ほか（2001）脊髄損傷事故予防の実際．MB Orthop，14：1-7．

環境省（2014）熱中症環境保健マニュアル 2014．pp13-24．

川原　貴ほか（2006）スポーツ活動時の熱中症予防ガイドブック（平成18年度改訂版）．日本体育協会．

Koivisto VA et al.（1985）Glycogen depletion during prolonged exercise: influence of glucose, fructose, or placebo. J Appl Physiol, 58: 731-737.

宮川　達ほか（2011）運動時の水分補給に関する変遷ならびに日本における運動習慣のある若年成人の現状と課題．筑波大学体育科学系紀要，34：17-25．

森本武利ほか（2007）運動と体液体温．やさしい生理学　改訂第5版，pp261-267，南江堂．

村岡　功（2009）スポーツ飲料の現状とその活用．臨床スポーツ医学，26：387-393．

武藤芳照ほか（1987）水泳の飛び込みによる頸椎，頸髄損傷．臨床スポーツ医学，4：997-1005．

日本体力医学会体力医科学編集委員会（2006）運動処方の指針-運動負荷試験と運動プログラム-第7版．pp19-34，南江堂．

奥脇　透（2008）「筋けいれん」の原因と対策．Sportsmedicine，20：6-10．

佐野忠弘ほか（2000）高齢者の運動と水．水と健康医学研究会誌，3：17-19，2000．

佐藤祐造（2008）運動療法と運動処方-身体活動・運動支援を効果的に進めるための知識と技術-第2版．p304，文光堂．

Sofi F et al.（2008）Cardiovascular evaluation, including resting and exercise electrocardiography, before participation in competitive sports: cross sectional study. BMJ, 337: a346.

Yoshida T et al.（1997）Relationship between aerobic power, blood volume, and thermoregulatory responses to exercise-heat stress. Med Sci Sports Exerc, 29: 867-873.

Yoshida T et al.（2002）The critical level of water deficit causing a decrease in human exercise performance: a practical field study. Eur J Appl Physiol, 87: 528-534.

第5章 水泳・水中運動を利用した運動処方

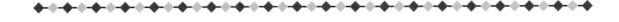

1．水泳・水中運動の種類と特徴

1）水中歩行
（1）概　要

水中歩行は，顔を水につけずに行えることから，水が苦手な人にとってもはじめやすい運動として普及している．従来，プールは泳ぐ人のためにあったが，最近では必ずといっていいほどプールの一部コースを水中歩行用コースとして使用している．

30分で500～800 mを目標に，週に3回程度実施すると生活習慣病・転倒予防に効果的である．

日本人の体型から考えると，水中歩行には水深90～110 cmのプールが適しているといえる．陸上ではヒトの体の重心点は臍あたりに位置するため，浅すぎるプールでは「体重を軽減させて関節への負担を柔らげる」，「衝撃を吸収する」といった水の利点を十分に生かしきることができない．また，頭部まで水に浸かるような深すぎるプールでは，バランスをとる部位が頭部に限られるため，スムーズな動作を邪魔してしまうことになるのである．

近年，可動式床のプールも作られているが，ごく稀なものであるので，事前に利用するプールの水深を確認しておくことは非常に重要である．

水温については，競泳用の場合は30℃程度でもよいが，水中歩行では体温を奪われ冷えにつながることが運動の継続意欲を低下させるため，31℃前後が望ましい．また，虚弱・乳幼児・高齢者等体温調節が難しい場合は，32℃の環境が整えば理想的といえる．

（2）プログラム例

◆前歩き

目　的：プログラムの最初には，体を水中という環境になじませる（水温・浮力への適応）目的で50 cm程度の歩幅での前歩きを，プログラムの最後には，水中から陸上へと上がる準備として前歩きを，それぞれ25 m程度実施することを推奨したい．

注意点：前に歩くという動作は，水中では前方から水の抵抗を受けることとなる．そのため，骨盤前傾・腰椎前弯を招き腰痛を引き起こしやすい．すでに

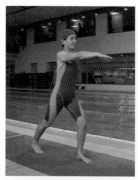 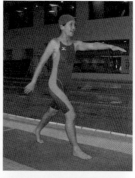

写真5-1　大股歩き

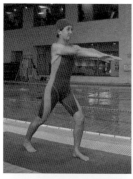 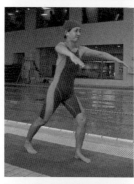 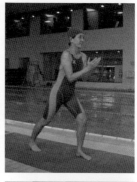

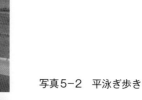

写真5-2　平泳ぎ歩き

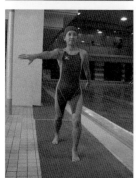 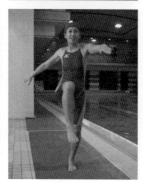 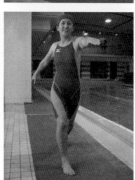

写真5-3　片手水かき歩き

　腰痛がある場合は，長時間の連続歩行には十分注意が必要である．
前歩きのバリエーション
□大股歩き：踵から着地することを意識し，歩幅を 80 cm 程度に広げる（**写真5-1**）．
目　的：股関節周囲筋の柔軟性向上を図るとともに，腹筋群の賦活を図ることが可能となる．
注意点：人工股関節の場合は，歩幅は広げすぎないように注意する．
□平泳ぎ歩き：両手を平泳ぎの要領で動かし，水をかきながら歩く（**写真5-2**）．
目　的：肩甲骨を動かし，背中の筋群をほぐす．
□片手水かき歩き：右足を出すと同時に左手で前方の水をかき分ける要領で左右交互に繰り返しながら歩く（**写真5-3**）．

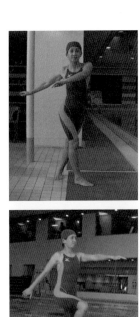
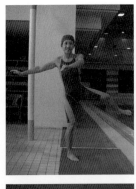
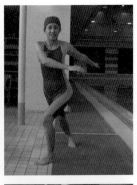

写真5-4　クロス歩き

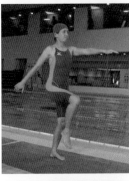
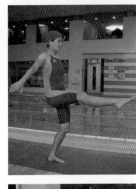
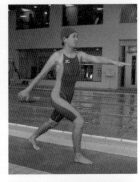

写真5-5　前キック歩き

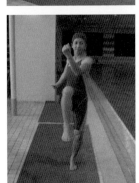
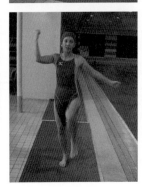
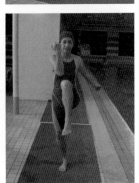

写真5-6　考える人歩き

　目　的：肩甲骨を動かし，背中の筋群を賦活させる．
□クロス歩き：左右の脚を交差させながら歩く（**写真5-4**）．
　目　的：足が着いた方と反対側に上半身を捻ることで体幹の回旋筋をほぐし，手や顔の使い方で頚部の筋群もストレッチすることが可能となる．
注意点：体幹の捻れに対し痛みが生じる場合は実施しない．
□前キック歩き：左右交互に足の甲で水を蹴りながら歩く（**写真5-5**）．
　目　的：膝の屈伸を伴うことで大腿四頭筋の賦活を図る．
□考える人歩き：右の肘を左の膝につくように体幹を捻らせる要領を左右交互に繰り返しながら歩く（**写真5-6**）．
　目　的：体幹回旋筋群の賦活を図る．
注意点：体幹の捻れに対し痛みが生じる場合は実施しない．

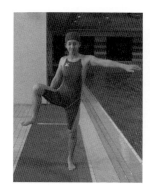 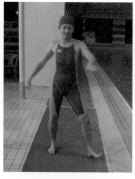 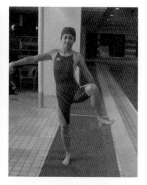

写真5-7　ガニ股歩き

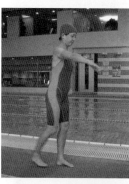 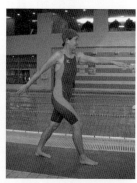

写真5-8　すり足歩き

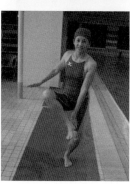 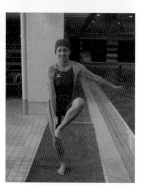

写真5-9　踵タッチ歩き（内側）

□ガニ股歩き：両膝を外側に開きながら歩く（写真5-7）．

　目　的：股関節周囲筋の柔軟性向上を図る．

□すり足歩き：膝を伸ばしたまま，足の裏を床にすりつけながら歩く（写真5 -8）．

　目　的：水の抵抗力を高め，股関節周囲筋の筋力向上を図る．

□踵タッチ歩き（内側）：左足の内くるぶしを上に向けながら，右手で左の踵にタッチする要領で左右交互に繰り返しながら歩く（写真5-9）．

　目　的：股関節周囲筋の柔軟性向上を図る．

　注意点：人工股関節の場合は，ふくらはぎをタッチするなどで過屈曲動作を避ける．

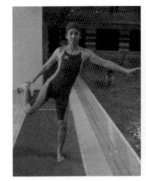
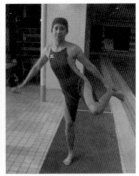

写真5-10 踵タッチ歩き(外側)

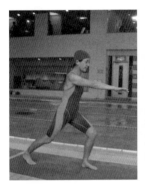
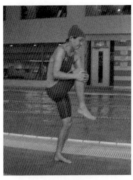

写真5-11 膝かかえ歩き

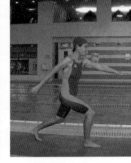
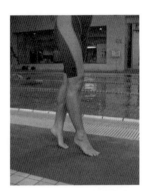

写真5-12 つま先歩き

□踵タッチ歩き(外側)

右足の外くるぶしを上に向けながら,右手で右の踵にタッチする要領で左右交互に繰り返しながら歩く(**写真5-10**).

目　的:股関節周囲筋の柔軟性向上を図る.

注意点:人工股関節の場合,脱臼肢位(術式により例外もあり)となるため実施しない.

　　　　人工膝関節の場合,過屈曲を避けるため実施しない.

□膝かかえ歩き:左右交互の膝を胸の前でかかえながら背を丸める(**写真5-11**).

目　的:腰背部の柔軟性向上を図る.

注意点:人工股関節・人工膝関節の場合,過屈曲を避けるため実施しない.

　　　　前かがみ姿勢で腰痛が生じる場合は,実施しない.

□つま先歩き:前足部を底屈してつま先だけで歩く(**写真5-12**).

目　的:下腿三頭筋の賦活を図る.

注意点:足に痛みが生じる場合は実施しない.

　　　　こむら返りが起こったら,すぐに中止してストレッチを行う.

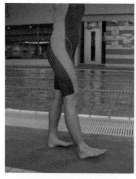
写真5-13 踵歩き

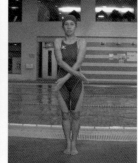
写真5-14 グーパー歩き

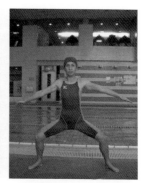

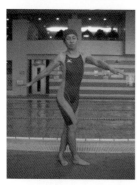

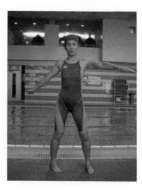

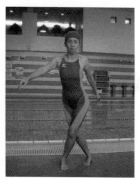
写真5-15 横クロス歩き

□踵歩き：前足部を背屈して踵だけで歩く（写真5-13）．

目　的：前脛骨筋の賦活を図る．

注意点：向う脛がつったら，すぐに中止してストレッチを行う．

◆ジグザグ歩き

目　的：ジグザグに歩くことで乱流が起こり，水の抵抗を利用したバランス機能向上や筋力増強プログラムがさらに効果的なものとなる．

注意点：低体力者や身長の低い人はバランスを崩しやすいので，指導者はすぐにサポートできる心構えが必要である．

◆横歩き

目　的：横に歩くことで，中殿筋などの左右の動きに対して働く筋群を賦活させることが可能となる．

横歩きのバリエーション

□グーパー歩き：手を広げる際に脚も広げながら歩く（写真5-14）．

目　的：交互に股関節の内・外転筋群の交互に賦活を図る．

注意点：人工股関節の場合，過屈曲動作は避けるため深く沈まないようにする．

□横クロス歩き：支持脚の前・後ろへ交差させるようにステップを踏みながら歩く（写真5-15）．

目　的：骨盤をゆすることにより，骨盤周囲筋をほぐすことが可能となる．

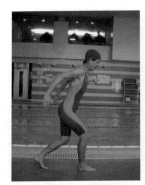 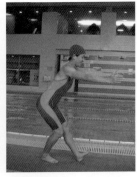

写真5-16　逆平泳ぎ歩き

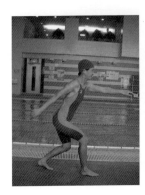 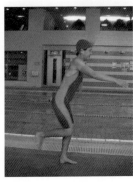 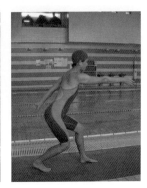

写真5-17　素振り歩き

◆後ろ歩き

目　的：陸上に比べるとバランスを保持しやすいので，水中では積極的に実施し，背面筋群の賦活を図るとよい．

注意点：進行方向に背を向けるため，衝突が起こらないように配慮する．

後ろ歩きのバリエーション

□逆平泳ぎ歩き：背面から胸の前に水を掻き集めるように両手を回しながら歩く（写真5-16）．
　　　　　　　バランス保持を容易にし，推進力を得ることが可能となる．

目　的：臀部筋やハムストリングス，菱形筋の柔軟性向上を図る．

□素振り歩き：右足を後ろに出すと同時に右手の掌で水をすくうように歩く要領で，左右交互に繰り返しながら歩く（写真5-17）．

目　的：臀部筋やハムストリングスの柔軟性向上を図る．
　　　　肩関節周囲筋の賦活を図る．

2）水中ストレングス

（1）概　要

　水の中という環境では，自分が発揮した力の分だけフィードバックされるため，個人差に応じたトレーニングが可能となる．筋力のある男性では，長いテコや速

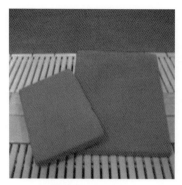
写真5-18　ビート板

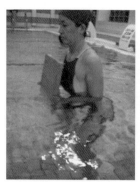
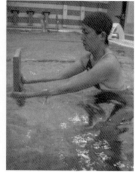
写真5-19　大胸筋トレーニング

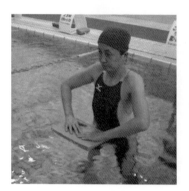
写真5-20　三角筋前部トレーニング

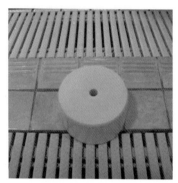
写真5-21　ヘルパー

いスピードで動かすことで，非常に高い強度のトレーニングが可能となる．

（2）プログラム例

◆ビート板使用

水泳用の道具を活用して行う（写真5-18）．簡単にカットすることができるので，筋力の違いに応じて大きさを変えて使用することも可能である．

上肢・体幹のバリエーション

ビート板の面を変えることで負荷を変えることができる．

□大胸筋：胸の前で構えたビート板を，肘を曲げ伸ばしさせて動かす（写真5-19）．

目　的：大胸筋の賦活を図る．

注意点：ビート板を握ることで血圧が上昇しやすくなるため，呼吸を止めない．

□三角筋前部：水面にあるビート板の上に手を添え，水中へ押し込む（写真5-20）．

目　的：三角筋前部の賦活を図る．

注意点：浮力によってビート板が浮かび上がってこないように，垂直に沈める．

◆ヘルパー使用

幼児の水泳補助具として使用するものを活用する（写真5-21）．穴に通した紐を外して使用することもできる．

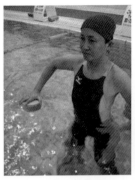 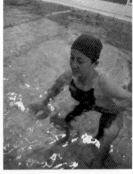 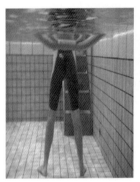

写真5-22　三角筋中部　　　　写真5-23　ヌードル

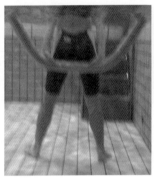 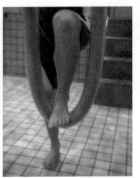 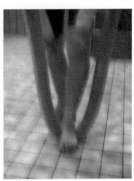

写真5-24　三角筋後部　　　　写真5-25　大殿筋

わずかな抵抗ではあるが，素手で水を押すよりも感覚をフィードバックしやすいので，低体力者などには適している．

□三角筋中部：水面にあるヘルパーを水中へ押し込む（写真5-22）．

目　的：三角筋中部の賦活を図る．

◆ヌードル使用

簡単にカットすることができるので，筋力の違いに応じて大きさを変えて使用することも可能である（写真5-23）．

上肢・体幹のバリエーション

五十肩のような痛みがある場合には，スタートポジションをとることも肩の痛みの増悪につながるため注意が必要である（写真5-24）．

下肢・体幹のバリエーション

浮力に負けて立位保持が崩れる場合もあるので注意が必要である（写真5-25）．

3）水中ストレッチング

（1）概　要

陸上運動と同様に，ケガを予防し，運動を開始する合図を送る役割を持つ．主な筋肉群の靱帯や腱の柔軟性を高める．水の中という環境下だからこそ可能な

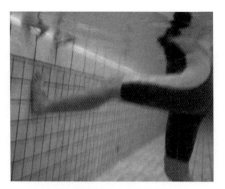
写真5-26 下腿三頭筋

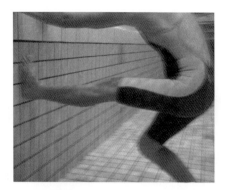
写真5-27 ハムストリングス

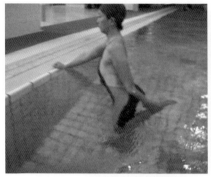
写真5-28 腸腰筋・大腿四頭筋

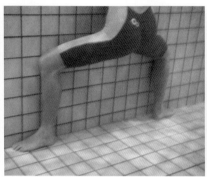
写真5-29 股関節内転筋群

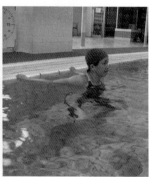
写真5-30 大胸筋・三角筋

ポーズも多い．陸上と同様30秒程度時間をかけ，楽な呼吸を繰り返しながらゆっくり引き伸ばすことが重要である．

(2) プログラム例

◆スタティックストレッチ

水の中では抗重力筋の緊張・関節への重力の影響が軽減するため，陸上に比べ姿勢保持が容易である．

壁を利用したバリエーション

□下腿三頭筋：壁に片足ずつ足の裏側をつけて保持する（**写真5-26**）．

注意点：下腿三頭筋のツッパリ感が強い場合は，足の位置を壁の下側にする．

□ハムストリングス：膝を伸ばし骨盤前傾姿勢をとり保持する（**写真5-27**）．

注意点：ツッパリ感が強い場合は，膝を緩めて実施する．

□腸腰筋・大腿四頭筋：右手で後ろ手に右の足首を持ち保持する（**写真5-28**）．

注意点：人工膝関節の場合は，過屈曲を避けるため実施しない．

□股関節内転筋群：壁に向き，開脚して保持する（**写真5-29**）．

□大胸筋・三角筋：壁に背を向け手を後ろにまわす．肩関節の柔軟性に合わせて手の幅を変えて行う（**写真5-30**）．

注意点：手の幅は徐々に狭め，肩の痛みがない範囲で行う．

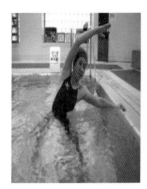
写真5-31　体側

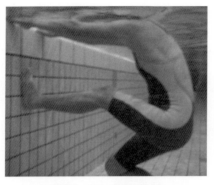
写真5-32　腰背部筋群

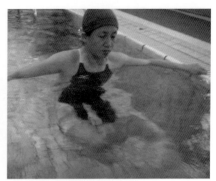
写真5-33　殿部筋群

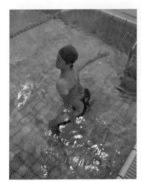
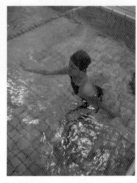
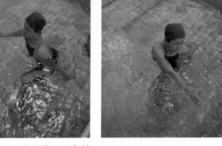
写真5-34　大胸筋・三角筋

□体側：壁に手を添え体を横に倒して行う（写真5-31）．
□腰背部筋群：両手で壁を持ち背中を丸くする（写真5-32）．
注意点：腰背部のツッパリ感が強い場合は，膝を緩めて実施する．
□殿部筋群：手を壁に添え，片方の膝にもう片方の足をかける（写真5-33）．

◆ダイナミックストレッチ

抗重力筋の緊張・関節の重力の影響が軽減した水の中で，さらに惰力を利用しながら実施する．水の力を利用して牽引されることにより，ストレッチ効果が非常に高まる．

上肢のバリエーション

肩まで水につかり，ゆっくりとしたスピードで水の抵抗や惰力を利用しながら行う（写真5-34）．

下肢のバリエーション

壁に手を添え，ゆっくりとしたスピードで水の抵抗や惰力を利用しながら行う（写真5-35）．

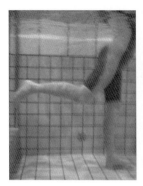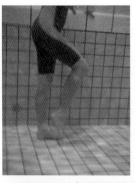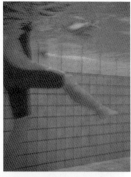

写真5-35　腸腰筋・大殿筋

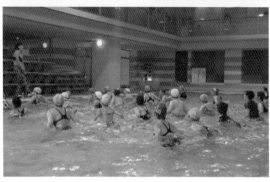

写真5-36　アクアビクス

4）アクアビクス

（1）概　要

　1970年代，軽快な音楽に合わせて手足を動かしながら踊るエアロビクスダンスが普及した．それまでの運動のイメージは，「つらい」，「苦しい」というものであったが，音楽に合わせて体を動かすことにより，運動が「楽しい」，「心地良い」というものに変化していった．

　しかし，跳んだり跳ねたりのエアロビクスダンスは関節への負担が大きいため，水の特性を生かすことで中高年でも安心して取り組めるアクアビクス（＝水中エアロビクス）が普及していった（写真5-36）．

　水中ウォーキングに比べて，ロッキングやジャンピング動作を多く含むことから，理想的な水深は横隔膜から脇の下であり，日本人の体型から考えると，アクアビクスには水深110〜120 cmのプールが適しているといえる．

（2）プログラム例

◆ウォーミングアップ

　目　的：大筋群を積極的に動かすことで筋温を上げる．
　　　　　関節可動域の拡大を図る．
　注意点：スタティックストレッチを取り入れる際は，筋温低下に注意する．
　時　間：10〜15分

◆メインパート

　目　的：有酸素性運動と筋コンディショニングの組み合わせにより，呼吸循環器機能の向上と筋力増強を図る．

エネルギー消費を高めることにより痩身効果を図る．
ストレス解消を図る．

時　　間：25～30分

強　　度：上肢運動のバリエーションやスピードの変化，移動などを組み合わせることで調節する．

◆クーリングダウン

目　　的：呼吸を整え，陸上の環境へ戻る準備を行う．

注意点：特に冬場は体温を水に奪われるので下半身は動きを止めないなどの工夫が必要である．

時　　間：5分

5）水　泳
（1）概要
水泳＝競泳という考え方から変化をたどり，人生の長きに渡り取り組めるスポーツとして普及してきた．

（2）プログラム例

◆ベビースイミング

生後6カ月～2歳半の乳幼児を対象とする．1人のベビーに対し，1人の保護者がコーチ役となり実施する．水への恐怖心が芽生える前にはじめることが望ましい．

◆障がい者スイミング

脳性麻痺など中枢神経疾患者の拘縮予防，脊髄損傷などによる肢体不自由者の肥満予防として取り組まれている．また，喘息や発達障害などの治療法としても取り入れられている．

◆妊婦スイミング

妊娠中の運動不足，ストレス解消，肥満予防を目的とする．体重が妊娠前に比べ増加する妊婦にとっては，水の中の環境下は心地よく，運動継続時間の拡大を図ることができる．安全第一に，母体の心拍数や胎児の心音管理を行いながら実施する．

◆健康づくりスイミング

自分のライフスタイルに合わせて泳ぎを楽しむことを目的とする．自分のペースに合わせて自由に泳ぐことで無理のない全身運動の継続が可能となる．

［文　献］

尾陰由美子(2010) 水中運動の実践−水中ウォーキングの実践−，臨床スポーツ医学，27：863-867．

Sova R著，今野純訳（1990）AQUA FIT．pp10-12，株式会社アクアダイナミックス研究所．

第6章　目的別運動処方の実際

1．水泳・水中運動による肥満解消

1）肥満解消には運動と食事管理

　肥満解消のための運動処方やその効果については，すでに多くの研究がなされてきたが，肥満の解消と運動に関する多くの研究報告は運動処方と食事制限を課したものとなっている．田中ら（1987）の報告では，中高年肥満女性に対して18週間の運動と摂取エネルギー制限を処方した結果，体重，体脂肪量，血圧，トリグリセライドなどの顕著な低下とともに，$\dot{V}O_2max$，乳酸性閾値，心機能，高比重リポタンパクコレステロール／総コレステロール比などの有意な向上を確認したとしている．中でも体重は平均8.2 kg，体脂肪率は平均5.6％の減少を確認した．その後1年間，同じ被験者らを月1～2回の指導とともに，食事による摂取エネルギーや運動実施を各自で自己管理させた結果，身体トレーニング量は管理期間中より50％減少し，摂取カロリーが約150～200 kcal増加したものの，体重は1.1～1.5 kgの増加にとどまった．

　全米ストレングス＆コンディショニング協会（Coburn et al., 2011a）では，多くの研究を理論的根拠として脂質異常症などの代謝に問題を抱える人に対し，摂取カロリーと消費カロリーのバランスを考慮した栄養管理とともに，1日に約150 kcal，週に約1,000 kcalを消費する中程度の運動の励行を推奨しており（表6-1），おおむね20分程度の水中運動や水泳運動は，そのひとつとして勧められている．その中で，体重過多や肥満のクライアントの特徴として，暑さに弱いこと，関節可動域に制限がかかること，膝関節などへの過重負荷がかかることがあげられ，トレーニング処方上の注意事項として記している．それらの注意事項の解消方法としても，30℃の水温によってある程度の快適さが保たれ，さらに関節可動域は広がりやすくなり，浮力の影響により身体にかかる重力が比較的低く，股関節や膝，足首の関節への負担が比較的軽い水中環境での運動は大いに推奨されるべきであろう．

　重松ら（1996）は，肥満女性を対象に1回60分間の水中運動（水中ボール運動や水中歩行などで構成され，運動強度は51.2±4.6％HRmax：85.0±7.6 bpm～64.5±4.9％HRmax：107.0±8.1 bpm）を週3回，16週間にわたり実施させた結果，体重，体脂肪率，BMI，胸囲，腹囲，臀囲，皮脂厚（上腕背部，大腿前部）が有

表6-1 中程度の運動量の身体活動例

一般的な身体活動	スポーツ活動	
40～60分間の洗車またはワックスがけ 窓または床掃除45～60分間 庭仕事30～45分間 車椅子を自分で30～40分間動かす ベビーカーを30分間で2.4km押す 落ち葉集め30分間 30分間で3.2kmのウオーキング 雪かき15分間 階段昇降15分間	バレーボール45～60分間 タッチフットボール45分間 35分間で2.8kmのウオーキング バスケットボール（シューティング）30分間 30分間で8kmのサイクリング 社交ダンス30分間 **アクアエアロビクス30分間** **水泳20分間** バスケットボール（試合）を15～20分間 縄跳び15分間 15分間で2.4kmのランニング	さほど激しくなく，時間が長い ↕ より激しく，時間が短い

これらの身体活動は，1日に約150kcal，または週に1,000kcalのエネルギー量に相当する．
太字は，水泳・水中運動を示す．アクアエクササイズは中程度の運動として，水泳はやや激しい運動として示されている．
（Coburn編，森谷監修，2011aより引用改変）

意に低下したと報告した．また，運動機能についても垂直跳びと立位体前屈の向上が認められ，水中運動の有用性を示した．Després ら（1991）は，腹囲の減少は総コレステロールやLDLコレステロールの減少と関連があるとしている．

　これらのことから，水中運動は陸上環境と異なる特殊な環境に身体が曝露されることによって，運動器へ適度な負荷を与えることができ，脂質代謝等にも好ましい影響を及ぼすことを示している．しかしながら，運動を励行することで食欲が以前よりも増加してしまい，さらにコンディションも良化すると内臓の働きも活発化するため，かえって体重コントロールが困難になるというケースも起こり得る．したがって，栄養指導と運動指導はパラレルで進められることが望ましい．

2）活動部位とエネルギー代謝

　低強度～中程度の強度の運動であれば，どのような運動様式でも脂質燃焼が進むのか，という問いに関しては，明確な答えは出ていない．仙石（2011）は，一流学生競泳選手を対象にした間欠的漸増負荷泳テストにおいて，陸上での走運動と異なり，競泳の場合は泳速度が増加しても血中グルコース濃度が増加しないことを明らかにした．Helge（2010）は同一運動強度において，上肢運動時における炭水化物利用率が下肢運動と比較して高いことを明らかにしており，泳動作と走動作では上肢の筋活動関与の差が大きく，恐らくそのことが糖代謝量に影響を及ぼしているのではないかと推察した．これらのことや，上肢と下肢の筋肉量の差，運動様式の違いによる活動筋の関与の違いなどを考慮すると，上肢の筋活動が激しいエクササイズでは，脂質代謝よりもむしろより多くの糖をエネルギー源としてその運動を賄おうとする可能性が考えられるため，糖尿病予防に関しては効果的となる可能性は考えられる．

　脂質異常症の改善や，過体重の脂肪燃焼を促す運動様式としては，上肢よりも下肢や体幹のような，筋線維量の比較的多い脚の筋群が，多くその活動に参加するような運動様式が望ましい．また，Ogita（2003）によると，一般的に運動時

間が短いと無酸素的エネルギーの供給比率が多くなり,運動時間の延長にしたがい,有酸素的エネルギーの供給比率が増えてくるとしており,有酸素-無酸素エネルギー代謝動態は運動時間に依存していることが示されている.それらのことを考慮すると,できるだけ長時間連続した運動を行った方が,短時間の運動を何回も行うよりも,より多くのエネルギーを有酸素的エネルギー供給系から賄うことができると考えられる.

高齢者を対象とした水中運動の効果を検証する研究の多くは,トレーニングプログラム中の上肢・下肢の運動量や運動時間のバランスに統一性がないため,研究の視点を,たとえば「脂質代謝」に絞ってみた場合,一定の傾向を持った結果が出にくくなる.今後,さらにさまざまな視点からのトレーニング効果の検証が行われ,さらに一歩踏み込んだ提案がなされるであろう.

しかし,これまでのエネルギー供給比率や上肢・下肢の代謝の違いなどの知見を統合すると,長時間の水中ウォーキングは,まさに肥満解消のための運動プロトコルに相応しいと考えることができ,水中ウォーキングの有用性の強い裏付けとなるとも考えられる.

[文　献]

Coburn JW et al. 編,森谷敏夫監修(2011a)栄養と代謝に問題を抱えるクライアント.NSCAパーソナルトレーナーのための基礎知識 第2版.pp503-537,NSCAジャパン.

Coburn JW et al. 編,森谷敏夫監修(2011b)有酸素性持久力トレーニングのプログラムデザイン.NSCAパーソナルトレーナーのための基礎知識 第2版.pp415-442,NSCAジャパン.

Coburn JW et al. 編,森谷敏夫監修(2011c)レジスタンストレーニングのプログラムデザイン.NSCAパーソナルトレーナーのための基礎知識 第2版.pp373-414,NSCAジャパン.

Coburn JW et al. 編,森谷敏夫監修(2011d)心臓血管系と呼吸器系の構造と機能.NSCAパーソナルトレーナーのための基礎知識 第2版.pp17-30,NSCAジャパン.

Després JP et al. (1991) Loss of abdominal fat and metabolic response to exercise training in obese women. Am J Physiol, 261: E159-E167.

Helge JW (2010) Arm and leg substrate utilization and muscle adaptation after prolonged low-intensity training, 199: 519-528.

Ogita F et al. (2003) Metabolic profile during exhaustive arm stroke, leg kick, and whole body swimming lasting 15s to 10 min. Biomechanics and Medicine in Swimming IX. pp361-366.

仙石泰雄ほか(2011)間欠的漸増負荷泳テスト中における血中グルコース濃度の動態と代謝応答の関係.日本水泳・水中運動学会2011年次大会抄録論文集.pp14-17.

重松良祐ほか(1996)肥満女性に対する運動処方種目としての水中運動の有用性.体力科学,45:179-188,1996.

田中喜代次ほか(1987)中高年肥満女性に対する監視型運動療法・食事療法プログラム終了1年後における療法効果の残存性.デサントスポーツ科学,8:102-114.

2. 水泳・水中運動による体力（有酸素性能力）の改善

1）有酸素性能力

有酸素性能力を向上させるためには，筋の疲労をできるだけ遅延させ，ある負荷の運動を一定以上の時間継続することが必要である．それには体内で摂取できる酸素量，いわゆる酸素摂取量を増やすことと，運動中に体内で生産される二酸化炭素の排出が必要となる．それには，換気量の増大が必要となる．

中村（1998）によると，換気量は運動開始後は酸素需要に応じて徐々に多くなり，喚起閾値に達すると体内の二酸化炭素排出に応じて換気量が増加する．いずれにしても，換気量の大小は酸素の需要と体内の二酸化炭素の排出という2つの筋運動のリミッティングファクターにかかわっていると考えることができる．また，換気閾値が出現する %$\dot{V}O_2$max は，定期的にトレーニングをしている者の方がそうでない者に比べて高い．

加えて，酸素摂取量を増やすためには，末梢において筋がより多くの酸素を使えるようになることが求められる．Ichimura ら（2006）は，高齢になるにつれて末梢における酸素消費後の酸素化ヘモグロビンの回復が遅くなる傾向があるものの，運動習慣のある高齢者の方が，運動習慣のない高齢者に比べて有意に酸素化ヘモグロビンの増加が速いことを明らかにした（図6-1）．このことは，運動習慣のある高齢者の方が，筋の酸化能力が高くなる可能性を示している．このように，定期的な運動習慣のある者は，換気量や末梢での酸素利用能を高めることで，酸素摂取量を増やす，あるいは維持していることがわかる．

2）水中運動と有酸素性能力

水深が胸のあたりで行う水中運動では，胸壁や腹壁にかかる水の圧力に抗して呼吸運動を行うため，呼吸機能が高まることが期待される（日本水泳連盟編，2011）．また，泳ぐ動作など呼吸機会が制限されるような運動では，その励行に

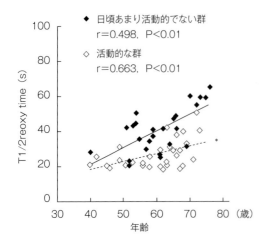

図6-1 日頃あまり活動的でない群と活動的な群の筋活動後の酸素化ヘモグロビン量の増加時間の違い

活動的な高齢者の方が，運動後に減少した末梢の酸素の戻りが速いことを示している．（Ichimura et al., 2006）

よって換気量の増大も期待できる．これらのことから，呼吸によって得られる酸素の量を増やすために，水中という環境における運動が果たす役割は大きいと考えられる．

また，小野寺（2010）によると水圧は静脈に作用し，静脈還流が促進されることが心拍の1回拍出量の増大に結びつき，陸上運動時よりも心拍数が低くなると述べている．こういった反応は一過性の身体反応であるものの，継続することで身体適応が起こるため，日常生活においても心臓の酸素供給効率の向上による心機能の負担の減少という効果が期待できる．

仁平ら（1992）は，同じスピードで行った陸上ウォーキングと水中ウォーキングの際の酸素摂取量を比較し，4.5〜5.5 km/時の速度条件において水中ウォーキングでは45〜71%$\dot{V}O_2$max，陸上ウォーキングでは26〜31%$\dot{V}O_2$maxとなり，水中条件の方が呼吸循環器での生理的負担が高いことを示した．水中では，水の粘性や流れによって起こる抵抗にうち勝って移動することが求められるため，陸上と同程度の速度で進もうとした場合，自然と筋出力も増加しやすくなり，発揮エネルギー量もそれに伴い増加することは明らかである．そして，この調査で得られた45〜71%$\dot{V}O_2$maxの運動強度は，Coburnら（2011b）がガイドラインで定めるカルボネン法による有酸素性能力改善のための運動負荷（50〜85%$\dot{V}O_2$max）に近い．したがって，ある程度の速さで歩く水中ウォーキングは，呼吸・循環器からみた有酸素性能力を向上させるトレーニング効果が期待できるように思える．

しかしながら，高石ら（1994）は，健康な女子大学生を被験者にして，0.2〜2.4 m/秒の速度による漸増水中トレッドミル歩行を行わせ，陸上で得られたHR-$\dot{V}O_2$

表6-2 有酸素性持久力における心拍数（拍/分）

年齢	カルボネン法		水中環境（野口提案）	
	50%$\dot{V}O_2$max	85%$\dot{V}O_2$max	50%$\dot{V}O_2$max	85%$\dot{V}O_2$max
80	105	130	95	120
75	108	134	98	124
70	110	138	100	128
65	113	142	103	132
60	115	147	105	137
55	118	151	108	141
50	120	155	110	145
45	123	160	113	150
40	125	164	115	154
35	128	168	118	158
30	130	173	120	163
25	133	176	123	166
20	135	181	125	171
15	138	185	128	175

安静時心拍数を70としてカルボネン法の計算式に代入し，求められた各年代での心拍数の指標．右は，そこから10を引いて，水中環境における指標としたもの．
（Coburn編，森谷監修，2011bより引用改変）

関係式に水中での心拍数を代入して求めた酸素摂取量と，実際の水中歩行時の酸素摂取量を比較したところ，各速度条件下において1％水準で有意に水中歩行時の酸素摂取量が多いことが明らかにされた．また，小野寺（2010）は，陸上運動の指標よりも10拍程度低い心拍数かつ顔面浸水を伴う場合は自律神経との関連も視野に入れ，さらに低い心拍数を目標値として設定する方が望ましいとしている．

これらの知見を統合すると，水中では陸上に比べ，水圧の影響で心拍数が低くなることは明らかであり，その環境的特性から，呼吸や末梢のさまざまな運動適応によって有酸素性能力を向上させることは可能である．しかし，陸上と同じような心拍数の設定による強度で運動を行うと，その強度が高くなるとオーバーワークに繋がることも考えられるため，運動処方中も十分な観察と強度のコントロールを行うことが必要である．

そこで，前述したNSCAが提唱している年齢別の有酸素性トレーニングの至適心拍数目安に，水中環境の特性を加味した私案から表を作成してみた（**表6-2**）．$\dot{V}O_2max$測定などが困難な人は，こういった指標を参考に，水中運動時の適切な身体負荷の目安にしてもらいたいと考えている．

[文　献]

Coburn JW et al. 編，森谷敏夫監修（2011a）栄養と代謝に問題を抱えるクライアント．NSCAパーソナルトレーナーのための基礎知識 第2版．pp503-537，NSCAジャパン．

Coburn JW et al. 編，森谷敏夫監修（2011b）有酸素性持久力トレーニングのプログラムデザイン．NSCAパーソナルトレーナーのための基礎知識 第2版．pp415-442，NSCAジャパン．

Coburn JW et al. 編，森谷敏夫監修（2011c）レジスタンストレーニングのプログラムデザイン．NSCAパーソナルトレーナーのための基礎知識 第2版．pp373-414，NSCAジャパン．

Coburn JW et al. 編，森谷敏夫監修（2011d）心臓血管系と呼吸器系の構造と機能．NSCAパーソナルトレーナーのための基礎知識 第2版．pp17-30，NSCAジャパン．

Ichimura S et al.（2006）Age and activity status affect muscle reoxygenation time after maximal cycling exercise. Med Sci Sports Exerc, 38: 1277-1281.

中村好夫（1998）エアロビックパワー．呼吸-運動に対する応答とトレーニング効果-．pp194-205，ナップ．

仁平律子ほか（1992）水中歩行は陸上の歩行にまさるか-水中トレッドミル歩行の運動強度について-．デサントスポーツ科学，13：193-199．

日本水泳連盟編（2011）水泳と生活．水泳指導教本-公認水泳指導員・水泳上級指導員用-．pp1-15，大修館書店．

小野寺昇ほか（2010）水中運動の基礎-水中運動時の循環動態-．臨床スポーツ医学，27：815-821．

高石鉄雄ほか（1994）水中歩行は運動処方に有効か？デサントスポーツ科学，15: 252-260.

3．水泳・水中運動による筋力強化

1）筋力強化の方法

ストレングストレーニングの指導においては，一般的に筋力を強化するために必要な運動負荷として，最大挙上重量の85％以上の負荷で6レップ以上の反復が求められる．同様に，筋肥大を目的とした場合は最大挙上重量の67～85％で6～12レップの反復，筋持久力の向上を目的とした場合は，最大挙上重量の67％以下の負荷で12レップ以上の反復をそれぞれ3～5セット程度行うことが推奨されている（森谷，2011）．

近年，筋バイオプシーによる実験機器の改良がなされ，以前より被験者に負担をかけずに筋生検が行えるようになったことで，トレーニングによる筋の急性適応と数週間後に表出する効果の関連性が解き明かされようとしている．その中でも最大挙上重量の30％という低い負荷で，1レップを12秒かけて3セット行う方法でも，筋のタンパク質合成が高まることが明らかにされている（石井，2012）．

こういった筋力強化のエビデンスについては，多くの実践報告をもとに「ある程度の」ガイドラインが示されているものの，実施者の個体差，たとえば速筋や遅筋線維の筋線維比率や心肺機能などによって，最大挙上重量に対するパーセンテージや，繰り返せるセット数，インターバルも大きく異なり，トレーニングを処方する側の経験則に頼るところが大きい．

2）水中運動による筋力強化

水中は水圧や水の抵抗によって身体にさまざまな形で負荷がかけられる反面，その定量化が困難なため，筋力強化に関しては一定のエビデンスが得られにくい．また，水中では浮力の効果もあり，特に脊柱起立筋などの抗重力筋群は，水中滞在時の方が，重力による筋への負担が軽減される．そのため，単純に水中と陸上での筋活動の違いを歩く動作だけで比較しても，どの筋群にも一定以上の筋力強化の効果が得られるわけではないと考えられる．金田ら（2004）は，成人男性を対象にして水平移動の前進歩行と後進歩行運動，スクワット，カーフレイズ，レッグランジなどの鉛直運動，水平運動と鉛直運動の両方を含む片脚振り子運動について，水中と陸上の条件間の筋活動を比較した．その結果，前進歩行では，前脛骨筋，大腿直筋，大腿二頭筋長頭において筋活動が有意に高く，後進歩行では大腿直筋，大腿二頭筋長頭で有意に高値を示したため，水平運動では筋活動が高くなる部位が存在した．しかし，カーフレイズでは腓腹筋内側に，レッグランジではヒラメ筋，大腿直筋において有意な減少を示し，片脚振り子運動では大腿直筋で有意な減少を示した（図6-2）．このことは，浮力の影響で陸上よりも負担が軽減された筋群が存在していることを示しているともいえる．井上ら（2010）も同様の検証を行い，同様の結果を示しているが，スクワットの際に前脛骨筋が陸上よりも水中で有意に高い活動を示したことについて，水中においては重心位置

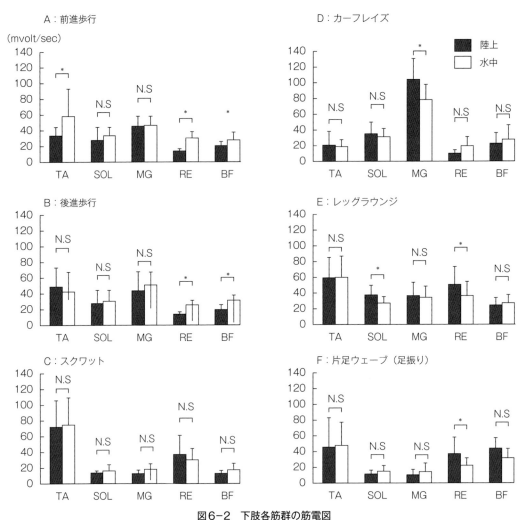

図6-2 下肢各筋群の筋電図
前進・後進歩行では陸上よりも比較的高い筋活動であることがわかるが，レッグランジやスクワットなどは，陸上環境の筋活動の方が高い．TA：Tibialis anterior（前脛骨筋），SOL：Soleus（ヒラメ筋），MG：Medial gastrocnemius（腓腹筋内側頭），RF：Rectus femoris（大腿直筋），BF：Biceps femoris（大腿二頭筋長頭）．N.S.：有意差なし，*：$p < 0.05$（金田ほか，2004）

が上方へ移動することと，波の影響などで前後動揺がかかるため，姿勢保持のために前脛骨筋の稼働が増えていると述べている．

このように，水中では浮力がかかるため，特に過体重の人にとっては，自体重による関節への負担が軽減されるというメリットがあるものの，筋力を強化する場合には，部位や行う動作によっては，その目的が達成されにくい部分もあるということを前提として考えておかなければならないだろう．

そういったことを鑑み，Colado（2012）が提唱しているのは，流体抗力増大用具（パドルなど）を用いたアクアレジスタンスエクササイズであり，トレーニング処方上の強度管理としては，抵抗の大きさ，動きのペース（ケイデンス），動作の幅（四肢の長さ），動作を行う部分と使用する用具の流体力学的位置，主観

的運動強度を，トレーニング強度の変数としてあげている．それらの運動条件の把握に加え，レジスタンストレーニングで用いられている自覚的運動強度（OMNI resistance exercise scale: OMNI RES）を図6-2に示す．

　水中運動と筋力の変化について明らかにした資料は極めて少ないが，日常的な運動習慣がない高齢女性の低体力者に対して，膝関節伸展や股関節伸展，屈曲運動など，20レップを1セットとした低強度の水中運動を，1回40分で週2回，6カ月間処方した研究では，膝関節伸展動作時の最大筋力が体重を上回る群もそうでなかった群も，大腿前部の筋厚は有意な増加を示さなかった．しかし，240度/秒の右膝関節伸展等速性最大筋力は，3カ月後，6カ月後に開始前と比べ有意に増加した．60度/秒と120度/秒における右膝関節伸展等速性最大筋力は，最大筋力が体重を下回った群において3カ月後，6カ月後に有意に増加したものの，開始前から最大筋力が体重を上回っていた群では，統計的な差は認められなかったと報告した（須藤ほか，2002）．

　これらのことから，水中運動による筋力の変化は実施者のトレーニング歴やこれまでのトレーニング頻度，トレーニング開始前の状態によって，同じ負荷・反復回数のトレーニングを与えても，その効果が異なる可能性がある．そのため，トレーニング処方を組む際に実施者のスポーツ歴や筋力の状態などをよく把握して，個々のトレーニング反応をよくするための方略を十分に立てた上で，トレーニングプログラムを処方する必要がある．

[文　献]

Coburn JW et al. 編，森谷敏夫監修（2011a）栄養と代謝に問題を抱えるクライアント．NSCAパーソナルトレーナーのための基礎知識 第2版．pp503-537，NSCAジャパン．

Coburn JW et al. 編，森谷敏夫監修（2011b）有酸素性持久力トレーニングのプログラムデザイン．NSCAパーソナルトレーナーのための基礎知識 第2版．pp415-442，NSCAジャパン．

Coburn JW et al. 編，森谷敏夫監修（2011c）レジスタンストレーニングのプログラムデザイン．NSCAパーソナルトレーナーのための基礎知識 第2版．pp373-414，NSCAジャパン．

Coburn JW et al. 編，森谷敏夫監修（2011d）心臓血管系と呼吸器系の構造と機能．NSCAパーソナルトレーナーのための基礎知識 第2版．pp17-30，NSCAジャパン．

Colado JC et al.（2011）流体抗力増大用具を用いたアクアレジスタンスエクササイズの強度のモニタリング：最新版．Strength & conditioning journal，18：32-37．

井上夏香ほか（2010）水中運動の基礎-水中運動時と陸上運動時の筋活動-．臨床スポーツ医学，27：829-835．

石井直方（2012）"筋トレ"最新情報．コーチングクリニック，6：4-8．

金田晃一ほか（2004）水中及び陸上運動時の下肢筋群における筋活動とその違い．体力科学，53：141-148．

須藤明治ほか（2002）高齢・低体力者における水中運動の効果．国士舘大学体育研究所報，21：65-73．

4. 水泳・水中運動による高血圧の予防改善

1) 水中環境と血圧の変化

小野寺（2003；2010）によると，陸上環境に比べ，水中での安静時の血圧は，若年者では収縮期および拡張期血圧は低下し，高齢者では収縮期血圧が上昇するとしている．また，運動時は陸上と比べると収縮期血圧が低く，運動後の回復時には拡張期血圧が低くなるという．これらの反応は，血管弾性機能が水圧の影響を受けて静脈還流が促進されることと関係があり，下肢への水による加圧効果によって下大静脈の拡張が起こり，そのことが中心還流に影響を及ぼしているとしている．

このように，一般的には水中環境は血圧が下がりやすい環境であるといえるため，そこでの定期的な運動処方によって，血圧を下げる効果が得られるとも考えられる．陸上での運動では，有酸素性運動では収縮期血圧が220～260 mmHgまで上昇し，拡張期血圧は安静時と同じかわずかに低下するとしているが，高強度のレジスタンストレーニングでは，300 mmHg/180 mmHgときわめて高い値が観察される．さらに，動作中に止息期をつくり（バルサルバ法）腹圧をかけ，きわめて高い負荷のトレーニングになると，さらに血圧は高値になる．したがって，血圧の変動からみた運動処方上の安全性という面からみると，水中運動の方が比較的安全性が高いと考えることができる．ただ，どの程度の強度で運動を行うのが望ましいか，あるいはその動作中に呼吸をリズミカルに行うためにはどのタイミングで呼吸を入れたらよいのかについては，十分な注意を払わなければならない．

2) 水中運動が高血圧に及ぼすトレーニング効果

高血圧改善のためのトレーニング処方としては，筋の収縮・弛緩を繰り返すリズミックな運動で，適度に乳酸を産生させ交感神経系や昇圧ホルモンを刺激できるような強度が望ましいとされている．実際には，LT（lactate threshold）付近での，持続的な運動様式が望ましいとされている（前田ほか，1997）．

World hypertension league（1991）が提唱したそれらの条件を満たす運動様式としては，歩行，ランニング，サイクリング，水泳などである．また，効果が現れるトレーニング頻度と期間は，おおむね週3回程度，60～70％$\dot{V}O_2$max で 45 分間の運動を1カ月間，または，50％$\dot{V}O_2$max で 60 分程度の運動を同じく週3回程度，2.5カ月間と提示されている．

前田ら（1997）は，高血圧症患者に対し，50％$\dot{V}O_2$max の自転車エルゴメーターを1回60分，週3回，10週間行ったところ，収縮期血圧が1～3週後に，拡張期血圧が1～5週後に下がりはじめ，平均降圧度は収縮期が 12.6 mmHg，拡張期が 6.4 mmHg で，60～90％$\dot{V}O_2$max で行ったコントロール実験でも同様であった．この根拠としては，血漿ノルエピネフリンが運動継続により減少することで，交感神経活動の沈静化が起こり，末梢血管抵抗が減少し，それらのことが降圧に寄

与したとしている．

　では，水中運動によってこういった効果が得られるかどうかであるが，青葉ら（2004）は，3年間，週2回（1回70分）の水中運動を実施した中高齢者30名を対象にプログラム参加前から，8週後，7カ月後，1年後，2年後，3年後の血圧の変化を観察したところ，収縮期血圧は7カ月後から開始時に対して有意に低下した．その効果は運動継続3年後も変わらなかったが，水中運動を途中で中断した対照群は，1年後までは降圧状態を維持できていたものの，その後3年かけて，血圧が上昇したことを明らかにした．

　松本ら（2000）は軽傷女性高血圧者に対して60分の水中運動を週3回課したところ，収縮期血圧に8週目から有意な低下が認められたことを報告している．

　これらの報告では，さまざまな種類・強度の水中エクササイズが用いられている水中でのエクササイズにおける運動強度の客観的な設定は難しく，運動処方の詳細を客観的に考察することは難しい．しかし，少なくとも水中運動の継続は血

表6-3　水泳・水中運動療法適応のクライテリア

症状（前田ほか，1997）	水中運動実施の際の注意事項（野口加筆）
軽症高血圧患者（拡張期血圧＜105mmHg）	急な入水は避け，顔面浸水を含んだプログラムは注意深く行う
運動不足の患者	適度にストレッチングを挟み，筋緊張をほぐしながら実施させる
食塩過剰摂取の患者	運動中のインターバル時間に十分な水分摂取を行なわせる
肥満体の患者（標準体重＋10％以上）	プールから退水時の転倒等に十分注意する
糖尿病の患者	ケトン尿がある場合，眼底出血などが見られる場合は控える
ストレスを強く受けている患者	過緊張からパニック症に陥り溺水することもあるため，できるだけ運動初期にリラクセーションプログラムを入れる 水慣れが不十分な場合は顔面浸水や息こらえのある運動を避ける．
低レニン，高ノルエピネフリン，高Na/K患者	比較的緊張状態が高いため，これもリラクセーションから入るのが望ましい． 水慣れが不十分な場合は顔面浸水や息こらえのある運動を避ける．
中等症高血圧患者（105mmHg≦拡張期血圧＜120mmHg，160mmHg≦収縮期血圧＜200mmHG）	急な入水は避け，実施者が十分に水に慣れていない場合は，顔面浸水を含むプログラムは避ける．
脳卒中リハビリ中などで，管理課で運動を行う必要がある患者	顔面浸水や息こらえのあるプログラムは避ける． 指導者1人に対して大人数で行う集団での水中運動は避け，緊急対応が可能な資格を有する指導者と，1対1で行えるパーソナルレッスンや，医療施設と併設されているプール施設での実施を勧める
虚血性心疾患の患者（狭心症，心筋梗塞，弁膜症などの既往があり，βブロッカーなどの服用がある場合）	
腎機能障害のある患者	
動脈硬化症性の末梢動脈疾患の患者	
重症高血圧患者（拡張期血圧≧120mmHg，収縮期血圧≧200mmHG）	
高血圧症に伴う重症合併症のある患者および循環器障害のある患者	
急性感染症	
管理不十分な慢性疾患の患者	
重度の精神障害．運動器系障がいにより，運動実施が困難と考えられる患者	

（前田，1997に野口加筆）

圧患者の改善に効果的に働く可能性はみられた．

　しかし近年では，高血圧患者の水泳運動時の血圧の変化はみられないといった報告もなされている（小野寺，2010）．

　血圧の数値には，実際にはさまざまな要素が影響している．たとえば血液粘性や動脈スティッフネス，血管内皮構造などもそのひとつとしてあげられる．動脈スティッフネスや血管内皮細胞は運動によって改善される可能性が示されているものの（宮地，2009），血液粘性などは栄養学的な要素も含まれているため，トレーニングだけで解決できない問題も含まれている．また，特に顔面浸水がある水泳運動中は呼吸制限が生じ，その際に止息が生じると前述したバルサバ効果に似た状態になり，かえって血圧が上昇することも考えられる．近年，いくつかの学会発表で女性水泳愛好家の血圧が高いことが指摘されているが，その要因として，実施者自身が，トレーニングの量や頻度に合わせたコンディショニングが行き届かず，血液粘性が高くなってしまったり，運動時の止息回数がトレーニング量に伴い増加したりすることも原因として考えられている．そういったことも考慮したトレーニングとコンディショニングの検証が望まれる．

　加えて，前田ら（1997）は運動療法の適否のためのスクリーニングも必要であるとしている．指導にあたる場合や実施を検討している者は，まずそれに則って実施の可否や注意すべき点について十分な認識を得てから運動療法に入るべきである．さらに，水中運動にはそこに実施者の水慣れの程度や泳力の有無が，生理的反応に大きく影響するため，それらを加味して，安全に水中運動を実施することが望ましい（表6-3）．

［文　　献］

青葉貴明ほか（2004）水中運動の継続時間が血圧に与える影響．国士舘大学体育研究所報，22：9-15．
前田浩和ほか（1997）高血圧と運動指導．臨床スポーツ医学，14：835-840．
宮地元彦（2009）動脈の機能的な評価法と運動の影響．臨床スポーツ医学，26：1127-1134．
小野寺昇ほか（2003）水中運動の臨床応用-フィットネス，健康の維持・増進-：臨床スポーツ医学，20：289-295．
小野寺昇ほか（2010）水中運動の基礎-水中運動時の循環動態-．臨床スポーツ医学，27：815-821．
World hypertension league（1991）Physical exercise in the management of hypertension. Bull World Health Organ, 69: 149-153.

5. 水泳・水中運動による脂質異常症, 糖尿病予防効果

1) 脂質異常症

脂質異常症とは, 高LDLコレステロール血症, 低HDLコレステロール血症, 高トリグリセライド血症があり, これらが独立して起こる場合や, いくつかが複合して起こる場合があるとされている. いずれにしても, これらの症状が継続されると身体に何ら自覚症状が起こらない間に血管壁に脂質を原因として粥状動脈硬化 (アテローム) が形成され, 動脈硬化や心筋・脳梗塞などを引き起こす原因となる. また, 高血圧の原因になることもある. これらの症状の予防としては, 脂質の制限や運動による脂質の消費, 運動による血管の機能維持が必要であり, そのために, 有酸素性運動や適度な筋力トレーニングの励行が推奨されている.

一旦, 脂質異常症になってしまった場合は, 重篤な場合は薬物治療などが施されるが, そうでない場合は, 食事制限や運動指導が行われる. 運動については, $\dot{V}O_2max$ の50％前後の運動強度で, 1日30分以上, 週180分以上のウォーキングやサイクリング, 水泳などが推奨されている.

2) 糖尿病

糖尿病は血中の糖の量を調整し, 糖を組織に送り込むために必要なインスリンの分泌が何らかの理由で異常をきたした際に, 血中の糖濃度が上昇する状態をいう. エネルギーとして使用されなかった糖は脂肪に変わり, 肥満やその他の代謝異常, 合併症の原因になることがあり, 重篤なケースでは末端組織への血流が滞ってしまい, 細胞の壊死や切断などが施される場合もある.

糖尿病には遺伝的な原因によって起こるとされるI型糖尿病, 運動不足などが要因となるといわれているII型糖尿病などがあり, 日本人の糖尿病患者の95％がII型にあたるとされている.

糖尿病の治療法は, これも脂質異常症と同様で, 薬物を用いる場合もあれば食事制限や, それと運動を併用した治療を施す場合もある. 運動の強度や量もまた, 脂質異常症の治療とほぼ同様である.

3) 水泳・水中運動とそれらの予防効果

須藤ら (2005) は, 生活習慣病予防のために, 水泳教室に通う高齢者66名と, 陸上での運動教室に通う11名の高齢者を対象に, 週2回, 3カ月間 (計24回) のトレーニング期前後の, 体重, %Fat, 血圧, 血液成分, 肩・腰・膝の痛みを比較したところ, 両群で体重とBMIは有意に減少し, 血圧も収縮期・拡張期共に両群とも有意に減少した. %Fatは水中運動群のみ有意に減少した. 水中運動群の血液成分をみると, GOT (グルタミン酸オキザロ酢酸トランスアミナーゼ: 現在はAST) とCRNN (クレアチニン) が3カ月後に有意に低下していたが, TC (総コレステロール) は1カ月後, TG (中性脂肪) は1カ月後, 2カ月後に有意に低下していた. 陸上運動群では, TCとUA (尿酸) のみに有意な減少がみられた.

痛みのスケールは，水中運動群においてのみ，膝と腰に有意な減少がみられた．

　総じてみると，水中運動の方が陸上運動よりも多くのパラメータにおいて改善傾向にあったことがわかる．しかし，既存の教室で行われている運動を継続させるために，若干のコントロールを加えて運動強度や時間の均一化を図ろうとしていた点や，被験者の生活に配慮して食事管理などの制限を設けていなかったこともあったため，一定の傾向が出にくかったのではないかと考えられる．そのような点を考慮しても，水中運動群にはトレーニング開始後に TG や TC の有意な改善がみられたことは，水中運動が脂質異常症に何らかの改善効果があることを示唆しているといえよう．

　脂質の燃焼は主に遅筋線維で行われる．そのため脂質異常症予防，あるいは軽度の場合，その改善のためのトレーニングプログラムとしては運動強度は低く，運動時間が比較的長いもので，しかも下肢を主動筋にするような運動様式が望ましい．水中運動であれば水中ウォーキングなどが推奨されると考えられる．

　一方，糖尿病の予防や改善のためのトレーニングプログラムとしては，血中に溜まりつつある糖を十分に使わせる必要があるため，速筋線維をよく動員する運動強度となる水中でのレジスタンストレーニングなどが必要と考えられる．

　実際の生活習慣病予防のトレーニング現場で行われている，持久的トレーニングやレジスタンストレーニングの指導は，指導者の感覚でそのトレーニングのバランス調整をしているものと考えられる．これからは，糖の消費や脂質の消費をある程度狙って，プログラム作成の中で指導者側が代謝の特徴を意図してバランスを調整していく方が望ましいといえるだろう．

　さらに，近年では川上ら（2006）のグループは，健康な成人を対象にして標高 2,000 m，2,500 m と異なる酸素濃度環境において週 3 回の水中運動を行わせた結果，糖処理能と脂質代謝をより亢進させることを示した．こういった特殊な環境を用いた運動処方も，脂質代謝異常症や糖尿病予防・改善のために研究されており，今後の研究の動向が注目される．

［文　　献］
川上諒子ほか（2006）異なる低圧低酸素環境下における水中運動が糖処理能および血中脂質に及ぼす影響．体力科学，55：757．
厚生労働省生活習慣病予防のための健康情報サイト：脂質異常症．https://www.e-healthnet.mhlw.go.jp/information/metabolic/m-05-004.html（参照日　2016 年 5 月 20 日）
厚生労働省生活習慣病予防のための健康情報サイト：糖尿病．https://www.e-healthnet.mhlw.go.jp/information/metabolic/m-05-002.html（参照日　2016 年 5 月 20 日）
須藤明治ほか（2005）生活習慣病を有する高齢者の運動効果−水中運動と陸上運動の検討−．国士舘大学体育研究所報，23：5-12．

6．水泳・水中運動によるリラクセーション

1）水中でのリラクセーションやコンディショニング

　水中運動は，しばしばスポーツ選手などのリハビリテーションや主運動後のクーリングダウンにもよく用いられる．

　山本（2007）は，これらを総称して「アクアコンディショニング」と定義していて，水中環境の特性を利用したコンディショニング方法として，水中でのストレッチングや水中リラクセーション，水中環境でのアクティブレストを推奨している．ストレッチングについては次項で詳細に触れることにするが，それ以外のコンディショニング方法を説明する．

（1）水中リラクセーション

　水中リラクセーションは，水の浮力を利用したリラクセーションで，四肢や頸部または頭部に浮力体をつけ（場合によって頭部を人に支えてもらう），水面を浮きながら漂うようにしてリラックスする．山本（2007）は，水中では浮力があるため，抗重力筋の緊張が軽減されることで，それらの筋群を十分にリラックスさせることができるとしている．また，腰背筋部の筋緊張や，筋疲労による腰痛を有する場合には効果的であるとしている．

（2）水中環境でのアクティブレスト

　ある時期に集中して試合が行われたりする場合には，速やかな疲労回復が求められるが，そういった場合に水中環境を用いた積極的休息が有効に働く場合がある．

　山本（2007）は，大学サッカー選手のリーグ戦期間の実践例として，リーグ戦前半に2試合にわたって完全休養を取った期間と，後半では2試合にわたり水中環境を用いたアクティブレストを施した期間で，完全休養とアクティブレストの効果を比較した．アクティブレストの内容は，ウォーキングやジョギングなどの動きづくり，水中ジェットを利用したマッサージ，アクアストレッチ，リラクセーションなどであった．

　その結果，腰部の筋硬度は完全休養時よりも水中環境でのアクティブレストを用いた時の方が低く，筋硬度の数値が合計4試合を行った後にもかかわらず，最初の試合前のコントロール時に近づいていた．また，股関節屈曲可動域は完全休養をした後に4.5度減少し，股関節屈曲の柔軟性が損なわれたものの，その後の2試合後は0.6度可動域が回復していたため，試合が進んだ割には可動域が損なわれなかったことを明らかにした．また，こういったアクアコンディショニングは，すでにいくつかのプロチームでも取り入れられたり，ラグビーの全日本チームの合宿や，重量挙げ，バドミントンなどの日本代表選手のトレーニング後のクーリングダウン方法としても，取り入れられていることも付け加えておきたい．

　なぜ，そういった集団球技や高重量を扱う一流アスリートたちが，水中運動によるアクアコンディショニングを取り入れるのだろうか．たとえばラグビーの代表選手たちは，普段から大勢の観客の前でファンサービスなども行いながら，鍛

え抜かれた体力と技術力をベースに，より高度な戦術を駆使しながら勝利を狙っている．また，重量挙げの選手たちも，一日の挙上重量が何十トンにも及ぶトレーニングを，大きなケガの危険性の中で疲労困憊になるまで行っている．そのため，肉体的な負担はさることながら精神的な負担からくる中枢の疲労も，われわれ常人の域ではないことが推測できる．

しかし，水中という特殊な環境は末梢の疲労だけでなく，後述するように自律神経にも何らかのよい影響を与える可能性があり，中枢の疲労回復にも効果的とも考えられている．そこに，トップアスリートを擁するチームが，アクアコンディショニングを採用する大きな理由があるとも考えることができる．

日々培われた体力をベースに神経戦を余儀なくされるのは，何もスポーツ選手だけではない．多くの顧客を抱えたり，開拓しなければならない営業マンもそうであろうし，テクノストレスに見舞われがちなデスクワークを行う人もそうだろう．もはや日々の忙しさの中で，中枢疲労か末梢疲労か判断ができない人も多くいると考えられる．そういった方の業務パフォーマンス改善のためにも，アクアコンディショニングがさらに普及していくことが期待される．

2）水中環境が副交感神経に及ぼす影響

水中環境は先にも述べた通り，陸上環境よりも心拍数を低下させる．静脈還流の影響ももちろんあるものの，交感神経の活性を抑えることも，その反応に繋がっている．前述のサッカーなどの球技では，走能力とともに戦術面でも常時神経を張り巡らせて競技を行う必要があるため，時折過度に交感神経を働かせなければならない場合があるばかりか，身体接触のあるプレーのような，高い緊張が保たれなければ大ケガに繋がるような動きを求められる場合には，それ相応の交感神経活性の高さが求められる．アクアコンディショニングが効果的だったことは，筋硬度や関節可動域などにみられる末梢の疲労回復だけでなく，そういった中枢にも何らかの好影響を与えたことが推測される．

西村（2010）は，安静時の心臓副交感神経調節の活動水準が低い中高年者に対して，自転車運動後に陸上条件での仰臥位安静と，水中条件での仰臥位フローティングを行っている時の心拍のゆらぎから，心臓自律神経活動を解析して比較した．その結果，心拍数は両条件で有意に低下したものの条件間に有意差はみられなかった．しかし，心臓副交感神経調節亢進は，陸上条件に比べ水中条件の方が有意に高かったことを明らかにした（図6-3）．心拍数の低下には，交感神経の抑制もさることながら，もう一方で副交感神経の調整亢進という反応も必要だが，この結果から水中条件の方がより高い副交感神経の亢進ができることが示されたといえよう．

副交感神経の調節能力は自律神経のバランス調節には非常に重要であり，この調整力が損なわれると，さまざまな心身症の原因・遠因ともなる．一般的に，腹式呼吸などの指導がその予防に使われることが多いが，水中でのリラクセーションは，泳げる人にとっては比較的高い快感情が得られる方法であると考えられる

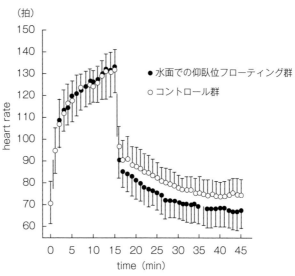

図6-3 水面での仰臥位フローティング群とコントロール群の心拍変動の比較
フローティング群の方が心拍数が有意に低下した.(西村ほか,2010)

ため,今後のさらなる研究と,現場での応用が期待されるだろう.また,西村ら(2003)は,塩水でも水中リラクセーションができる可能性があることを示唆しており,人間は海水の方が真水に比べ浮きやすいことから,海水浴などでは浮力体を用いずに,誰でも気軽にリラクセーションが味わえるのではないかと思われる.

ただ,気を付けなければならないのは,こういったコンディショニングを行う際の水温であろう.金田ら(2005)によると,水温26℃と30℃の水中歩行での脚の筋酸素化動態を比較したところ,両条件では心拍数,酸素摂取量,全身のRPEに違いがみられなかったものの,水温26℃条件では30℃に比べ脚の筋酸素化レベルは低くなり,実施者の脚のRPEは高くなることを明らかにした.このように,冷水環境下では毛細血管が収縮してしまい筋の酸素消費が十分な効果が得られないとされているため,多くの水中運動ももちろんだろうが,静的な運動が比較的多く含まれるアクアコンディショニングは,30℃程度の水温で行うことが望ましいと考えられる.

[文　献]
金田晃一ほか(2005)異なる水温環境下における水中トレッドミル歩行時の局所骨格筋酸素動態.体力科学,54:567.
西村一樹ほか(2010)中高齢者の自転車エルゴメーター運動後の仰臥位浸水と心拍数および心臓副交感神経系調節との関連性.川崎医療福祉学会誌,19:291-295,2010.
西村正広ほか(2003)塩水を用いた水中リラクゼーションが心臓自律神経系活動に及ぼす影響.川崎医療福祉学会誌,13:79-84.
山本利春(2007)アクアコンディショニングの有効性-特集にあたって-.トレーニング科学,19:209-215.

7. 水泳・水中運動による柔軟性，関節可動域改善

1) ストレッチングの効果

　従来，関節可動域の改善や柔軟性の改善には，ストレッチングが用いられてきた．ストレッチングにも近年さまざまな検証が加えられているが，2012年の日本体力医学会において行われた，「スポーツ・臨床の現場に活かすストレッチングに関する研究の成果と今後の課題」（司会：山本利春）というワークショップにおいて，これまで行われてきた多くのストレッチングに関する検証結果をレビューし，さまざまなストレッチングの効果と用途について提案がなされた．

　まず，市橋 (2012) は，5分間の受動的静的ストレッチを課して，受動的トルクの減少や筋腱移行部の移動量からその効果を検証した上で，柔軟性を増加させることが目的でストレッチングを行う場合，それにかける至的時間は2分間であることを示唆した．また，4週間連続で静的ストレッチングの介入をした群とコントロール群を設定して比較したストレッチング時の受動的トルクと筋腱移行部（筋腱複合体）の移動という面から比較した結果，ストレッチング介入によって，筋の柔軟性増加が主な要因となって筋腱複合体の柔軟性が増加したことを明らかにした．さらに，ホールドリラックス法（筋の伸張後に数秒間静的収縮負荷をかけ，その後再度筋を伸張させる方法）によるストレッチングと静的ストレッチングを比較したところ，両方とも筋の伸長時の受動的トルクは減少し，関節可動域も同様に増加した．しかし，関節可動域最大の状態でのトルク発揮においてホールドリラックス法の方が有意に高く，ホールドリラックス法は筋力低下を引き起こしにくいストレッチング法であることが明らかにされた．

　山口 (2012) は，これまでの研究結果から動的（ダイナミック）ストレッチングにはパフォーマンスの向上効果が認められていて，特にパワー系の種目のウォームアップには有用であると示唆した．

　こういった検証をまとめてみると，練習後や試合後には，関節可動域の維持・回復や，筋のスティッフネス，筋腱複合体の柔軟性向上のために，静的ストレッチングを2分間行うことが望まれ，前述の競技のリーグ戦期間のような，トルクの低下が危惧される時期であれば，ホールドリラックス法を取り入れることが妥当であると考えられる．

　一方，練習前や競技直前には，ストレッチングによってトルクが減少してはパフォーマンス発揮に影響を来すため，ダイナミックストレッチングを行うことで，筋腱複合体が激運動に対応できる準備が可能であると考えられる．また，静的（スタティック）ストレッチング後に動的なウォームアップを入れることで，ストレッチングによってトルクの低下が生じた場合にそれを補うことができ，主運動に向けた万全の準備をすることができるであろう．

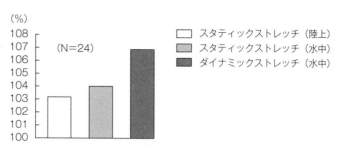

図6-4 陸上でのスタティックストレッチ，水中でのスタティックストレッチ，水中でのダイナミックストレッチ
3条件では，水中でのダイナミックストレッチングがもっとも大きな関節可動域の改善を示した．(山本, 2007)

2) アクアコンディショニングの中のストレッチング

　山本（2007）は，陸上と水中で肩，腰背部，大腿四頭筋，ハムストリングスの4部位のストレッチテストを，陸上，真水，海水の3条件で比較したところ，陸上より水中の方が柔軟性が高く，特に腰背部でその差が大きかったことを示した．また，真水よりも海水の方が浮力の影響が効果的に作用したためか，ストレッチングにおける柔軟性が高かったことを明らかにした．ストレッチングに水中環境を用いた報告は他にもあるが，総じて水中環境のストレッチングの方が関節可動域を広げる効果が認められており，前述したストレッチングの筋や，筋腱複合体に与える好影響が，水中環境では一層強く表れると考えられる．

　さらに山本（2007）は，陸上でのスタティックストレッチング，水中でのスタティックストレッチング，水中でのダイナミックストレッチングの3群に分け，それぞれ10分間行わせた後の股関節屈曲角度の変化率から，ハムストリングスの柔軟性の変化を比較したところ，どの群もストレッチング前よりも有意に柔軟性が向上したものの，水中でのダイナミックストレッチングが，最も改善率が高かったことを示した（図6-4）．

　ダイナミックストレッチングは，ある程度関節を大きく動かしながら筋を伸張させつつ，徐々に関節可動域を広げる様式である．陸上では最大に関節角度を大きくした後，筋収縮させる際に，比較的大きな筋の伸張反射を使うことになるため，伸張状態が一瞬にして短縮状態に切り替えられることになる．しかし，水中条件でそれらのストレッチングを行うと，物体周りの水の流れが物体の前後に圧力差を作るため，最大に関節角度を大きくした状態から動きの方向を切り替えたとしても，物体後部の水の圧力はすぐには止まらない．そのため，そのまま少しの間止まろうとする物体の逆向きに力を与え続けることになる．その負荷によって，そのままさらに少しの間，伸張刺激が加わり続けるのである．そのため，陸上のダイナミックストレッチングのように，伸張後にすぐに関節角度を戻すことが水中ではできず，自然と伸張時間は増加することになる．

　水中では，身体に対する水圧の影響で，陸上よりも関節可動域が若干大きくなる．前述の真水や海水といった水中でのスタティックストレッチングの有意性は，

そのことを示す．しかし，水中のダイナミックストレッチングにおいては水の特性による負荷の切り替えしの困難さが，陸上条件および水中での静的ストレッチングとは異なる，関節可動域の増加に至っている要因ではないかと推測される．

陸上ではウォーミングアップに有効とされているダイナミックストレッチングが，水中では競技後の身体のケアという役割を持ちあわせることが明らかになったが，逆に水中での事前の運動やストレッチングが，その後に陸上環境で行われる主運動に望ましい効果を与えたというケースはまだ報告がなされていない．これは，そのような運動環境が乏しいことや，そのようなニーズが現場から上がってこないために，検証されていないのではないかと推察される．

水中ストレッチング中の筋生理的変化を定量化して示すことは，現状では大変困難ではあるが，物体周りの水の流れについては，近年よく解明されてきているため，そういった流れや水圧の特徴を生かしたさまざまなアイデアによって，関節可動域改善の検証を行い，高齢者の柔軟性維持やスポーツ障害からの早期復帰に，水中環境を役立ててもらいたいと願っている．

[文　献]

市橋則明ほか（2012）ストレッチングが筋腱複合体に与える影響．第67回日本体力医学会予稿集，pp136-137．

山口太一ほか（2013）ウォームアップにおけるストレッチングがパフォーマンスに及ぼす影響．体力科学，62：67．

山本利春（2007）アクアコンディショニングの有効性-特集にあたって-．トレーニング科学，19：209-215．

8. 水泳・水中運動による転倒・寝たきり予防

1) 生活機能分類における転倒・寝たきり予防の位置づけ

　生活機能とは，2001年に世界保健機関（world health organization: WHO）によって発表された国際生活機能分類（international classification of functioning, disability and health: ICF）モデルにおける「心身機能・構造」，「活動」，「参加」のすべてを含む包括概念である（図6-5）（WHO, 2001）．人間は生物であり，そのレベルで生きることを捉えたものが「心身機能・構造」であり，筋力や柔軟性，バランス能力，心臓や内臓の働きが含まれる．「活動」とは，生活行為，すなわち生活上の目的を持ち，一連の動作からなる，具体的な行為を示し，ADLや機能的日常生活動作（instrumental activities of daily living: IADL）が含まれる．「参加」とは，人生のさまざまな状況に関与し，自身の役割を果たすことであり，地域や政治における社会参加だけでなく，主婦としての役割，仕事場での役割といったものが含まれる．生活機能に対して，マイナスの包括概念が「障害」である．これは生活機能の3つのレベルに対応しており，筋力低下，片麻痺などの「機能障害」，ADLへの介助，家事困難などの「活動制限」，在宅生活継続困難などの「参加制約」に分類される（WHO, 2001）．上田（2005）は，『「心身機能」「活動」「参加」の各生活機能レベルの要素は，それぞれの要素と関係し合う相互作用モデルである．対象者の「生きること」の全体像を総合的に把握するためには，この相互関係の把握が重要であり，個々の要素の状態を個別に見るものではない．介入の効果や影響を検討する際にも同様であり，生活機能の各レベルにどうのように働きかけるものであるのかを，ICFの相互作用モデルに基づいてみることが大切である．つまり，効果や影響を検証する場合，直接的にどのレベルに働きかけているのかを理解した上で評価することが重要である．』と述べている．したがって，転倒・寝たきり予防への取り組みは，筋力や持久力といった体力の向上，日常生活における活動量増加，日常生活動作の改善および人とのコミュニケーションの機会増加など，生活機能の「心身機能・構造」，「活動」，「参加」すべての面において有効であるといえる．

2) 転倒予防の重要性

　わが国の高齢化率は26.7％となり，ますます深刻な問題となっている．医療などの発達による平均寿命の延びと少子化による超高齢社会を邁進することは，

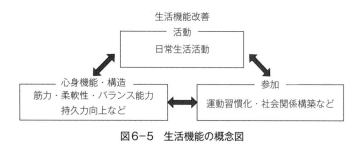

図6-5　生活機能の概念図

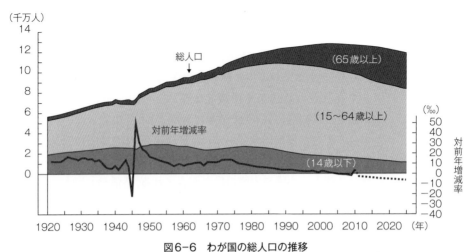

図6-6　わが国の総人口の推移
注：1941～1943年の年齢別の推計は行われていない．（総務省，2006）

生活機能の低下した高齢者を元気な若者が支えるといったこれまで当たり前であった社会構造を根本的に崩壊させることにつながる．わが国の人口は，減少局面に突入している一方，高齢者数は増加しているため（図6-6），医療費抑制だけでなく，国力維持のためにも高齢者の生活機能改善は重要な課題である．

このような背景の中，中高齢者の転倒・骨折は大きな問題として捉えられている．2013年の国民生活調査によると，転倒・骨折は，脳血管疾患，認知症，高齢による衰弱に次いで，介護必要となった原因の第4位に位置し，転倒による骨折などの障害によって生活機能のさらなる低下が懸念されている．また，転倒は，転倒に対する恐怖や不安感などの精神的なダメージも引き起こす．中高齢者の転倒を引き起こす要因は，筋力，持久力，敏捷性，バランス能力，柔軟性，瞬発力など，さまざまな体力要素が加齢によって低下することにある．中でも，姿勢の調節にかかわるバランス能力の低下が中高齢者の転倒を引き起こす原因として注目されており，バランス能力の低下を抑制することは転倒を予防することにつながり，ひいては生活機能を維持し，QOLを高めるのである．

3）転倒予防の水中運動処方

転倒予防を目的とした運動処方は，多数実施されており，水中運動による効果も報告されている（Kaneda et al., 2008a; Katsura et al., 2010）．転倒予防を目的とした水中運動は，水中歩行，水中ジョギング，水中ストレッチング，水中筋力トレーニング，水泳，アクアビクス，水中リラクセーションなどで構成される．中でも，水中での特異的な運動として，浮力を利用し脚をプールの床から離して行う運動があげられ，水平に行う水泳や直立姿勢でランニング動作を行う Deep Water Running（DWR）がある．特に，DWRは，浮き具を利用して常に頭を水から出した状態で実施できるため，水泳の苦手な対象者であっても容易に行うことができる．DWRは，呼吸循環機能の改善を目的とした運動として取り入れら

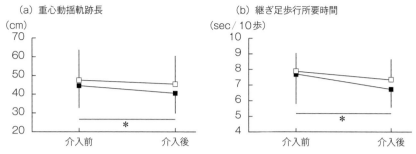

図6-7　DWR介入によるバランス能力の変化（Kaneda et al., 2008）

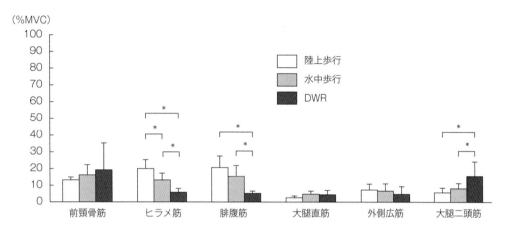

図6-8　DWR，水中歩行および陸上歩行時の下肢筋活動（Kaneda et al., 2007）

れていたが，近年，中高齢者のバランス能力を高める運動としての効果が明らかにされた（Kaneda et al., 2008a）．DWRは，上半身を前傾させ浮心と重心の関係を適切に処理し，身体の姿勢を保持しながら股関節や体幹の筋群を用いる運動である（図6-7）（Kaneda et al., 2009; Kaneda et al., 2008b）．中高齢者において股関節伸展および内外転動作にかかわる筋が姿勢制御に重要であるため（Winter et al., 1995），DWRの特徴は，中高齢者の姿勢制御機能の改善に対して有効であるといえる．実際に，中高齢者を対象にDWRを含む水中運動を実施した結果，重心動揺軌跡長および継ぎ足歩行所要時間が減少し，中高齢者のバランス能力を改善した（図6-8）（Kaneda et al., 2008）．このように，水中歩行と中心としたプログラムだけでなく，DWRといった水中環境の特異的なプログラムの開発も行われている．しかし，転倒予防には，心身機能だけでなく，環境要因である障害物，段差，気候，床条件（滑りやすさ，傾き）による影響も考慮する必要がある．したがって，今後は環境要因への適応を含めた水中運動プログラムも検討していくべきであろう．

4）寝たきり予防の重要性

超高齢化の進行により，2060年には2.5人に1人が高齢者という時代の到来が予測されている（厚生労働省，2006）．また，高齢者数の増加とともに，ADLに

おいて介助が必要な高齢者（虚弱高齢者）の数も急速に増加している．虚弱高齢者数は，2000年4月において218万人であったが，2005年には428万人，2016年2月には，618万人に達しており，こちらも今後さらなる増加が予測されている．虚弱高齢者の増加は，医療費の高騰，保険給付金の増大など，国庫への大きな負担になっている．虚弱高齢者の中でも特に，要支援・要介護1,2といった軽度の虚弱高齢者（軽度者）の増加や状態悪化が著しく，その数は虚弱高齢者全体の60％以上である．こうした問題を解決するため，厚生労働省は2006年4月に介護保険制度を大幅に改正し，予防重視型システムへの転換，施設給付の見直し，新たなサービス体系の確立，サービスの質の確保，向上，負担の在り方，制度運営の見直しを実施した．2003年に改正された機能訓練加算や日常生活活動訓練加算に加え，2006年の改正では介護予防サービスにおける運動器向上加算が新たに加えられたことから，虚弱高齢者の生活機能改善におけるリハビリテーションや運動に対する期待が込められていることは明らかである．

5）寝たきり予防の水中運動処方

　運動は虚弱高齢者の日常生活動作への介助量の減少を含む生活機能の改善に効果があることが報告されているが，その数は決して多いとはいえない（Chen et al., 2006）．虚弱高齢者は健常な中高齢者に比べて，不活動なライフスタイルによって著しく運動能力が低下していることから，募集も困難であり，ドロップアウトの可能性が高いため，虚弱高齢者に対する運動の影響を検証した研究は難しいといわれている（Chin et al., 2006）．また，運動は虚弱高齢者の生活機能を改善する一方，転倒の恐怖心を高め，それ自体が運動の妨げになる可能性もあると報告されている（Hauer et al., 2002）．

　そのような背景の中，水中環境は急性の障害や転倒の恐怖心を減少させる安全な運動環境であるといわれており，虚弱高齢者・疼痛を有する者・バランス能力の低下した者にとって有用な運動環境である．実際に，水中運動が虚弱高齢者の生活機能を改善することがいくつかの研究において報告されている（Hale et al., 2012; Sato et al., 2007）．これまで実施されているプログラムは，水中歩行，水中筋力トレーニング，水中ストレッチング，水中リラクセーションといったプログラムで構成されたものが一般的であるが，虚弱高齢者の特性に合わせたプログラムも開発されている．水中では，水の特性を用いることによって安全な状態で運動することが可能であることから，陸上では介助の必要な歩行や移乗などの日常生活動作訓練を陸上よりも介助量の少ない状態で，実施することができることを活かした水中環境での日常生活動作訓練である水中ADLエクササイズが提案されている（写真6-1）（Sato et al., 2009a; 2009b; 2007; 2011）．虚弱高齢者を対象に水中ADLエクササイズを含む水中運動を実施した結果，起居・移乗移動動作に対する介助量が減少し，その事によって健康関連QOLが改善した（図6-9）（Sato et al., 2007）．このことは，水中ADLエクササイズを含む水中運動が虚弱高齢者の生活機能を高め，QOL向上に繋がったことを意味しており，水中運動

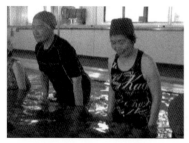
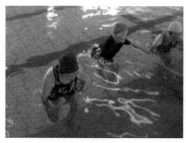
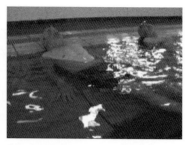

(a) 水深60cmでの立ち座り動作　　(b) 40cm台での階段動作　　(c) 水深30cmでのベッド移乗動作

写真6-1　水中ADLエクササイズプログラム (Sato et al., 2007, 2009, 2011)

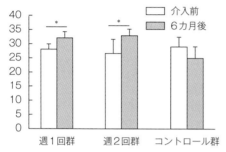

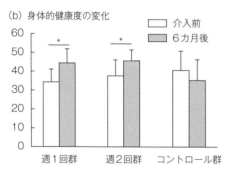

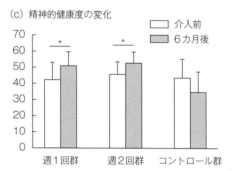

図6-9　水中ADLエクササイズを含む水中運動の効果 (Sato et al., 2007)

の新たな可能性を示している．しかし，水中運動の介入によって虚弱高齢者が自立した生活を送れるまでに改善する結果は得られておらず，また，要介護度についても顕著な変化はみられていない．このことは，ヒトの生活の大部分が陸上において実施されるものであるため，虚弱高齢者の自立を導くためには，水中環境だけでなく，陸上環境での運動を併用する必要性を意味しているのかもしれない．というのも，水中では，浮力の影響によって，鎖骨までの浸水では90％，剣状突起までの浸水では約70％，臍部までの浸水では50〜60％，恥骨部までの浸水でも20％の免荷が生じる．したがって，水中ADLエクササイズにおける歩行動作，移乗動作（椅子，浴槽），階段動作を実施した水深は70〜110cmとおおよそ参加者の臍部までの浸水であり，最大約70％程度の免荷状態となる．このような状況を踏まえると，虚弱高齢者を対象とした運動処方としては，まずはじめ

に転倒の危険性の低い水中運動を実施し，日常生活における自立に向けて運動する水深を徐々に浅くしていき，最終的には水中運動と陸上運動を組み合わせて行うことが有効かもしれない．

[文　　献]

Chen KM et al.（2006）Development of the simplified Tai Chi exercise program（STEP）for frail older adults. Complement Ther Med, 14: 200-206.

Chin A Paw MJ et al.（2006）Once a week not enough, twice a week not feasible? A randomised controlled exercise trial in long-term care facilities［ISRCTN87177281］. Patient Educ Couns, 63: 205-214.

Hale LA（2012）A randomized controlled trial to investigate the effects of water-based exercise to improve falls risk and physical function in older adults with lower-extremity osteoarthritis. Arch Phys Med Rehabil, 93: 27-34.

Hauer K et al.（2002）Intensive physical training in geriatric patients after severe falls and hip surgery. Age Ageing, 31: 49-57.

Kaneda K et al.（2008a）A comparison of the effects of different water exercise programs on balance ability in elderly people. J Aging Phys Act, 16: 381-392.

Kaneda K et al.（2008b）Lower extremity muscle activity during deep-water running on self-determined pace. J Electromyogr Kinesiol, 18: 965-972.

Kaneda K et al.（2009）EMG activity of hip and trunk muscles during deep-water running. J Electromyogr Kinesiol, 19: 1064-1070.

Katsura Y et al.（2010）Effects of aquatic exercise training using water-resistance equipment in elderly. Eur J Appl Physiol, 108: 957-964.

厚生労働省（2006）平成28年版高齢社会白書．http://www8.cao.go.jp/kourei/whitepaper/w-2016/zenbun/28pdf_index.html（参照日　2016年6月29日）

Sato D et al.（2007）The water exercise improves health-related quality of life of frail elderly people at day service facility. Qual Life Res, 16: 1577-1585.

Sato D et al.（2009a）Comparison of 2-year effects of once and twice weekly water exercise on activities of daily living ability of community dwelling frail elderly. Arch Gerontol Geriatr, 49: 123-128.

Sato D et al.（2009b）Comparison two-year effects of once-weekly and twice-weekly water exercise on health-related quality of life of community-dwelling frail elderly people at a day-service facility. Disabil Rehabil, 31: 84-93.

Sato D et al.（2011）Comparison of once and twice weekly water exercise on various bodily functions in community-dwelling frail elderly requiring nursing care. Arch Gerontol Geriatr, 52: 331-335, 2011.

総務省：総人口の推移．http://www.stat.go.jp/data/nihon/g160302.htm（2016年5月20日現在）

上田敏（2005）国際生活機能分類ICFの理解と活用－人が「生きること」「生きることの困難（障害）」をどうとらえるか－．きょうされん．

WHO（2011）International Classification of Functioning, Disability and Health. http://www.who.int/classifications/icf/en/（2016年5月20日現在）

Winter DA（1995）Human balance and posture control during standing and walking. Gait Posture, 3：193-214.

第7章 水泳・水中運動時に役立つアクアギアあれこれ

1．カナヅチの人でも泳げる有浮力水着（ゼロポジション）！

1）水中姿勢を考える

（1）上級者と初級者の水中姿勢の違い

　水泳は，水中を水平姿勢で行う運動である．スイマーには，圧力抵抗，造波抵抗，摩擦抵抗の3つを受けるが，その中でも最も泳ぎに影響を及ぼすのが圧力抵抗である．圧力抵抗とは，泳者の前縁部と後縁部の圧力差であり，効率よく泳ぐためには推進方向に対し水平姿勢を維持することがポイントとなる．

　図7-1のクロール泳でみると，上級者（図7-1a）は身体を水平姿勢に維持し，圧力抵抗の少ない姿勢をとる．つまり，上級者は，進行方向に対して身体の各部分を平行にする「ストリームライン姿勢」をキープしながら泳ぐ．一方，初心者（図7-1b）は足や腰が沈み，圧力抵抗の大きな姿勢で泳ぐ傾向がみられる．これでは，身体の後方部の水を引きずりながら泳ぐことになり，すぐに疲れてしまう．

（2）浮力と重力，浮心と重心の関係

　泳いでいる時には，図7-1にあるように，重力と浮力の2つの力の影響を受ける．重力は下向きに，浮力は上向きに働く．その浮力の中心となる浮心は，臍

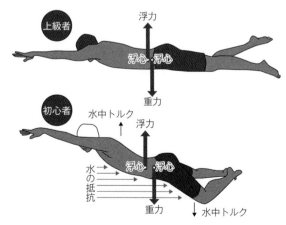

図7-1　上級者と初心者のクロール姿勢
上級者は水平姿勢であるので，圧力抵抗の少ないポジションである．それに比べ初心者は，腰や足が沈み，圧力抵抗の大きなポジションである．

の辺りに，重力の中心である重心は，臍の下辺りになる．つまり，下半身が沈んでいくのは，重心と浮心の位置がずれているために，上半身が上に，下半身が下に回転する力が働くからである．上級者は，浮心と重心の位置が近く水泳姿勢が取りやすく，逆に初心者は，逆にそれらが離れる傾向がみられる．

けのび姿勢で，浮心と重心の距離を測ってみると，競技レベルの高い選手では約1cm，水泳の不得意な学生では2cmほど離れている．たかが1cmの差ではあるが，足沈みにかかるトルクは倍になり，下半身の沈み具合は大きく違ってくる．

（3）水平姿勢のキープ

身体の脂肪量が少なく，筋肉量の多い人ほど沈みやすい傾向となる．しかしながら，筋肉量が多く脂肪量も多くないトップスイマーは，なぜ水平姿勢をキープできるのはなぜか．

1つ目は，上級者は下半身よりも上体・上肢の筋肉が発達しているので，他のスポーツ選手よりも重心位置が高いため，浮心と重心の距離が近くなり浮きやすくなる．

2つ目は，上級者は呼吸の仕方が上手い．胸式呼吸ではなく，しっかりと腹で息をする腹式呼吸であるので浮心位置が低い位置となり，浮心と重心の距離が近くなり，浮きやすくなる．一方，初心者は呼吸が下手な傾向にあり，息の吸い方も浅く，十分な浮力が得られていない．

また，技術的な面では，特に呼吸時における水平姿勢を維持するためのストロークのテクニックに，初心者の場合は問題がみられる．

2）有浮力水着"ゼロポジション"の活用

（1）ゼロポジションとは？

水泳の不得意な人が，どうすれば，効率よく泳げるようになるか．

それにはまず，泳ぐ時の姿勢を改善しなければならない．上半身が浮き，下半身が沈み，水の抵抗を大きく受ける姿勢になりやすい初心者には，身体を水平に浮かせてから，泳ぎの練習をすることが，上達への早道となる．

その道具として，有浮力水着は大変効果的であるので紹介する．

有浮力水着である"ゼロポジション"（山本化学工業製）とは，泳いでいる時に浮心と重心の距離を限りなくゼロになる姿勢（ゼロポジション）を作り出してくれる水着のことである（写真7-1）．

写真7-2，写真7-3は，水中のけのび姿勢である．モデルは，大学水泳部員の上級者である．写真7-2は普通の水着着用時，写真7-3はゼロポジション着用時である（肺の中の空気の量は同じ）．着用したゼロポジションの浮力は約5N（5ニュートン，0.5kg重）である．普通の水着では，浮心と重心が離れているので下半身が沈んでしまうが，浮力のあるゼロポジション水着を着用することで，浮心と重心の位置を一致させることができる．

このように，不得意者においても浮力の大きさを変えることで，水平姿勢を簡

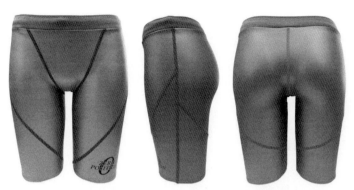

写真7-1　ゼロポジション水着（山本化学工業社製）

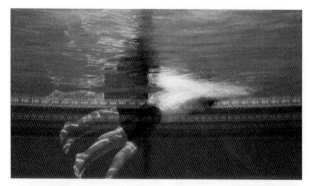

写真7-2　普通水着着用時での姿勢（水平姿勢から，腰や足が沈んでいく）

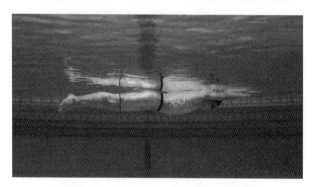

写真7-3　ゼロポジション着用時の水平姿勢

単にキープすることができ，トップスイマーのボディポジションに作ることができる．

（2）ゼロポジションを用いた指導法

　ゼロポジションを着用し，写真7-4aから写真7-4bのように，「ダルマ浮き→伏し浮き」を繰り返し，水の感覚をつかむようにする．特に，不得意者は，水平姿勢のポジションを取ることに慣れる必要がある．

　不得意な者には，安全を確保するためにも，伏し浮き姿勢から立位姿勢を取るための練習を行う．ゼロポジションを着用すると，その浮力の影響により，立位

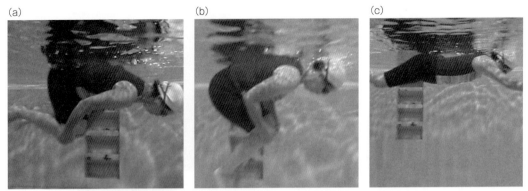

写真7-4 ダルマ浮き姿勢から伏し浮き姿勢の繰り返し練習

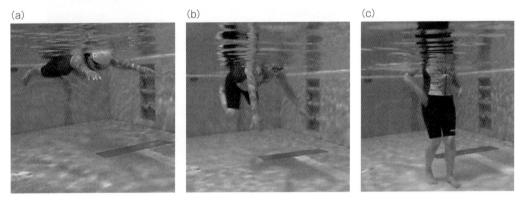

写真7-5 伏し浮き姿勢から立位姿勢を取るための練習

姿勢を取りづらい傾向にあるので注意が必要となる．**写真7-5a** の伏し浮き姿勢から，前方に伸ばされた両手で水をかきながら，足を腹部に引き付け，**写真7-5b** のようにプールの底に足をつくようにする．

伏し浮き姿勢から立位姿勢ができると，今度はプールの壁を蹴っての，けのび動作にチャレンジする（**写真7-3**）．ゼロポジションの着用によって，低抵抗姿勢が取ることができているので，軽く壁を蹴っても6～7mは進むことができる．慣れてくると10mを超えることができるので，ここまでできれば，クロールの練習にチャレンジしてほしい．

（3） の練習

上手く泳ぐためには，しっかりと呼吸ができなければならない．不得意者の水泳中の換気量を調べてみると，十分に吸気ができない傾向にある．この改善のためにも，横隔膜を上下させての呼吸法である腹式呼吸を水中で練習する必要がある．

立位姿勢で肩まで浸かり，腹部に手を当てて，腹部で呼吸ができるかどうかを確認しながら，腹式呼吸の練習をする．

今度は，背浮き姿勢でリラックスしながら，腹式呼吸の練習を行う．ゼロポジションを着用しているので，足の沈みがなくなり，背浮き姿勢が取りやすくなる．

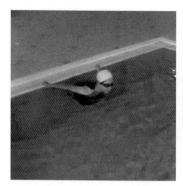 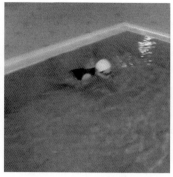 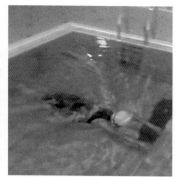

写真7-6　けのび動作

　この姿勢で十分に吸気ができれば，肺の中の空気の量が増すので，体を浮かすための十分な浮力が得られ，より安定した背浮き姿勢をキープすることができる．

（4）背泳ぎの練習

　背浮きで安定した姿勢を取ることができれば，背泳ぎにチャレンジしよう．まず，背浮き姿勢で，背泳ぎのキックの練習を行う．普通のバタ足動作であるから難しくない．

　泳ぎの基本姿勢を両手体側の位置にして，右手回し→両手体側→左手回し両手体側を繰り返す．呼吸は常に腹式呼吸を心がける．これで泳ぎ慣れてくれば，右手と左手の回すタイミングを変えることで，普通の背泳ぎになる．

（5）クロールの練習

　写真7-6でのけのび動作に続いて，安定して伏し浮き姿勢を取ることができれば，クロールにチャレンジするとよい．姿勢の安定性を確保するためにも，キャッチアップクロールを目指す．これは，両手を前に伸ばして「右手回し」の後，両手が前方でそろってから，「左手回し」を行う．また両手がそろってから，「右手回し」となる．つまり，1ストローク中に基本姿勢である伏し浮きを必ず一度，作るようにする．これよって，水平の姿勢が維持され，低抵抗の姿勢を保つことができる．

2．女性でも寒くない！水着（ウェットスーツ，保温水着）と体温調節

　水中運動は陸上運動とは異なり，水の特性を利用した運動である．そのため，水の身体に対する生理的あるいは力学的な働きにより，安全で効果的に健康の増進，生活習慣病の改善が行える運動として注目されている．しかしながら，"水着に着替えること"（小野ほか，2004）や"プールに入ると寒い"（甲斐，1998）といったように，水中環境や水の特性が水中運動の実践に抵抗感を作り出す一因にもなっている．ここでは，水中運動が"プールに入ると寒い"という理由で敬遠されないように，水着に注目し，"寒くならない水着"について解説する．

1）水中運動と着衣

　水中は陸上と比較して熱の伝導率が高いので，直接水が身体にあたればその分の熱が奪われる．しかし，たとえばTシャツなどを着用して，直接水が身体に当たらないようにすることで対流による熱放散を抑え，また，肌とTシャツの間に層ができることで冷たさを軽減することができる．すなわち，寒いと感じたときには脂肪の代わりになるようなものを身につけることが必要である．

2）ウェットスーツの効果

　水中での着衣は寒冷刺激を抑えるといわれるように，対流熱伝導による冷却を抑える．特に，ウェットスーツの保温効果は高い（写真7-7）．厚さ6mmのネオプレン製のウェットスーツを着用した時，裸の時よりも熱が伝わる割合が2〜9％までに抑えられる（中山，1981）．図7-2は水温25.6℃において水着とウェットスーツ着用して泳いだ時の体幹皮膚温の変化を示している．水着と比較して体幹が覆われているウェットスーツの方が体幹皮膚温の低下を抑えることが示されている．着用するスーツの素材が胸部皮膚温に及ぼす影響については図7-3に示した．ライクラスーツとウェットスーツを比較するとウェットスーツの方が胸部皮膚温の低下を抑えることから，体幹を覆う素材が皮膚温に影響を与えることがわかる．さらに，皮膚温を抑える素材の影響は主観的温度感覚に関係する．図

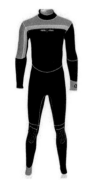

写真　7-7　市販のウエットスーツ

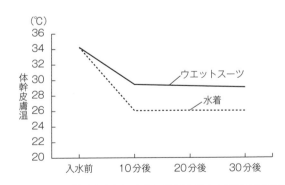

図7-2　水泳時の体幹皮膚温の変化に及ぼす着衣の影響（水温25.6℃）
（Trappe et al., 1995より松波作図）

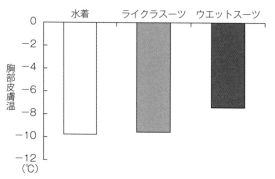

図7-3 着用するスーツと素材の違いが水泳前後の胸部皮膚温の変化に及ぼす影響

水着：レーシングタイプ，ライクラスーツ：タンクトップで太ももまで覆われるタイプ，ウエットスーツ（厚さ2mm）：袖のない足首まで覆われるタイプ（Lowdon et al., 1992より松波作図）

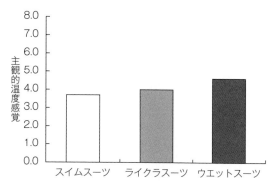

図7-4 着用するスーツと素材の違いが主観的温度感覚に及ぼす影響

0：寒い，4：快適，8：暑いを示す．
（Lowdon et al., 1992より松波作図）

7-4は着用するスーツと素材の違いが主観的温度感覚に及ぼす影響を示している．主観的温度感覚はウェットスーツの方が水着やライクラスーツよりも高く，暖かいと感じている．このように，ウェットスーツを着用することで，水温による体温の低下を抑えることができ，また主観的な快適性も保つことができると考えられる．

プールの水温は一般的に30℃前後に設定されているが，水の熱伝導率の高さによって入水直後「冷たい」と感じる．その感覚をできるだけ抑えるためには，ウェットスーツに使用されている素材を水着に用いることで，体温調節に対する水温の影響を通常の水着よりも抑え，水温による不快感を抑えることができると考えられる．

3) 保温水着の効果

ウェットスーツに用いられている素材で作られた保温水着（写真7-8）の効果についてはいくつか検討がされている（小野ら, 2005；松本, 2005；Wakabayashi et al., 2006）．Wakabayashiら（2006）は，水中安静時において保温水着が体温調節に及ぼす影響について検討している．60分間の浸漬中，26℃，29℃のいずれにおいても，保温水着の方が皮膚表面温度の低下を抑えることを示し，「ふるえ」の程度についても通常水着と比べていずれの水温においても保温水着の方が小さいことを明らかにしている（図7-5）．また，小野ら（2005）は水中安静時において，主観的温度感覚が通常水着と比べて保温水着の方が「温かく」感じることを示している．

保温水着の運動時の効果については，松本（2005）が保温水着と通常水着の皮膚温と主観的温度感覚を比較しており，水温30℃での運動時において通常水着と比べて保温水着の方が体表面温度の低下を抑えることが示している（図7-6）．主観的温度感覚については水中安静，水中運動，退水後を通して保温水着

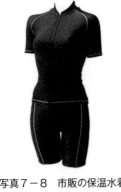

写真7-8 市販の保温水着

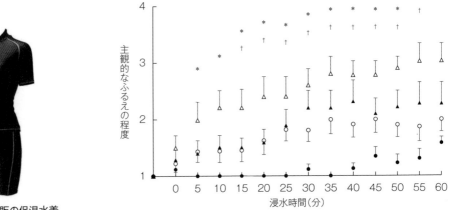

図7-5 60分間の水中安静時の主観的な「ふるえ」の程度変化に対する保温水着の影響
1=ふるえがない,2=少しふるえている,3=ある程度ふるえている,4=かなりふるえている(Wakabayashi et al., 2006)

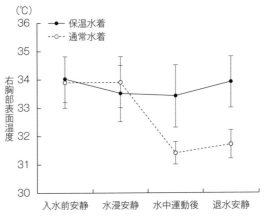

図7-6 右胸部表面温度の変化に対する保温水着の影響(水温30.2℃)(松本,2005のデータより松波作図)

の方が高いことから,入水直後の「ひやっと感」を抑えることができ,さらに退水後の「寒い」という感覚も軽減できると考えられる.これらのことから,保温水着は水泳トレーニングなどに比べて運動強度のあまり高くない水中運動では寒さ対策に有効な道具であり,女性の水中運動をプロモーションするためには必要なアイテムであると考えられる.また,「冷たい」という感覚は,血圧の変化に影響を与えることから(小野寺,2003),健康運動として安全に水中運動の実践していく上でも保温水着の着用は望ましいと考えられる.

最近では,東京辰巳国際水泳場をはじめ,さまざまな公共のプールでラッシュガードの使用が認められている.保温性の高いラッシュガードを通常の水着の上に着用することで,入水直後の「冷やっと」感を抑えることもできる.また,運

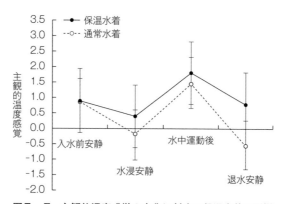

図7-7 主観的温度感覚の変化に対する保温水着の影響
-5:ひどく凍える,4:少し暖かい～感じない、+4:暑い～ひどく暑い(松本,2005)

動中に体温の上昇を感じたら,脱ぐことで体温を調節することが大切である(図7-7).

[文　献]
甲斐美和子(1988)水中での体温変化. Jpn. J. Sports Sci., 7:505-509.
Lowdon BJ et al. (1992) Effects of clothing and water temperature on swim performance. Australian Journal of Science & Medicine in Sport, 24: 33-38, 1992.
松本高明(2005)保温用水着の効果. 水と健康医学研究会誌, 8:11-15.
中山昭雄(1981)温熱生理学. 理工学社.
小野くみ子ほか(2004)中高年の水着に対する意識調査-水中運動導入の観点から-. 体力科学, 53:584.
小野くみ子ほか(2005)水着の素材の違いが心拍数,直腸温,酸素摂取量に及ぼす影響. 川崎医療福祉学会誌, 14:409-413, 2005.
小野寺昇ほか(2003)水中運動の臨床応用-フィットネス,健康の維持・増進-. 臨床スポーツ医学, 20:289-295.
田井村明博(2010)賢いスイマーは体温をコントロール!夏こそ"冷え"に要注意! SWIM, 5:40-41.
Trappe TA et al. (1995) Thermal responses to swimming in three water temperatures: influence of a wet suit. Med Sci Sports Exerc, 27: 1014-1021.
Wakabayashi H et al. (2006) Thermal insulation and body temperature wearing a thermal swimsuit during water immersion. J Physiol Anthropol, 25: 331-338.

3．快適！リラクセーション

　1）～6）のアクアギアは，水中で抗重力筋の緊張緩和を図る姿勢をとる際，身体のサポート力を高める目的を持つ．

1）ヌードル

　ビート板のような発泡ポリエチレン素材のため，必要に応じてカットすることも可能である．

　目　的：水平体をとる際に，浮力をサポートする目的で首や膝・足首の下に入れて使用する（**写真7-9**）．耳に水が入るのを避ける場合は，脇の下に挟み，背中に回して使用する（**写真7-10**）．抗重力筋の緊張を軽減し，リラクセーション効果を高めることが可能となる．

2）フロートカラー

　ウェットスーツ素材のカバーの中に特殊な発泡スチールが入っている（**写真7-11**）．浮き輪のような，空気の出し入れで浮きを調節するタイプもある．

　目　的：水平体をとる際に，頭と首を安全に固定する．

3）フロート・ピロー

　メッシュ素材のカバーの中に，発泡ビーズが入っている（**写真7-12**）．

　目　的：水平体をとる際に，頭と首を安全に固定する（**写真7-13**）．

4）フロート・レッグ

　メッシュ素材のカバーの中に，発泡ビーズが入っている（**写真7-14**）．

　目　的：水平体をとる際に，沈みやすい下半身の浮力サポートとして使用する．（**写真7-15**）．

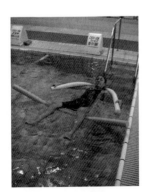

写真7-9　首や膝の下に入れたヌードル使用例

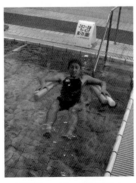

写真7-10　脇の下に入れたヌードル使用例

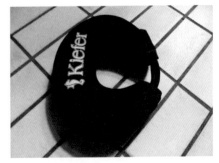

写真7-11　フロートカラー
（アクアダイナミックス研究所HPより）

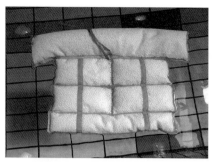

写真7-12　フロート・ピロー
（アクアダイナミックス研究所HPより）

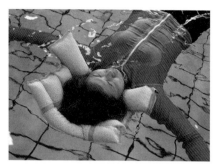

写真7-13　フロート・ピロー使用例
（アクアダイナミックス研究所HPより）

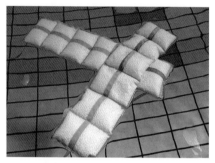

写真7-14　フロート・レッグ
（アクアダイナミックス研究所HPより）

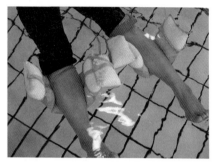

写真7-15　フロート・レッグ使用例
（アクアダイナミックス研究所HPより）

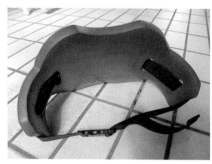

写真7-16　フロートベルト
（アクアダイナミックス研究所HPより）

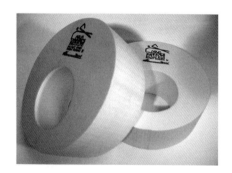

写真7-17　バランスリング
（アクアダイナミックス研究所HPより）

5）フロートベルト

　スポンジ素材のベルトに長さ調節可能なストラップとバックルがついている（**写真7-16**）．

　　　目　的：安定した水平体をとる際に使用する．深いプールでは垂直体で使用し，体重による下肢関節への衝撃ゼロの環境でエクササイズを行う．

6）バランスリング

　穴に腕を通して使用する（**写真7-17**）．

　　　目　的：上半身の浮力をサポートする．

4．もうちょっとの運動負荷を…

　以下にあげる1）～6）のアクアギアは，水中での筋力増強運動の効率を高める目的を持つ．水中ウォーキング中に使用することもできれば，音楽に合わせたアクアビクスの中で使用することも可能である．さまざまな参加者が，自分の体力レベルに応じて運動強度を調節することができる．

1）グローブ
　水掻きがついていることで表面積が拡大する．指先が出ている物は，水の感触が得られやすい（写真7－18）．
　　目　的：抵抗力の調整が可能となるとともに，水中でのバランス保持をサポートすることも可能である．

2）ヌードル
　ビート板のような発泡ポリエチレン素材のため，必要に応じてカットすることも可能である（写真7－19）．
　　目　的：発泡素材のため，水中で動かす際に生じる抵抗力を利用したエクササイズを行う．水中では浮力を活用したエクササイズも可能である．

3）ハイドロベル
　片手で動かすことができるようにハンドバーがついている（写真7－20）．
　　目　的：水の抵抗を利用し，上半身の筋コンディショニングを行う．

4）ハイドロブーツ
　水はけのよいスキーブーツのような物で，素足より表面積を拡大させることで，水の抵抗力を増大させている（写真7－21）．
　　目　的：下半身の筋コンディショニングを行う．

5）フィン
　左右に広がった羽がついている（写真7－22，写真7－23）．

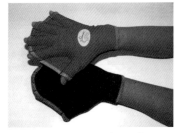
写真7－18　グローブ
（アクアダイナミックス研究所HPより）

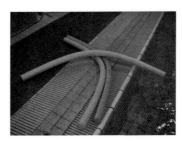
写真7－19　ヌードル

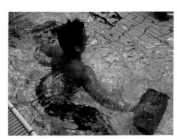
写真7－20　ハイドロベル
（アクアダイナミックス研究所HPより）

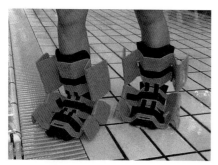
写真7-21 ハイドロブーツ
(アクアダイナミックス研究所HPより)

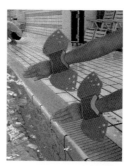
写真7-22 フィン(手に装着)
(アクアダイナミックス研究所HPより)

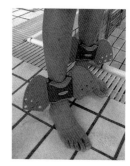
写真7-23 フィン(足に装着)
(アクアダイナミックス研究所HPより)

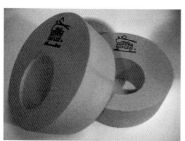
写真7-24 バランスリング
(アクアダイナミックス研究所HPより)

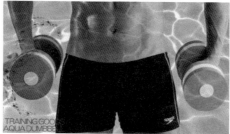
写真7-25 ダンベル(ミズノHPより)

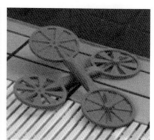
写真7-26 パドル
(ミズノHPより)

　目　的：羽の部位の表面積により抵抗力を増大させる．

6) バランスリング

　ヘルパーのような発泡ポリエチレン素材である(写真7-24)．

　目　的：水中で動かす際に生じる抵抗力を利用したエクササイズを行うとともに，水中では浮力を活用したエクササイズも可能である．

7) ダンベル

　片手でも動かすことができるハンドバーがついている(写真7-25)．

　目　的：水中で動かす際に生じる抵抗力を利用したエクササイズを行うとともに，水中では浮力を活用したエクササイズも可能である．

8) パドル

　円形部分の窓を開閉させて水の抵抗力の調整が可能なギアである(写真7-26)．

　目　的：水中で動かす際に生じる抵抗力を利用したエクササイズを行う．

第8章 安全な水泳・水中運動のために

1．着衣泳

　水着は，水泳や水浴をするための衣服である．海水浴の習慣がヨーロッパでみられるようになったのは1800年代中頃であり（図8-1），当時の水着は袖の付いた膝丈の服の下に，ブルマーを着けたものであった（田中，1981）．この時期，医療目的の保養として泳ぐより浸かることが主だった．その後，レクリエーションとして水辺活動の発展に伴い，水中で動きやすく，体に沿ったもの（ワンピース），露出部分を多くしたもの（セパレート）などに進化してきた（服装文化協会，1979）．

　わが国において，古来，海女の装束は主にサイジ（褌）や磯ナカネ（腰巻）であったが（暉峻，1940），大正期に風紀上の配慮から磯シャツ（薄いシャツ）も着用されるようになった（山川，2012）．また，古式泳法の流派の中には，水中で解けにくいように褌端を蛇口にして紐を通して締める工夫が施された水褌や，背中・腋下・袖の付け根の水通しをよくするために開けた水衣も用いられた（山田，2008）．近年では，水辺活動の多様化や大衆化に伴い，さまざまな水泳・水中運動のための衣服が開発・工夫されている．気泡を含むクロロプレンゴム製で体に密着して，保温効果や浮力などが得られるウェットスーツ．擦れ防止，保温，日焼け防止，ケガの予防などのために着用する体に密着するラッシュガード．宗教上の制限から手足の先と顔だけしか露出せず，体に密着しない水着であるブルキニ等があげられる．また，種々の高機能水着も開発されている（若林ら，2007；

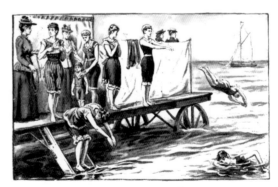

図8-1　19世紀における女性の海水浴の様子（Sinclair et al., 1983）

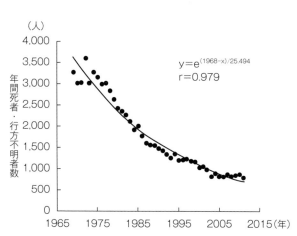

図8-2 水難による死者・行方不明者数の経年変化
(警察庁, 1973〜2006；警察庁生活安全局地域課資料より筆者が算出・作図)

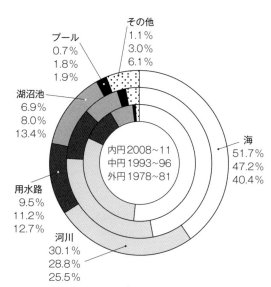

図8-3 場所別水死者数についての構成比の経年変化
(警察庁, 1973〜2011；警察庁生活安全局地域課資料より, 各4年間の総数に基づき構成比を筆者が算出・作図)

松本ら, 2009). このように, 水泳・水中運動に適した衣服は, 単に装飾や風紀上の配慮としてだけでなく, 活動性の向上, 浮力の付与, 保温, 日焼け防止, ケガの予防などの観点で改良・開発されてきたものといえる. 言い換えれば, 陸上で常用される衣服を着て泳ぐ着衣泳ではこれらの要因が問題になると思われる.

1) 水難事故防止としての着衣泳の意義

警察庁の水難の概況に関する年次統計 (警察庁, 1973〜2006；警察庁, 2007〜2012) によると, わが国における1969〜2011年までの水難による死者・行方不明者は, 図8-2に示すように減少傾向にある. ここでいう水難とは, 屋内プールや屋外の水面において誤って水死, またはその寸前に救助された場合である. 大雨, 高潮, 津波または船舶事故などによる水難, 自殺や殺人は含まれていない (愛知県警, 1973). 気象変動や生活状況にも左右されるが, その傾向は水死者0に漸近する指数関数に当てはめると, 時定数は約25年半になることから, 半減期は約18年と推定される. これは, 3,500人以上いた年間死者・行方不明者は約18年で半分に, 36年で4分の1に減ることを示す. 水死者の漸減傾向が認められるものの, 水死者0を目指すには, 環境整備, 監視や救助の体制の充実, 安全教育等の施策が必要である.

1978〜1981年, 1993〜1996年, 2008〜2011年の場所別水死者数の構成比を図8-3に示した. どの年代でもプールでの発生は多いとはいえない. また, 経年変化をみると, 用水堀や湖沼池での発生割合は, 減少傾向にある. 余暇の多様化・複合化 (日本生産性部, 2012) や用水堀がコンクリート護岸と石積で覆われた危険な場所であった状態から, 親水路に転換すること (小笠, 2006) 等が程度の差

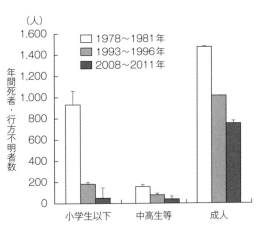

図8-4 加齢段階別水死者数の経年変化
(警察庁, 1973〜2006；警察庁生活安全局地域課資料より, 加齢段階別人数を筆者が算出・作図)

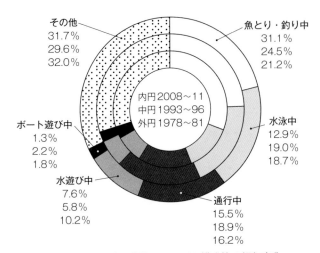

図8-5 行為別水死者数についての構成比の経年変化
(警察庁, 1973〜2006；警察庁生活安全局地域課資料より, 各4年間の総数に基づき構成比を筆者が算出・作図)

こそあれ関与すると思われる．一方，海や河川での絶対数は減っているものの，その割合が増加し全体の8割を占めることから，自然環境下での水難防止がさらに必要であるといえる．

小学生以下，中高生等，大人の3段階に分けた加齢段階別水死者数（図8-4）をみると，小学生以下の死亡者数の減少が著しく，15年で5分の1程度に減少している．また，中高生等の減少は指数関数的に15年で半分程度である．一方，大人の死亡者の減少は15年で3分の2程度で，中高生等に比べて鈍い傾向がみられる．65歳以上の死亡者数が300人程度で横ばいであるため，子どもの安全教育のみならず，高齢者の安全・安心の確保も水難防止の重点のひとつであるといえる．

行為別水死者数（図8-5）をみると，水泳中の事故は2割を下回る．魚釣りや通行中等の，水着を着ていない状況で事故に遭遇することが多いことがうかがわれる．海浜事故等の事故内容（海上保安庁, 2012）でも，岸壁からの転落や釣中等の水着以外での死亡事故（242人）が，遊泳中，スキューバダイビング中，サーフィン中，ボードセーリング中等の水着での事故（108人）の2倍以上に及ぶ．したがって，水着以外で泳ぐ着衣泳の経験や指導は，水上安全上の意義は大きい．

2）着衣が泳ぎに及ぼす影響
（1）生理学的影響

海兵隊員を5℃，15℃，25℃，35℃，37.8℃の水に浸水させ，皮膚温および深部体温を計測した研究（Keatinge, 1961）によると，着衣は水温5℃でも皮膚温および深部体温の低下を抑えることができると報告された．この効果は静止条件で顕著であり，着衣の有無にかかわらず，5〜15℃の水に浸かった場合，動かないより動いた方が体温低下を素早く招く．したがって，冷水に誤って落ちた場合

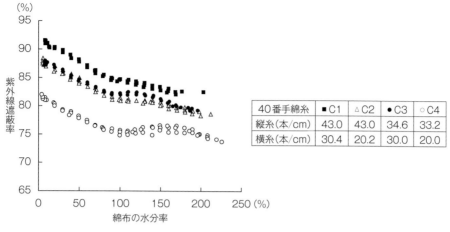

図8-6　織り密度の異なる綿布の水分率と紫外線遮蔽率の関係

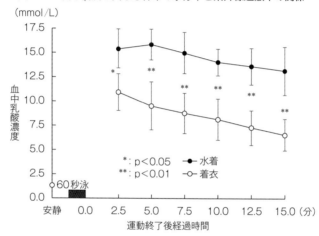

図8-7　水着と着衣での60秒クロール泳後の血中乳酸濃度（Ohkuwa et al., 2002より筆者作図）

は，慌てて服を脱がず，泳ぎ回らない方がよいといえる．

　綿織物の水分率と紫外線遮蔽性能について，図8-6に示した（Yamada et al., 2005）．水分率8.5〜80％まで膨潤した繊維は透過する紫外線量が増加し，紫外線遮蔽率が直線的に低下する．そして，糸間が水で満たされ細かな繊維が気孔を覆うように広がる水分率80〜90％では遮蔽率の減少傾向が緩やかになる．さらに，布表面全体が水で覆われると，水の屈折率が空気より高いので紫外線の遮蔽率が低下する．しかし，十分水に濡れた状態でも75％以上の紫外線を遮蔽できるので，水面の反射で紫外線曝露の増える水辺環境では，日焼け防止のために着衣は有効といえる．

　60秒クロール泳における着衣での乳酸蓄積（Ohkuwa et al., 2002）は，水着の場合より少ない．さらに，血中乳酸濃度とストローク頻度に直線関係（$r = 0.91$，$p < 0.001$）がみられたことから，着衣での低い乳酸レベルはストローク頻度の低下に起因すると考えられる（図8-7）．したがって，着衣で速く泳ぐことは困難で，持続的に泳ぐために水平姿勢やグライド時間を意識した動作が求められる．

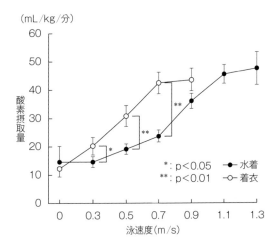

図8-8 水着と着衣におけるクロール泳中の酸素摂取量の比較(Choi et al., 2000)

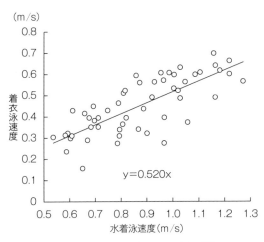

図8-9 着衣が泳速度に及ぼす影響
(荒木ほか，1992)

　男子大学生水泳選手の着衣でのクロール泳中の酸素摂取量（Choi et al., 2000）は，水着の場合に比べ，0.3 m/秒で1.4倍，0.5 m/秒で1.6倍，0.7 m/秒で1.8倍と泳速が増すにつれて，運動強度が増し（図8-8），60%$_{peak}$VO$_2$を超えるとクロール泳の主観的運動強度は，平泳ぎやエレメンタリー・バックストロークより大きくなる傾向が報告されている．したがって，ゆっくり泳ぐことがどの泳法でも酸素需要量を抑制するために必要である．

（2）運動学的影響

　服を着て泳ぐ場合は，水着と同様には泳げない．スイミング・クラブに通う児童55人にトレーニング・ウェア上下を着て25 mをクロールで泳がせた場合，図8-9の水着の泳速（0.87±0.19 m/秒）と着衣の泳速（0.45±0.13 m/秒）の関係y＝0.520xが得られた（荒木ら，1992）．高校生水泳選手の50 mクロール泳における後半の泳速は，水着泳で1.52±0.15 m/秒に対し，着衣泳では0.92±0.18 m/秒であった（野村，1990）．また，19歳男性の60秒泳の泳速では，クロールで52.7%減，平泳ぎで30.8%減が報告された（Ohkuwa et al. 2002）．したがって，着衣泳の泳速は水着泳のほぼ半分になるといえる．これは，動きにくいことに加え，動かす水の量が増えて抵抗も増えるためと考えられる．したがって，水着の場合よりゆったり泳ぐことが重要である．長袖を着て泳ぐ場合，水の上に腕を出すクロールや背泳ぎは，水を含んだ袖を水上に持ち上げなければならないので，体が沈みがちになる．平泳ぎや横泳ぎそしてエレメンタリー・バック・ストロークが比較的快適に泳ぐことができる（荒木ほか，1993）．靴はスニーカー程度でもバタ足に影響が出て，足の方が沈みがちになる．カエル足は比較的容易にできるが，ブーツや長靴では水を蹴りにくい（荒木ほか，1992）．

（3）教育的影響

　着衣泳経験のない大学生水泳選手24人を着衣泳の講義後着衣泳トレーニング，着衣泳ビデオ観賞によるイメージトレーニング，着衣泳の講義後水着泳トレーニ

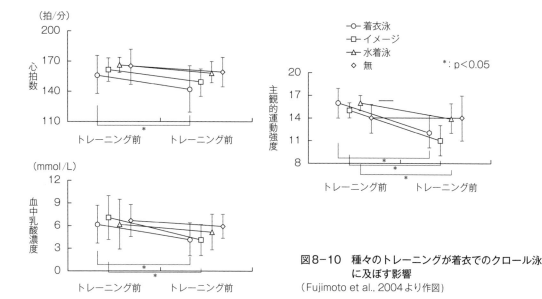

図8-10 種々のトレーニングが着衣でのクロール泳に及ぼす影響
（Fujimoto et al., 2004より作図）

ング，無トレーニングの4群に分け，1週間各トレーニングを行った（Fujimoto et al., 2001）．トレーニング期前後にクロールおよびエレメンタリー・バックストロークでの200m着衣泳の心拍数，直後の血中乳酸値を測定した．無トレーニング群を除く他の3群はいずれもエレメンタリー・バックストロークで最高心拍数，血中乳酸濃度，主観的運動強度の減少・低下が認められた．これはエレメンタリー・バックストロークのスキル向上要因と推察されるが，クロール泳でもこれらの3つのトレーニング群は，主観的運動強度の低下が認められた．さらに，着衣泳トレーニング群では最高心拍数と血中乳酸濃度，イメージトレーニング群では血中乳酸濃度も有意に低い傾向が認められた（図8-10）．着衣泳のトレーニングによって着衣泳の生理的負荷と主観的運動強度を軽減できるといえる．また，イメージトレーニングや水着泳トレーニングでも程度の差こそあれ教育的効果が期待される．

　小学校教員92人と小学校高学年児童313人を対象に着衣泳に関する調査を行った結果（柴田ら，2004），着衣泳指導場面で指導者は，主に水に落ち込む水中での脱衣・脱靴，離水の場面等で危険を感じていた．児童は濡れた衣服や泳ぎの重さと違和感，背泳ぎ等で水を飲んだときや水から落ちるとき等に怖さ，着衣でプールサイドから離水するときに危険を感じていると報告されている．着衣泳が不測の事態の疑似体験学習とすれば，単に服を着て泳ぐ経験だけでなく，水に落ちたり，岸に戻る場面も想定した安全に配慮したプログラムが必要である．

3）着衣泳の実践

　水難事故防止のための着衣泳は，想定される場面に応じた模擬体験で構成する．想定される場面は多様であるが，実践要素を図8-11に示した．着水したらすぐ着岸可能か判断し，すぐ戻れるようなら何泳ぎでもいいので戻る．着岸できな

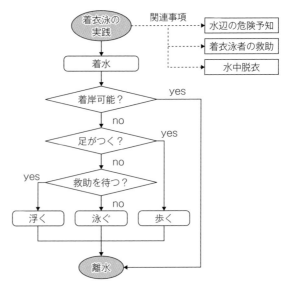

図8-11　着衣泳の実践要素

いようなら，足が着くかを確認し，足がつく場合は慎重に歩いて戻る．足がつかない場合は，救助を待つべきか泳いで自力で着岸するかを判断する．救助を待つ場合は体温の低下を防ぎながら浮力体につかまって浮く．自力で泳ぐ場合は水の流れや波の状況に応じた泳ぎをする．着岸したら転倒や切り傷に気をつけて，水を吸った重い服のまま離水する工夫をする．これらの関連事項として，水に落ちる前に必要な水辺の危険予知，着衣で水面にいる人の救助，水中での脱衣を取り上げる．

モデルには40カ所可動なアクションドール　両津勘吉No.1（バンダイ製）を使用し，動作がみやすいように水着姿で表示した．

（1）着水場面

岸壁付近など，水の中がどうなっているかわからないところへ予期せず落ちるときには手足を広げて，水に接する面を広くした方が到達深度は浅くなり安全である．衣服を着ていれば水面に叩きつけられても痛みは少ない．頭からの逆飛込みでは水中の岩や浅い水底で大けがをする可能性もある．仰向けで落ちるときには，顎を引きながら水面を両腕で叩く．顔が浸水しなければ効果的に水を叩けたといえる．また，うつ伏せで落ちるときには足からの入水を基本とし，上体は少し前かがみで，両脚を前後に開き着水時に水を挟む．このとき手は前方で水面を圧する（図8-12）．この動作は日本泳法の岩倉流や観海流では陣笠，向井流では順下といわれ，頭部の浸水を防ぐ技である（秋田，2004；山田，2008；那須，2009）．

（2）着岸可能か

水を含んだ衣服は陸の上では重いが，着水後，直ちに沈むとはいえない．衣服の材質や織り方によって，浮力を得られる場合さえある．水中でヒトの身体は，体重に近い浮力を得られるので，ランドセルやバッグなど空気を含むものを身に

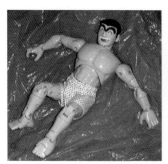
あごをひいて，両手で水面をたたく
（後方受身）

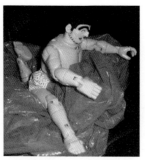
両足を前後，両手を左右に開きながら，胸で水面をとらえる（順下または陣笠）

図8-12　着水

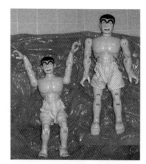
両腕を挙げてもぐり，水を下方にかきなら，底を蹴る

図8-13　ボビング

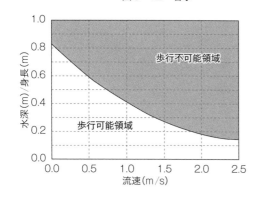

図8-14　水深・身長比と流速の関係からみた水中での歩行可能領域
（中山ほか，2008による利根川研究会1995資料）

着けていたり，衣服に含まれる若干の空気で浮いていられる．したがって，着衣で水に落ちてもゆっくり水面に顔を出し，着岸可能かの状況判断をする．一番近い岸を確認し，イヌかきでもバタ足でも泳法は何であれ，わずかな距離を落ち着いて岸までもどる．あせってもがけば衣服に含まれている空気が細かい気泡となって，視界を狭める場合もある．

(3) 足がつくか

直ちに着岸できない場合，水底に足がつくかどうか確認する．背の立つ水深であれば，立って状況判断をする．身長よりやや深い程度であれば，両手をあげて潜り，手で水を下方にかきながら底をけって，水面に出て息つぎをするボビングで呼吸を確保する（図8-13）．ボビングできないほど深い場合は，顔を水に浸け，浮上したら顔をあげて素早く呼吸する浮き沈みの上下振動を積極的に利用するラヌー式浮漂（日本野外教育研究会，1990）で呼吸を確保して，冷静に行動を起こす．

(4) 歩く

水底に足がつく場合は，歩くことができる．利根川研究会（1995）は，洪水避難時に水深・身長比と流速の関係からみた水中での歩行可能領域を提案した（図8-14）．身長の60％（ヘソの辺り）まで水に浸かると0.5 m/秒の流速が限界であることがわかる．青年も子どもも水深が膝程度では，流速がある程度あっても安定して歩け，股下程度になると歩行速度が急速に下がり，恐怖感を覚えるとい

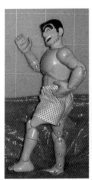
摺り足 ○　　腿上げ ×
図8-15　水中での歩行

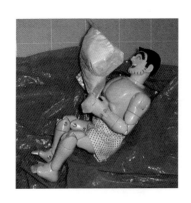
図8-16　ポリ袋に空気を入れて，下から持って浮く

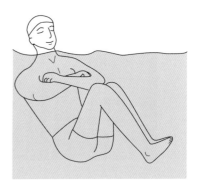
図8-17　HELP（Heat Escape Lessening Posture）姿勢

われている（須賀ら，1994）．水底は滑りやすく，足裏を岩や貝殻で切る可能性もある．さらに，足元が見えないので，靴は脱がないで摺り足で歩く．流れや波でバランスを崩しやすいので足を高く上げない方がよい（図8-15）．流れがゆるやかなところを選んで歩くことが必要だが，流れが速いときは2，3人で肩を組んで助け合う，ロープをつかむ，重量物を持つこと等で安定感が増す．

（5）浮く

水底に足がつかず，救助を待つ場合または呼吸を確保した状態でゆっくり移動する場合は，浮き身を利用する．浮力が足りない場合，1.5 L程度以上の浮力体につかまれば呼吸は確保できる．つまり，レジ袋，ペットボトル，旅行鞄，クーラーボックス等浮くものにつかまる（図8-16）．袋や鞄は，上に乗ろうとすると空気が逃げやすいので下から持つ．また，余裕があれば着ている服の襟口を握って空気を含ませたり，脱いだ服の袖口や裾をしばって浮きの代わりにしてもよい．さらに，体温が奪われやすい環境に曝されるときは，放熱を抑えるHELP姿勢（図8-17）をとる．着衣で身体の表面の水と周辺の水の間に隔たりを作り，水の流動を抑えることで熱の伝導が抑えられる．「船舶職員及び小型船舶操縦者法施行規則」には，船外への転落に備えた措置として，航行中の特殊小型船舶（水上オートバイ）に乗船，12歳未満の小児が乗船，小型漁船に1人で乗船して航行，漁ろうに従事している場合に救命胴衣の着用を義務付けている．浮力が7.5 kgぐらいあり十分頭を水面上に保持できるので，法律の規制だけでなく，水辺活動を楽しむために安全の常識として救命胴衣の着用を推進するべきであろう．

（6）泳ぐ

水着を着て，成人の場合10分間で400 m，または5分以内で200 m泳げることが「泳げる」目安になる（坂田ら，1983）．大きな船が転覆した場合，沈没する船から離れることも考慮すると，着衣でも6割から半分程度の距離を泳げる泳力は必要である（椿本ら，1992）．クロールは水を吸った袖を水面上に上げるので重く感じ，体も沈みがちになり，抵抗に打ち勝つ大きな力を出しにくいためグライドも取りにくい．したがって，着衣泳の経験としてクロール泳での負荷の大

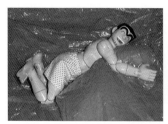 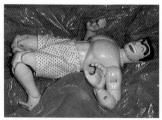 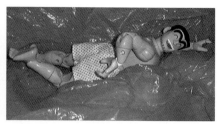

○ 平泳ぎ　　　　　　　○ エレメンタリー・バックストローク　　　× クロール

図8-18　着衣泳に適した泳ぎ，適さない泳ぎ

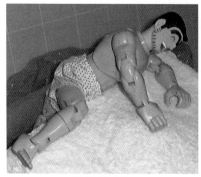 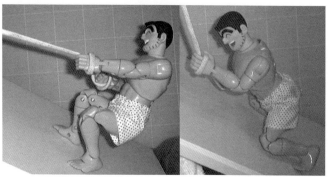

足かけ上がり　　　　　足裏を斜面につける　　　　前方に傾く ×
　　　　　　　　　　　　　ロープの利用

図8-19　離水

きさを体験する意義はあるが，実際に推奨される着衣泳に相応しい泳ぎは，平泳ぎ，横泳ぎ，エレメンタリー・バックストロークなど，腕のリカバリーを水中で行う泳法といえる（図8-18）．

　平泳ぎは，スニーカーなどを履いたままでもキックできるが，バタ足では，これらの靴を履くと素足に比べその推力が有意に低い．また，長靴を履いた場合，カエル足でもバタ足でも推力は上記のいずれより小さくなる（荒木ほか，1992）．したがって，靴を履いて泳ぐ場合カエル足を用い，長靴は脱ぐことが推奨される．長靴は逆さまにすると空気を多く貯めることができるので，浮き具として使用できる．靴を脱いで泳ぐ場合でも，着岸後の水中歩行の際の足部保護や浮力の補助のために腰に挟んだり，ポケットに入れておくことが望ましい．

　エレメンタリー・バックストロークは，進行方向こそ確認しにくいが，呼吸の確保や助けを呼ぶ発声などの点で有利である．

　（7）離水

　水から上がるときは，水際の岸であっても衣服が水を吸って重くなっているので，腕の力だけで上がれない場合がある．岸に足をかけ（足かけ上がり），転がるように上がる．高い斜面はロープにつかまり，歩幅を小さくし，踵から着地して足のうら全体を斜面につけて登る．このとき，前屈みになると，滑って登れない可能性がある（図8-19）．

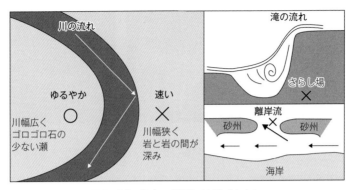

図8-20　危ない場所には近づかない

(8) 水辺の危険予知

　水辺環境の特性（流れの緩急，水深，水底の形状等）を調べ，気象情報，立看板，防護柵等にも気を配る．さらに地元の人からも情報を得て，危険な場所には近づかない．図8-20に示すように，蛇行している川の流れはカーブの外側が急流で，岩と岩の間が深みになっていることがある．川や湖の途中の段差で水が落ち込む滝では，白く泡立った複雑な流れのところ（さらし場）があり抜け出しにくい（吉川，1990）．海では海水は沖から海岸へ打ち寄せ，岸に沿って流れるが，海岸に向かって強い風が吹くと岸から沖へ向かって一方的に流れる速い流れ（離岸流）が生じる．砂州や沖防波堤，堤防付近，海岸の凹凸等があると離岸流が発生しやすい（海上保安庁，2012）．

　原則的に単独で水辺に行かないことを心がけ，危ない場所に近づいている人がいれば警告する．水辺に近づくときは，水辺活動用に開発・工夫されたラッシュガードやウォーターシューズなどが推奨される．児童のTシャツ・短パンでは流速0.8m/秒以上で着衣の影響がみられたが，トレーナー上下では流速0.3m/秒でも明らかに水着より抵抗が大きい．また，成人女性のロングスカートも足にまとわりつくので水中で動きやすいとはいえない．成人男性の場合，セーターのように水をすぐ含んでしまうものは低速であってもその影響が大きいが，スーツや合羽等の気密性の高い衣服は肩の部分に空気が溜まるので低速であれば浮漂のために有効である（荒木ほか，1992）．

　足首上部まで覆うハイカットシューズやタイトなジーンズは，動作しにくいだけでなく，水中で脱ぎにくいので避ける．水に入る予定がなくても予期せず水中落下する可能性もあるので，伸縮性のある素材で比較的身体に密着し，水に濡れても動きやすい服装を選択し，アウターには気密性の高い合羽等を着用するのがよい．

(9) 着衣泳者の救助

　溺者を発見したら，大声で回りの人に知らせる．自分ひとりで助けようとしない．

　服を着たまま泳ぐのはひとりでも困難である．慌てて助けに行くと二次水難事

故を引き起こす可能性もある．岸に近いときは岸につかまって手足や棒をのばしてつかまらせたり，数人が手をのばして手首をしっかり握り合うヒューマンチェーンが有効である．

　岸から離れているときは，レスキューチューブ，レスキューロープ等の一般救助法に加え，近くにあるものを利用して救助の工夫が必要である．リュックサックやランドセル等の浮くものを投げ入れる．ペットボトルやレジ袋に少し水を入れて溺者の近くに投げ入れてつかまらせる．釣竿の釣り針を外して投入し，溺者につかまらせてゆっくり引き寄せることなどができる．ただし，これらは救助する側もされる側もあらかじめ救助体験学習をしていることが条件となり，お互いが冷静に対処する必要がある．学校教育，社会教育諸機関での啓発活動が期待される．

（10）水中脱衣

　不意に水中に投げ出された場合，周りの状況を冷静に判断する必要がある．着衣のままでは泳ぎにくいことは確かだが，必ず脱ぐべきであるとはいえない．あわててすべて衣服を脱いでしまい，浮遊物につかまったときにケガをしたり，岸の近くで貝殻や岩で足を切る可能性もある．さらに，長時間水中にいると体温が奪われることや，水中で素肌をさらすことに危険はないか，岸や船はみえているか，脱衣は容易か等も判断要因とする．

　しかし，水中で服を脱ぐのは時間がかかるので，服や靴を脱がずに早く岸に戻る方が助かる可能性は高い．脱ぐのは岸から離れていて，泳げば助かると判断で

表8-1　着衣泳体験講習会の実際

着衣泳体験講習（一般市民対象）

- ●初心者
  1. 陸から落ちる，陸へ上がる（頭が水没しない順下，受身）
  2. 着衣での水泳体験（クロール，平泳ぎ，イカ泳ぎ，横泳ぎ）
  3. 身近なものを使って浮く（ペットボトル，ビニール袋，服に空気）
  4. 濡れた衣服でスロープを登る（スライダーの沢登り）
  5. サバイバル遠泳（ロールプレー方式）
  6. 水中で服を脱ぐ（まず，靴を脱ぐ，ズボンは裏返しに脱ぐ，シャツは水中で頭を抜く）

- ●経験者
  1. 着衣で長時間泳ぐ（プールを回る）
  2. 着衣で流れに逆らって泳ぐ（コーナーで輪になって歩いて流れを作る）
  3. 溺者の救助（ビニール袋投げ，釣竿，救助浮き輪）
  4. 濡れた衣服でスロープを登る（スライダーの沢登り）
  5. サバイバル遠泳（ロールプレー方式）

- ●サバイバル遠泳　75m泳　講習の内容を含んだもの

スタート → 落ちる（順下や受身） → 泳ぐ → 浮遊物を避ける ビート板やフロート → 泳ぐ → 潜って移動 防球ネット利用 → ターン → 泳ぐ → 平泳ぎを続ける → スロープを登る プールフロアとロープ利用 → ターン → 波の中を泳ぐ 大フロートを利用 → 浮遊物を持って泳ぐ ペットボトル，ビニール袋利用 → 岸に上がる ローリング → ゴール

安全教育では，自然の驚異を教えるだけでなく，楽しさやサバイバルテクニックも含める

表8-2 中学生の着衣泳指導案

学習指導案

単元名 着衣泳　本時の位置：1／1時間			1回目(男子22/女子42)，2回目(男子22名/女子48名)
本時の目標 〔1〕水の事故にあった時を想定し，あわてない心構えを持たせる． 〔2〕服を着たまま水に落ちた場合でも，余分な体力を使わずに助かる方法を知る．			
時間	学習内容	学習活動	留意点
導入 10分	集合 本時の内容確認 準備運動	・各クラス1列横隊でプールサイドに集合する． （図：シャワー　出入り口） ・集合時の目標と内容を確認する．	・シャワーを浴びずに整列させる． ・体調不良者をチェックする． ・本時の内容を確実に理解するよう促す． ・準備運動は特に念入りに各部分を意識して行う．
展開 45分	転落	・2人1組になり，プールサイドから相手に押してもらい，いろいろな体位（前向き・後ろ向き）で入水する．	・安全の確認． ・突然入水してしまった場合に対処するメニュー． ・全身で水を受けると，服に空気が入る効果が加わって，水中に落ち込む深さが浅くなることを知る．
	浮く練習	・着衣状態で入水させ，衣服のからみ具合や，重たさに気付かせる． ・ゆっくりとリラックスさせる．	・どんな浮き方でもよいが，長く浮き続ける練習をする．
	着衣で泳ぐ	・クロール・平泳ぎなどで泳がせる．	・どんな泳ぎ方がいいか考えさせる． ・動作はゆっくり大きく行わせる． ・髪の毛が邪魔になることをわからせる． ・個人の泳力の違いに配慮．
	流水下での練習	・4つのグループに分け，プールの4隅に，手をつなぎ輪を作る．ぐるぐる回りながらプールの隅に流水部分を作り，流れに逆らって泳ぐ． （図）	・流水下での泳ぎは，非常に体力を使うことを体験させる．
	ペットボトルを使って浮く練習	・浮き具の持ち方やバランスのとり方を練習する．	・力が抜けるようにさせる． ・持ち方を工夫させる．
	水中脱衣	・水中で靴と服を脱ぐ． ・その後，25mほど各自で水着のまま泳ぐ．	・水中での脱衣の困難さを体験させる． ・体が冷たくなることを実感する． ・水着で泳いだときとの違いを実感する．
5分	整理運動 学習のまとめ シャワー	・初めの位置に整列させる．	・十分に緊張を解いてやる．

きる場合に，邪魔になり動作を著しく制限する順に脱ぐ．たとえ水温が高くても，下着1枚は着ておいたほうがよい．

　前開きのシャツやカーディガンはすぐに脱げるが，タートルネックやトレーナーは水面に顔を出しながら脱ごうとすると顔にへばりつく場合があるので，脇の下までたくし上げ，水中にもぐって頭をぬくと楽に脱げる．ズボンやスカートを脱ぐときは体を縮めて丸くなって脱ぐ．タイトなズボンは，無理に脱ごうとすると泳力の低い人は体力の消耗につながるだけでなく，ふくらはぎの部分にからまって危険である．裏返して脱ぐようにすると途中で引っかかりにくい．Tシャツ・短パンは泳ぎへの影響は少ないので，脱ぐ必要はない．

　脱いだものを浮きにする工夫として，スニーカーやサンダルは脱いだ後に腰に

つける，長靴は空気が入るようひっくり返し脇にはさむ，ズボンの裾をしばって空気を入れる等が考えられる．

(11) 着衣泳指導

表8-1に一般市民対象の着衣泳体験講習会の内容を示した．まず，ビデオや配付資料を使って15分程度の講義をした後，1時間程度の実技を行う．初心者と経験者に分けてそれぞれ指導者がついて各内容を実践し，さまざまな体験をした後，最後に25mプールを1往復半する間に着水から着衣泳を経て離水までを総まとめとしてシナリオをつくりロールプレイングする．

表8-2は某中学校の着衣泳指導案である．短時間で実技要素を絞って実施した．統括教員の他に複数教員が安全確認，指導補助にあたった．

不意に水に落ちたときに助かるための要素としては，次のことがあげられる．
①経験と学習を積んで落ち着くこと
②容易に浮いて呼吸を確保すること
③負担の少ない動作で体力を温存すること
④波を避けたり，周囲の状況を把握すること
⑤泳いで移動するとか衣類を脱ぐ等の適切な判断に基づく柔軟な対応ができること

不意に水中に投げ出された後，救助されるまでの間に足がつったり，水を飲んでむせたりとアクシデントが重なって苦しめられるかもしれないが，パニックを起こさず落ち着いて最善の方法をみつける．

着衣泳体験を知恵に発展させ，事故防止策を水を楽しむスキルとして拡張することによって，川遊びや磯遊び等，水泳・水中運動の文化が多様性を持ち，今後さらに安全に発展することを期待する．

[文　献]

愛知県警(1973)水難事故統計の取扱基準の制定．http://www.som.pref.aichi.jp/d2w_reiki/348992100028000000000/348992100028000000000/348992100028000000000.html(参照日 2016年5月20日)

秋田優(2004)向井流−第53回日本泳法研究会−．向井流連絡会編, p19, 向井流連絡会.

荒木昭好ほか(1992)河川親水化と水辺事故防止調査研究報告−ウォーター・セーフティのための着衣泳−．リバーフロント整備センター研究補助金研究成果報告書, p165.

荒木昭好ほか(1993)はじめての着衣泳−服を着たまま泳ぐサバイバル・テクニック−. p123, 山海堂.

Choi SW et al. (2000) Effect of wearing clothes on oxygen uptake and ratings of perceived exertion while swimming. J Physiol Anthropol Appl Human Sci, 19: 167−173.

Fujimoto H et al. (2001) Effects of physical training and mental practice of in-clothes swimming: assessment by physiological parameters. Tokai J Exp Clin Med, 26: 139−145.

服装文化協会編(1976)増補版　服装大百科事典　下巻．pp371−372, 文化出版局．

海上保安庁(2011)海上保安統計年報　第62巻．pp24−41．http://www.kaiho.mlit.go.jp/info/tokei/h24tokei/h24tokei.pdf(参照日 2016年5月20日)

海上保安庁（2012）離岸流．http://www1.kaiho.mlit.go.jp/JODC/marine/umi/rip_current.html（参照日 2016 年 5 月 20 日）

Keatinge WR（1961）The effect of work and clothing on the maintenance of the body temperature in water. Q J Exp Physiol Cogn Med Sci, 46: 69-82.

警察庁（1973〜2006）警察白書．http://www.npa.go.jp/hakusyo/index.htm（参照日 2016 年 5 月 20 日）

警察庁（2007〜2012）水難の概況．http://www.npa.go.jp/toukei/index.htm（参照日 2016 年 5 月 20 日）

松本高明ほか（2009）競泳におけるラクテートカーブテストから見た高速水着と通常水着との違い．国士舘大学体育研究所報，28：19-27．

中山大地ほか（2008）洪水氾濫シミュレーションに基づく避難経路の歩行可能評価．地学雑誌，117：424-438, 2008.

那須賢二（2009）岩倉流−第58回日本泳法研究会資料−．p71，岩倉流和歌山水練学校．

日本生産性本部（2012）レジャー白書 2012 プレスリリース．http://activity.jpc-net.jp/detail/srv/activity001355/attached.pdf（参照日 2016 年 5 月 20 日）

日本野外教育研究会編（1990）水泳の指導．pp76-77，杏林書院．

野村照夫ほか（1990）着衣泳に関する実験的研究．水泳指導法研究，1：1-6．

小笠俊樹（2006）都市における水辺の保全・再生と地域活性化．http://www.mlit.go.jp/tochimizushigen/mizsei/mizusato/summit/NO11/p2hino.pdf（参照日 2016 年 5 月 20 日）

Ohkuwa T et al.（2002）Comparison of blood lactate levels between swimming in clothes and a swimsuit. Res Q Exerc Sport, 73: 345-349.

坂田勇夫ほか（1983）大学正課体育水泳授業における達成課題−1500m クロール泳の意味論的研究−．大学体育研究，5：11-24．

柴田義晴ほか（2004）小学校における着衣水泳実施の課題．スポーツ方法学研究，17：41-50．

Sinclair A et al.（1893）The Badminton library of sports and pastimes. Swimming. Longmans, pp152-169, Longmans Green.

須賀堯三ほか（1994）避難時の水中歩行に関する研究．水工学論文集，38：829-832．

田中千代（1981）服装事典 新増補版．pp833-834，同文書院．

利根川研究会（1995）利根川の洪水−語り継ぐ流域の歴史−．山海堂．

椿本昇三（1992）10 分間泳を用いた着衣泳に関する研究−着衣と水着の泳距離比較及び着衣が泳ぎに及ぼす影響−．大学体育研究，14：33-44．

若林斉ほか（2007）小学校水泳授業における児童の保温水着着用の有効性−寒冷感および形成的授業評価への影響を中心に−．体育学研究，52：201-211．

山川芳洋（2012）海女の服装．http://amabunka.sakura.ne.jp/（参照日 2016 年 6 月 30 日）

山田謙夫（2008）観海流の伝承とあゆみ．pp26-27；p153，伊勢新聞社．

Yamada Y et al.（2005）Effects of Moisture Regain on the UVR-Shielding Properties of Woven Fabrics. J Text Mach Soc Japan, 58: T123-T127.

吉川栄一（1990）沢登り−入門とガイド−．p67，山と渓谷社．

2. ウォーター・セーフティ・リテラシー

1）水泳の目的と現状

（1）水泳を学ぶことの意義

　水泳は子どもの発育発達のために適切な刺激を与え，健全な心身を育むための運動として，中高年者には健康の維持増進の手段として，また，身近な競技スポーツとして，多くの人々に愛好されている．このような，スポーツ・運動種目のひとつとしてだけでなく，もうひとつの大きな目的にウォーター・セーフティ（水上安全）能力の獲得がある．

　われわれは水から多くの利益を得ることができる反面，水の特徴とそのふるまい，その中でわれわれ人間がとるべき行動とその方法を知らないと，最悪の場合，生命にかかわる事故に至る可能性がある．

　人が豊かな水環境の中で安全に行動し，その水環境を活用して生きていくためには，「水辺・水中・水上において，水や自身，周囲の環境の状態を理解・分析し，そこでの活動を安全かつ適切に実施できる能力」を身につける必要がある．この能力のことをウォーター・セーフティ・リテラシー（water safety literacy）と呼んでいる．

（2）わが国における水泳・水泳教育の歴史

　海や川などの豊かな水環境が身近にあるわが国において，居住，漁猟，移動など，人々は生活のために古くから水に接して生活してきた．時には闘争中に水に遭遇する場合に備えて水際や水中における動きを鍛錬する必要が生じ，水泳術は武術のひとつとして発達した．江戸時代には，武芸百般のひとつとして，日本各地の藩で独自の水泳術が体系化され，多くの流派が生じた．なお，現在では日本水泳連盟が伝統ある古式泳法 12 流派を「日本泳法」として認定している．

　江戸時代が終わり，西欧文化の急速な浸透もあって，近代的な学校教育制度が編成された．柔道の創始者である嘉納治五郎は，子どもを預かる教師には水泳能力が必要であることを唱え，教員養成カリキュラムの中に水泳を採用し，それが全国に波及していった．

　1955 年に紫雲丸沈没事故や津海岸集団水難事件が発生し，多くの子どもたちの命が失われ，溺れない能力，すなわち水泳技能の獲得の重要性が再認識された．これを契機に，安全な水泳学習の場を確保する目的で全国の学校にプールが建設され，小・中学校において水泳が必修の内容となった．また，スポーツ施設建設に関する助成（1959 年），スポーツ振興法の制定（1961 年）など国の政策も水泳の普及を後押しした．その結果，水泳は国民に愛好される身近なスポーツになり，その需要を満たすために民間スイミングクラブも多く設立された．近年では中高齢者がマスターズスイマーとして水中運動を楽しんだり，競技会に参加したりする場合も多くなった．

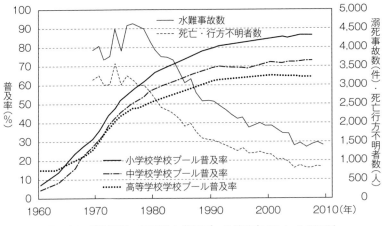

図8-21 溺死事故・死者数と学校プール普及率（Matsui, 2012）

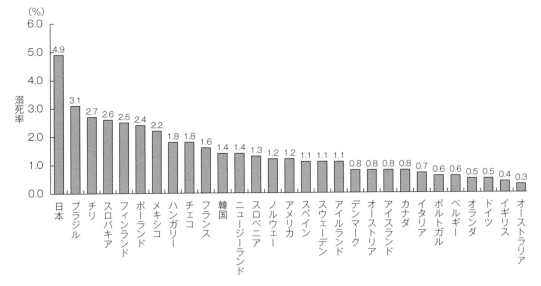

図8-22 溺死率の国別比較

溺死率：人口10万人当たりの年間溺死者．各国溺死率は2006～2009年の4年間の平均値．ただし，アメリカ，ニュージーランドは，2005～2008年の4年間の平均値．アイルランド，ポルトガルは2007～2010年の4年間の平均値．（WHO Mortality Data base documentation，2012より筆者集計・作図）

(3) わが国の溺死率と国際比較

　水泳教育はプールの建設をはじめ，それを実施するための財源が必要となるため，財政基盤の確かないわゆる先進国で充実している．特にわが国においては戦後の急激な経済成長の助けもあり，学校におけるプールの普及率は飛躍的に向上した．それに伴うように溺死事故は減少している（図8-21）．

　しかし，現在でもWHO（世界保健機関）の統計をみる限り，わが国は先進国の中では最も溺死率の高い国である（図8-22）．日本人の溺死の約半数は入浴中に起きていることを差し引いても，その溺死率は水泳が未普及の発展途上国に近く，統計的には日本人は溺れやすいといわざるを得ない．豊かな水環境の中で生きるわれわれこそ，ウォーター・セーフティー・リテラシーのさらなる開発と

定着を目指し，溺れないことを目的とした水泳学習を展開し，安心・安全な水辺活動に関する知的理解と実践を通したウォーター・セーフティーの文化を育てていく必要があるであろう．

2）ウォーター・セーフティーの内容と方法
（1）溺れる原因

水の事故を防止するためには，その原因を探り，そのような状態を招かないための対策が必要になる．人が溺れる原因として，Stallmanら（2008）は以下の項目をあげている．

- 犠牲者は危険性を認識していなかった．または安全だと思っていた．（例：その場所の「流れ」や「深さ」を知らなかった等）
- 犠牲者は入水前に想定外の困難に遭ってしまった．（例：高所からの落下，着地の失敗，呼吸停止，息が詰まる等）
- 犠牲者は入水後に想定外の困難に遭ってしまった．（例：深い水深への沈降，浮上困難，視界不良，低水温，着衣による動作困難等）
- 犠牲者のサバイバル能力が不十分であった．（例：安全な場所に引き返すことができない，姿勢や泳ぎ方を変えることができない，波の中で泳げない，すぐに疲れて泳げなくなる，水面休止や浮いて待つことができない等）

これらの原因の大部分は，それを防ぐための基本的な技術・知識・態度の不足または欠落によるものと考えられている．これらを補う内容は，水泳の基本的な学習内容と関連するものである．したがって，すべての水泳学習の段階において，ウォーター・セーフティー・リテラシーの獲得を念頭に置いた指導が為されるべきである．

（2）日本独自のプール事情

わが国では，子どもの溺水防止を目的とした学校水泳が発展してきたことは前述の通りであるが，それに伴い特殊な事情も抱えている．プールが多く建設される前は，川や海の自然環境の中につくられた水泳場が学習の場であった．しかし，自然環境の中であるがゆえにリスクも多く，その訓練中に水難事故を引き起こす事例もみられた．

そこで，より安全な水泳学習の場を求めてプール建設需要が高まり，国会等での審議にも上り，文部政策としてプール建設と学習内容としての必修化が実現されてきた．しかし，プールでの溺水事故を防ぐこと，加えて低予算・短工期・建設の簡便さ・ランニングコストを考慮し，これらの条件を兼ね備えた水深の極力浅いプールが推奨された（日本セメント協会，1952）．

誰でもどこでも立つことのできるプールは溺れる可能性が少なくその点では安全であるといえるが，そうでない場所で泳ぐときや，自然水域等の足のつかない深い場所を想定した学習が困難となる．その結果，現在の日本人が持つ平均的水

泳能力は，浅いプールで培われる泳力に限定されている．クロールや平泳ぎである程度長く泳ぐことができる反面，飛び込み・浮漂・潜水など，深い水深で必要とされる泳ぎの能力が身についていない場合が多い（松井, 2011）．ウォーター・セーフティーに必要なスキルを開発するためには深い水深を想定した何らかの工夫が必要となる．

（3）スキルとしてのウォーター・セーフティー

ウォーター・セーフティー能力の獲得を念頭に置いた水泳指導を展開しているノルウェー国立スポーツ科学学校の Stallman らの学習課題（2008）を紹介する．彼らは水泳スキルの修得する過程において，子どもたちに次の3つの条件を満たしながら学習することを要求している．

---
1. 水面にいる時も，水中に潜っている時も，同じように「平気」できちんと動きができること．
2. うつ伏せの時も，仰向けの時も，同じように「平気」できちんと動きができこと．
3. 水の中でいろいろな動きのレパートリーを実施できること．（「水人間」になれるように）

これらの条件は，学習中のリスクを軽減しパニックを招かないように，安全志向の活動を実現するためのものであり，学習者に「水中にいることへの適応」や「動きの多様性」，それに伴う「自信の獲得」を目指していると考えられる．

次に，初級者への学習内容として以下の8つの課題を与えている．

---
1. 深い水深へのエントリー（立ち飛び込み，または逆飛込み）
2. 入水後，浮上し，水面に横たわり，泳ぎ出す．
3. 水面から潜り込み，ゆったりとした潜水泳ぎをする．
4. 少なくとも2つの泳法で泳げる．ひとつはうつ伏せ泳ぎで，もうひとつは仰向け泳ぎで．
5. 泳ぎ方に合わせた楽な呼吸ができる．
6. 水中で姿勢を変えることができる．（たとえば仰向けからうつ伏せへの回転，その逆も）
7. 進行方向の変更（右ターン・左ターン，それぞれうつ伏せと仰向けで）
8. 浮いて待つ（最低限の動きで水面休止する．思春期前の子どもや女性など浮きやすい人は手足の動きは不要）

注目すべきことは，これらの課題の内容が，溺れる原因となる要素と直結しており，これらの課題を克服することによって，溺れる原因は排除され，ウォーター・セーフティーを実現するためのスキルを修得したことになることである．課題の成否は「何分」，「何m」できたではなく「どのように」それができたかで判定すべきであり，その判定ができることが水泳指導者としての適性でもある．これら8つの課題に合格した子どもが「泳げる」ことになり，初心者としての保

護観察の対象から外れ，深いプールに入ることも許される．また，このことがダイビング，サーフォン，カヌー，ヨット等の発展的な水辺活動を実施することの基盤ともなり，それらの活動におけるリスクも軽減させることができる．なお，このことを子ども自身に自覚させ，自信と自立心を持たせるために，何らかの「認定証」を与えることが望ましい．

（4）ウォーター・セーフティーにかかわる知的理解と教育

ウォーター・セーフティーは，そのための実践技術だけでなく，関連した知的理解とそれに基づく行動と態度が伴わなければならない．その内容として，次のことがあげられる．

---
1. 水辺・水中で起こり得るリスクを多く知っていること．
2. リスクの存在に気づくこと．
3. リスクの程度と質を理解し，それを回避または軽減する方法を見いだせること．
4. 自分に対するリスクと同様に，他者に対するリスクにも気づき，分析し，それを伝えることができること．
5. リスクを回避・軽減する方法を積極的に取り入れ，実践し，仲間や他者とも共有できること．

すなわち，ウォーター・セーフティーは単に水辺での安全知識や技術だけでなく，それを生活や社会の中で活かしていくための，態度や人格的な要素にも関係している．ルールや社会規範，他者との積極的なかかわり合いや他者に対する思いやりを含んだ，総合的な社会力・人間力の育成にも関係する．このように，ウォーター・セーフティーは人々の教養・文化であり，ここに学校教育や社会教育の中で取り扱う意義がある．

（5）知識・行動におけるウォーター・セーフティーの実際（水泳プール）

水辺施設での事故防止のために設立された Aquatic Safety Research Group は，米国および世界に向けてそのための施設・機材や各種プログラムを提供している．その中で「Water Safety Awareness（ウォーター・セーフティーに関する知識）」を高めることにより，実施する活動の効率化とリスク軽減を図るために「Note & Float Water Safety Program」と名付けたルールを作り，これに従って施設を運営するよう推奨している（ASRG, 2010）．施設の管理者だけでなく，活動の実践者（およびその監督者）自身にも安全注意を求める例として，図8-23にそのルールを紹介する．

これを現在の日本の施設にそのまま適用することには不相応な点もあると思われるが，その方法と精神は見習うべきものがある．

Aquatic Safety Research Group の情報は以下のウェブサイトから入手できる．
http://www.aquaticsafetygroup.com/index.html

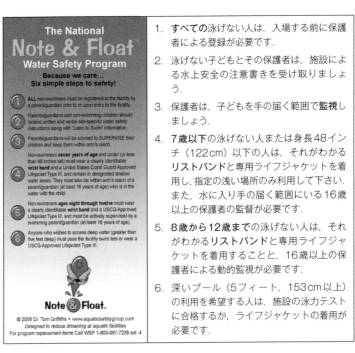

1. すべての泳げない人は，入場する前に保護者による登録が必要です．
2. 泳げない子どもとその保護者は，施設による水上安全の注意書きを受け取りましょう．
3. 保護者は，子どもを手の届く範囲で監視しましょう．
4. 7歳以下の泳げない人または身長48インチ（122cm）以下の人は，それがわかるリストバンドと専用ライフジャケットを着用し，指定の浅い場所のみ利用して下さい．また，水に入り手の届く範囲にいる16歳以上の保護者の監督が必要です．
5. 8歳から12歳までの泳げない人は，それがわかるリストバンドと専用ライフジャケットを着用することと，16歳以上の保護者による動的監視が必要です．
6. 深いプール（5フィート，153cm以上）の利用を希望する人は，施設の泳力テストに合格するか，ライフジャケットの着用が必要です．

図8-23　Note & Float Water Safety Program（ASRG, 2010）

（6）知識・行動におけるウォーター・セーフティーの実際（自然水域）

溺水事故は水環境のある全世界で起こり得るリスクであり，それを防止するための国際ガイドラインが関係有識者による特別プロジェクトチームにより策定されている（Seattle Children's, 2010）．それは，水辺レジャーを含むすべての水辺活動に関係する個人，その保護者・介護者に対するメッセージとして発信されている．個人に対する8項目と他者に対する8項目から成る簡潔な内容であり，これらを遵守することにより溺水事故が防止されることが望まれている（**表8-3**）．

各国語版および関連資料は以下のウェブサイトから入手できる．
http://www.seattlechildrens.org/classes-community/community-programs/drowning-prevention/open-water-guidelines/

3）ウォーター・セーフティーに関する世界の動向

ウォーター・セーフティーや溺水防止に関する教育活動は，それを実施するための財政的基盤が必要となる．このため，溺水事故はそれを防止するための教育が不十分な中・低収入国に多い．そこで，高収入国の国々や，国際組織を中心に，溺水防止の世界的なプロモーションが実施されている．

国連傘下の国際機関や国際赤十字等の世界的規模の活動拠点を持つ組織は，水辺の事故や溺水の実態を把握するための調査を行うとともに，それを防止するための基準策定や，各国の下部組織等における溺水防止活動を支援している．

また，各国では水辺の事故や溺水を防止するための組織が立ち上がり，地域の

表8−3 溺死事故防止のための国際ガイドライン

水難事故防止ガイドライン
　わたしたちは海や川・湖・沼・池などに入ったり，その近くにいる時には，自分自身はもちろん，周りの人たちの安全にも気をつける必要があります．このガイドラインはあなたや，家族，友人などが水難事故に遭う危険性を少しでも減らすためのものです．以下のようなことを守って安全に行動しましょう．

自分を守る
・水泳・水中サバイバル技術を学ぶ
・ひとりでは泳がない
・安全標識や警告表示に従う
・飲酒後は絶対に水の中に入らない
・ライフジャケットの使いかたを知っておく
・遊泳指定区域内で泳ぐ
・水の状況や天気予報をチェックする
・水底の状態がわからないところは足から入る

他人を守る
・子どもに水泳・水中サバイバル技術を教える
・遊泳指定区域外で泳がせない
・水中安全のルールを守らせる
・子ども達が水の中にいる時は，いつも最大限の注意を払う
・子どもや泳げない人達と一緒の時は，ライフジャケットをいつでも使えるようにしておく
・救急処置と心肺蘇生法を身につけておく
・危険な状況にならないように，救助法の知識と技術を学んでおく
・安全標識や警告表示に従わせる

　実態に応じた教育と支援活動を実施している．オーストラリアとニュージーランドにおいてはそれぞれの国内における関係諸団体が協調して組織化され，水辺教育や事故対策に関する省庁横断的で合理的な仕組みができている．
　わが国では，各非営利組織が自主的に水辺教育・事故防止活動を行っている．また，行政においては警察，消防，海上保安庁，国土交通省，各都道府県等がそれぞれの立場で水辺教育や安全教育を実施している．今後はウォーター・セーフティ文化を実現するため，関係する各省庁や教育機関，既存の任意団体等の組織が連携し，社会の仕組みとして有効な組織体制を整備することが求められよう．
　以下に代表的な組織団体を列挙する．

（1）国際機関・組織によるウォーター・セーフティーの推進
・UNICEF（国連児童基金）：各国の組織と連携しながら子どもの溺水・溺死に関する調査をすすめるとともに，その対策を支援している．
・WHO（世界保健機構）：死因統計や事故統計をはじめ，水辺における事故や健康被害に関する調査研究を実施している．東南アジアはじめ各国における子どもの溺水防止活動を支援している．
・ICRC（赤十字国際委員会），IFRC（国際赤十字赤新月社連盟）：溺水を含む人命救助法の国際的なガイドラインを策定するとともに，各国加盟組織の溺水防止活動を支援している．
・ILS（International Lifesaving Federation）：131カ国，137団体が加盟するライフセービングの国際連盟．本部組織は，国際的な統一基準の策定やライフセービングに関する発展途上国への援助，世界大会の開催等を行っている．加盟国は，アフリカ，アメリカ，アジア太平洋，ヨーロッパの4つの支部に

分かれ，それぞれ地域的な活動を行っている．
- IFSTA（The International Federation of Swimming Teachers' Associations Limited）：水泳やサバイバル技術の高水準な指導を推進する非営利国際機関．現在18カ国の組織が加盟している．本部はイギリスにある．

(2) 各国組織によるプロモーション
- SWIMSAFE：東南アジアの子どもたちのためにサバイバルスイミング・プログラムを提供している．ベトナム，タイ，バングラデシュの3カ国を拠点とし，TASC（The Alliance for Sage Children）と RLSSA（Royal Life Saving Society Australia）が支援している．
- AWSC（The Australian Water Safety Council）：オーストラリア国内の水上安全に関係する多くの関係組織が加盟し，共通認識の醸成や調整を行い，それを行政や各組織の活動に反映させようとしている．
- Water Safety New Zealand：ニュージーランド国内の水上安全に関係する多くの組織が加盟し，水上安全事項に関するリーダーシップを発揮することを目的としている．そのための研究・調査・分析に基づき，啓発や教育を行っている．
- Seattle Children's：病院・研究所・財団を兼ねたシアトルにある組織．子どもや家庭に対するさまざまな安全教育の一環として，溺水事故防止に関する国際的なガイドライン等を策定し，各国語に翻訳して広報している．
- ISR（Infant Swimming Resource）：乳幼児の落水事故による溺死を防ぐため，生後6カ月から6歳までの乳幼児を対象に，泳ぐ（少し移動）-休む（浮く）-泳ぐ（少し移動）のサバイバル技術を啓発している．また，指導者を養成するとともにウォーター・セーフティーに関する教育活動を実施している．アメリカに拠点があり，世界各国の指導者と連携している．
- NDPA（The National Drowning Prevention Alliance）：溺水や水辺での傷害を防止するために設立されたアメリカの非営利組織．そのための効果的なプログラムを提供・支援する．
- Aquatic Safety Research Group：ウォーター・セーフティーとリスクマネージメントを提供する組織．アメリカおよび世界のプール施設等の設備や運営に関する情報を提供している．

(3) 日本国内の水難防止プロモーション
- 日本水泳連盟（公益社団法人）：日本体育協会傘下のスポーツ競技団体．指導者養成やオープンウォータースイミングの大会開催・検定等を通じて，水泳活動全般における安全を取り扱っている．また，水泳中やプールでの事故防止のための調査研究やこれに関する広報も行っている．
- 日本赤十字社（日本赤十字社法に基づく認可法人）：国際赤十字の日本法人．人間のいのち・健康・尊厳を守る活動を行っている．救急法や水上安全法の救助員・指導員の養成を通して水難事故防止や事故発生時の対処法に関する教育を行っている．

- 日本水難救済会（公益社団法人）：海や海浜での遭難者や船舶等を救助するボランティアの団体の全国法人．各地方法人を通じて海難救助活動に対する支援や補償・表彰等を行っている．前身は1889年設立の「大日本帝国水難救済会」．
- 水難学会（一般社団法人）：前身の「着衣泳研究会」から発展した組織．「浮いて待て」を合い言葉に，着衣泳の指導員養成や着衣泳の教育活動を通して水難事故防止を図っている．
- JLA（Japan Lifesaving Association：特定非営利活動法人日本ライフセービング協会）：国際ライフセービング連盟（ILS）の日本代表機関．「水辺の事故ゼロ」を目指して全国各地域での水辺の監視・救助活動を実践するとともに，水の安全に関する教育活動，ライフセーバーの技術向上や地域振興のための競技活動，ライフセーバーやその指導者を養成するための資格認定活動，環境保全や福祉等の社会貢献活動を行っている．
- B＆G財団（公益財団法人ブルーシー・アンド・グリーンランド財団）：財団の活動に含まれる「青少年の健全育成」，「海洋性レクリエーションの提供」の一環として，各種水辺プログラムを実施するとともに水の安全教育・海事知識の普及に努めている．
- 日本プール安全管理振興協会（特定非営利活動法人）：プールでの安全管理レベルの向上を目指し，そのための啓発活動や講師派遣，講師養成を行っている．その活動の一環として，プール利用者向に対する安全水泳の指導を行っている．

[文　献]

ASRG（2010）National Note & Float Program．http://www.aquaticsafetygroup.com/NoteAndFloat.html（参照日 2016年5月23日現在）

International Life Saving Federation（2007）World Drowning Report 2007 Edition. pp1-25.

松井敦典（2011）命を守る「安全水泳」の視点から水泳教育を問い直す．体育科教育, 7：18-21.

Matsui A et al.（2012）The History and Problem of Swimming Education in Japan. The IAHSFF Book, pp129-135.

日本セメント技術協会（1952）水泳プール．コンクリートパンフレット，21：12-16.

Seattle Children's（2010）Drowning Prevention Open Water Guidelines. http://www.seattlechildrens.org/classes-community/community-programs/drowning-prevention/open-water-guidelines/（参照日 2016年5月23日現在）

Stallman RK et al.（2008）The teaching of swimming based on a model derived from the causes of drowning. IJARE 2: 372-382.

WHO（2012）WHO Mortality Database．http://www.who.int/healthinfo/mortality_data/en/（参照日　2016年6月30日）

3．水泳・水中運動技能の段階的指導

1）段階的指導の重要性

　水泳や水中運動は他の運動に比べて障害の発生率はきわめて低いことから，基本的なルールを厳守すれば非常に安全な生涯スポーツの範疇に入る．しかし，水の中で行われる運動ということもあり，ひとたび事故が起きると生命に関わるような重篤な事故につながりやすい．したがって，水泳・水中運動の練習や指導を行う場合には，生命の危険にさらされる可能性があるということを肝に銘じておく必要があり，「安全」ということを最優先しなくてはならない（日本水泳連盟，2005；日本水泳連盟，2012）．

　また，水泳は，水中という非日常的な特殊な環境で行なわれる運動であることから，陸上での運動とは異なる以下のような水泳独自の技能的特性がある（日本水泳連盟，2012）．

・固定された支持点がない状態で行われる運動
・浮力を受ける影響で自分の全体重を支える必要がない
・水平姿勢で行われる運動
・学習者は自分自身の動作が見えにくい
・指導者は学習者の水中部分の動作が見えにくい
・呼吸が制限される

　このような特性から，初心者や水の中に入ることが久しぶりの人にとっては，水の中に入るだけで不安や恐怖感を感じることがあり，指導者がそれを理解することで事故の危険性を減らすことにつながる．水中での運動は，他の運動に比べて障害の発生率は非常に低い（日本水泳連盟，2005）が，口や鼻が水で塞がれる機会が多いため，生命に関わるような事故が起きる危険性もある．したがって，段階的に指導していくことで少しずつ水中という特殊な環境に慣れていき，不安や恐怖感を取り除くことが非常に重要となってくる．以上のように，陸上での運動とは異なる水中環境で行われる水泳や水中運動において，安全を確保しながら効率的な指導を行うために，学習者の年齢や技能レベル等の実態に応じて段階的に指導していくことが必要不可欠である．

2）初心者指導を進めるにあたっての基本的な考え方

　水泳指導において，何時も指導者は初心者に対する指導に苦慮している．そのような中，多くの指導者は指導者各自の経験や勘，または講習会で習得した指導の理論と方法によって泳ぎを教えている．その指導の方法や内容は一流選手の泳法を模倣し，スピードやフォーム等に重点を置いたものが主流をなし，学習者の身体的特性や水泳についての理解・認識あるいは心理的要因等を無視したものも少なくない．

　初心者の水泳学習を難しくしている要因の1つに水に対する恐怖心がある．筆者が水泳を苦手とする小学生約1,000人に対し調査した結果，初心者は水や水中

での運動に対し以下のようなイメージを持っていることがわかった．

　溺れる・死ぬ：最も回答が多かった内容で，初心者は水を見ただけでも溺れて死んでしまうのではないかと感じる者も少なくない．水の怖さを十分理解させることは必要であるが，その一方で，水の楽しさも十分に知らせることが重要である．

　息ができない：初心者は水の中では息ができないものと思っている．水中でも息を吐くことができるし，正しい呼吸法を身に付ければ陸上と同じように運動ができることを理解させることが重要である（詳細は呼吸法にて後述）．

　沈む：初心者は，水を見ただけで水の中に引き込まれるような不安を持つ．第2章「水泳・水中運動の科学」で説明したように，人間は浮くものであることを十分理解させることが重要である．

　冷感：初心者は水温の低いことを非常に嫌がる．したがって，水温が25℃以上で，気温の高いとき指導するとよい．

　初心者を指導する場合，指導者は初心者の心理的特性に基づいた行動特性や身体的特性に合った段階的指導法を考え，水泳指導法の科学的背景に基づき，個に応じた指導をすることが最も重要である．本章では，初心者に対する指導内容を提示しているが，初心者指導法には，この指導法が万全であるというものはない．指導者にとって最も重要なことは学習者の身体的・心理的特性を十分理解し，科学的背景に裏付けされた技術指導や比喩的な言語指導（例：だるまさんになろう）を，実践と通してたくさん習得していくこと，学習者の良い所を誉めて伸ばしていくこと，指導者と学習者の良好な人間関係を構築することが重要である．

3）大人の初心者に対する段階的な水泳・水中運動の指導

　大人は，長年，陸上での運動に慣れているため，特に初心者では陸上での垂直姿勢から水中での水平姿勢になることへの不安感が非常に強い．また，水中で浮いた姿勢をとった場合，固定された支持点が無いことや，水に顔をつけると呼吸できないという恐怖感がつのる（日本スイミングクラブ協会，2008）．単に「歩く」という運動であっても水中では浮力や抵抗の影響を受けるために，陸上で歩く場合と異なる身体の使い方が必要となる．このようなことから，安全な水中運動のためにも段階的な指導が求められる．

　また，水中で水平姿勢（浮き身）をとった場合，その姿勢は浮心と重心との関係によって決まってくる．一般的に成人男性が水面付近で浮き身の姿勢をとった場合，頭側に浮心，脚側に重心が存在する．浮心には鉛直上向きの浮力が，重心には鉛直下向きの重力が働くため，身体にはモーメントが作用し，脚が沈む（阿江ほか，2003）．また，体脂肪が多いと水から受ける浮力が大きくなり，さらに下半身に体脂肪がたくさんついている場合，重心と浮心の距離が小さくなることが明らかにされている（McLean et al, 1998）．特に体脂肪がつきやすい女性の中高齢者の場合は，浮くことはやさしいが，一度浮いた姿勢をとると，固定された支持点がないことも重なり，なかなか立ち上がりにくいという習性がある．

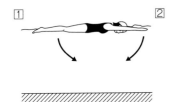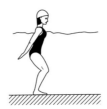　　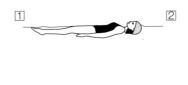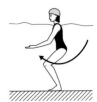

図8-24　伏し浮きからの立ち方
（日本スイミングクラブ協会，2008）
　　　　図8-25　背浮きからの立ち方
（日本スイミングクラブ協会，2008）

　以上のことから，特に中高齢者の初心者に水泳指導をする場合は，最初に水の中での立ち上がり方を完全に習得するまで教えることが重要である．この練習によって水に対する不安や恐怖を少なくさせる効果も期待できる．水平姿勢からの立ち方には，伏し浮きからの場合と背浮きからの場合がある（日本スイミングクラブ協会，2008）．

・伏し浮きからの立ち方（図8-24）：両手で水を下に押さえながら膝を胸の方に引き寄せる．徐々に身体が垂直になるので，足をプール底について顔を上げて立ち上がる．足がプール底につく前に顔を上げると身体のバランスが崩れて立てなくなることがあるので，必ず足がプール底についてから顔を上げるようにする．最初は伏し浮きをした状態から補助者に手を持ってもらい練習すると恐怖心が和らいで効果的である．

・背浮きからの立ち方（図8-25）：顎を引き，股関節を屈曲させる（腰を下げる）と同時に，両手で後ろから前に水を押す．顔を水面につけることで立ち上がりやすくなる．顔を水面につける場合は，伏し浮きと同じく，足がプール底についてから顔を上げるようにする．最初は背浮きをした状態から補助者に後頭部を持ってもらい練習すると恐怖心が和らいで効果的である．

　前述した通り，大人の場合は陸上での運動にかなり慣れてしまっているため，水の中で水平姿勢をとることや呼吸が制限されていることに対して不安を抱いている場合が多い．したがって，泳ぎを習得する場合，水の中でも垂直姿勢から徐々に水平姿勢に移行していく方法や，足をついた状態で呼吸の練習をすることなどによって，不安や恐怖感を取り除いていくようにする工夫も必要である．そのような練習をしたあとに，実際に水平姿勢での泳ぎの習得をしていくと効果的であろう．

　また，65歳以上の高齢者に関して，一般的に身体の諸機能がかなり衰退することが知られている．水泳の呼吸は短時間で行う必要があるが，この能力に関連する努力性肺活量の指標でもある「1秒量」は一般的に20歳時に比べて，70歳で50％程度に低下するといわれている（日本スイミングクラブ協会，2008）．よって，クロールなどの呼吸で一気に吐いて一気に吸うということが非常に難しいと考えられる．日本では一般的にクロールから泳ぎの学習を始めることが多いが，アメリカの高齢者の水泳指導をしているE.J.Sheaは，このような特徴を配慮し，高齢者を対象とした水泳指導教程として，「エレメンタリー・バックストローク

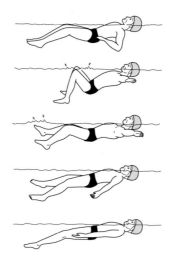

図8-26 エレメンタリー・バックストローク
（日本水泳連盟，2012）

（初歩的な背泳ぎ）→横泳ぎ→背泳ぎ→クロール」といった順序で指導し，泳ぎの学習において最初にエレメンタリー・バックストロークを取り入れることで，呼吸からのストレスを軽減させることを提案している（図8-26）（日本水泳連盟，2012）．

4）水慣れ段階の子どもに対する段階的指導

子どもを対象に安全かつ効率的に水泳指導するためには，水慣れの段階で浮力・抵抗・水圧といった水の特性を生かしながらの水遊びによって，水に対する恐怖感を無くし，水中で自分の身体をコントロールできるような能力を身につけ，さらに，水泳中の呼吸法を習得することが重要である．

長年，陸上での生活や運動に慣れ，初めて，あるいは長期間プールに入っていない人が水中運動をはじめると，プールに入るだけで，恐怖感を感じてしまうことがある．また，単に「歩く」という運動であっても水中では浮力や抵抗の影響を受けるために，陸上で歩く場合と異なる身体の使い方が必要となる．このようなことから，安全な水中運動のためにも段階的な指導が求められる（日本スイミングクラブ協会，2008）．

水泳・水中運動の指導で身に付けさせたい能力には，以下のものがある．
・水上を進むことができる．
・浮くことができる
・沈むことができる
・飛び込むことができる
・はい上がることができる

（1）運動前の注意事項

水泳はすばらしい運動である反面，非常に危険な運動でもあることを学習者に十分知らせるために，指導前の注意事項を一人ひとりに徹底して指導することが重要である．以下に示すのは初心者指導における基本的な事項である．

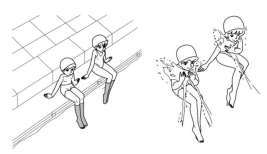

図8-27　入水の仕方

<基本的な注意事項>
・プール内では決められた規則に従わせる．
・プールサイドを走ったり悪ふざけさせない．（プールサイドはぬれている．）
・指導者の指示があるまで絶対に水の中に入らせない．
・練習途中に無断でプールから上がらせない．
・練習途中で体の調子が悪くなったら，遠慮しないで指導者にそのことを話させる．
・指導者の決めた指示があれば静かに話を聞かせる．
・質問したいことがあればどのようなことでも遠慮せずに聞かせる．

(2) 集合・点呼の仕方

指導者は速やかに学習者を集合させ，整列をさせる能力を持っていなければならない．

学習の目標，内容等を学習者に十分に理解させ，バディー編成，人員点呼をスムーズに行うために必要なものである．

<重要ポイント>
・指導者はプールを背にして立つ．太陽に向かって正面に立つ．
・指導者は集合形態を手で合図する．

(3) 準備運動

水泳は前述したように，陸上と異なり水という特殊な環境で行うとともに，全身運動であることからしっかりした準備運動をする必要がある．水泳運動の特性から特に重要であると考えられる柔軟運動と全身運動の正しい動作を心がけるようにさせたい．

<重要ポイント>
・全身運動とストレッチングの組み合わせにより筋肉をほぐすとともに心肺機能を高める．

(4) 入水の仕方

急激にプールに入ることは身体にとってよくない．特に，水温の低い時に急激に入れば寒冷刺激が強すぎて心臓等に負担がかかる．また水深等がわからないため，初心者には入水の仕方を守らせて指導すべきである．

入水の仕方（方法）は図8-27のように行うのがよい．

プールサイドに腰掛，力を入れたり，抜いたりしながらバタ足をする．その後

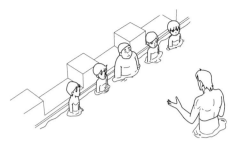

図8-28 水遊びにおける指導

体に水をかけさせる．（首の後ろにかけることが重要である）
　＜重要ポイント＞
　・入水したら指導者は常に学習者の正面に位置するようにする（図8-28）．
　　指導者の姿が見えないと初心者は非常に不安になる．
（5）水遊びにおける指導過程
　水遊びは水中での体の基本的な動きを身につけて水中運動の基礎となる動きができるようにするのがねらいである．水中ゲーム・水遊びにもその指導理論がある．たとえば，「浮力の体感」・「水中のバランス感覚」など水の性質を体感することから，ボール当てで，ボールが飛んできたらそれをよけるためにしゃがむというように，その中に追い込んで自然に「顔付け」，「呼吸」等ができるようになるようにすることである．
　＜重要ポイント＞
　・指導者はその遊び・ゲームのねらいを常に理解して行わなければその効果は少ない．目的に合った補助具等の使い方が重要である．
　・水遊び，ゲーム等は多数ある．指導者は学習者の実態をよく把握し，それに適する遊び，ゲームを選ぶようにする．
　①運動に親しむ段階：これまでの生活の中で経験，体験している遊びの中からできる運動を取り上げ，その運動を繰り返し，友達と協力して力いっぱい行わせる．
　②運動を工夫する段階：運動に親しむ段階で身につけた動きを組み合わせたり，新しい動きをみつけて，動きの種類を増やしたりレベルを高めたりする．
　＜重要ポイント＞
　・いつも水深の浅い子ども用プールのみを使用しては，遊びを工夫しても効果が少ない．場の工夫が重要である．
　③プールでの水遊びの例（水慣れ）：指導者は遊びの目的をしっかり理解して，学習者自らが進んで取り組むように工夫をしなければならない．本章4にて詳述．
　＜重要ポイント＞
　・指導者は何時も遊びの目的と補助具の使用目的を理解しておく必要がある．

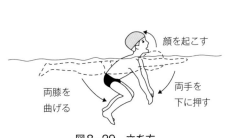
図8-29 立ち方

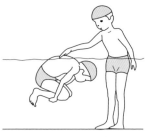
図8-30 だるま浮き

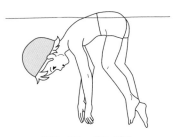
図8-31 伏し浮き

(6) 立ち方・浮き方・沈み方の練習

①立ち方：初心者はいくら浅いプールでも水底に足を着いて立つことに失敗をして水を飲んだり，へたをすると溺れることがあるので，この段階で立ち方の練習をする必要がある．2人組になり両手をつなぎ体を伸ばした姿勢から両脚を腹の方に引き付けて立つ．これができるようになれば図8-29のように1人で片足けりをして両手を伸ばした姿勢から，頭を水面上に出し両手を下にかき膝を腹に引き付けて立つ．

②浮き方：

・だるま浮きの練習：2人組みになって，図8-30のように丸くなってみる．大きく息を吸って，顔を水につけ，膝をかかえこむようにしてだるまさんのように丸くなってみる．まりつき遊びをし，自然に浮いてくる感じをつかむまで練習する．

＜チェックポイント＞

・体が水面に出て浮き上がるまで，だるまの形でいることができるか．体の肩甲骨の部分から浮き上がるか．

・伏し浮きの練習：力を抜いて，浮く姿勢から自分で浮く感じをつかむ（図8-31）．

＜チェックポイント＞

・脱力しているか．臍をみているか．

③沈み方：沈む能力も水泳の能力のひとつである．2人組で沈む練習．手をつないで信頼関係を維持するようにする（図8-32）．

・自力で飛び上がり沈む練習：大きく息を吸って，軽く水底をけって飛び上がった後に，膝を曲げ，体をちぢめて水の中に沈む．

・自ら底に沈む感覚を味わう練習：唇を震わせながら息を吐き，いわゆる腹を出した沈む姿勢から図8-33のように沈んでみる．

＜チェックポイント＞

息を徐々に出しながら自然と体が沈んでいくことを体験する．

(7) プールからの上がり方

水泳練習が終わればプールから上がるが，プールサイドのはしごから上がるのではないことを指導者は知っておく必要がある．プールサイドのどこの位置

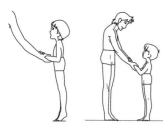
図8-32 沈み方

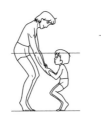
図8-33 底に沈む感覚

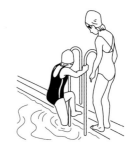
図8-34 プールからの上がり方

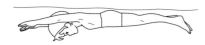
図8-35 基本姿勢

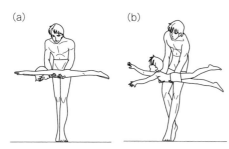
図8-36 補助の位置

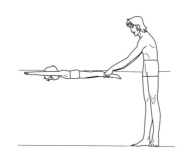
図8-37 指導者(または友達)が後ろで両足首を持った状態で基本姿勢を取る練習

からでも這い上がれるよう,サバイバル的観点からも身につけさせたい(図8-34).

(8) 基本姿勢の練習

水泳指導で最も大切な姿勢である.この基本姿勢が完全にできないのに,バタ足練習やけ伸び練習,ストローク練習を繰り返し行ってもその効果は期待できない.図8-35のように両腕が耳の上にあり,体を伸ばした姿勢である.

①練習方法:
・リラックスして基本姿勢をとる練習:図8-36aのように指導者(又は友達)と2人組になり,両腕を真っ直ぐ伸ばし,頭をしっかり水中に入れ(両腕より耳が下)両脚をつけてリラックスして真っ直ぐに伸ばす.図8-36bのような姿勢になれば,水慣れができていない.

<チェックポイント>
・脱力しているか.自分の臍をみているか(頭が完全に水の中).
・指導者(または友達)が後ろで両足首を持った状態で基本姿勢を取る練習(図8-37)

<チェックポイント>
・前に出しても,後ろに引いてもしっかり頭が入水した姿勢が取れているか.
②基本姿勢が取れるようになったかを見きわめるポイント(図8-38)

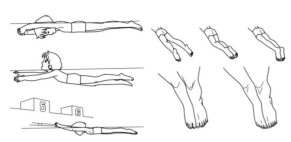

図8-38 基本姿勢が取れるようになったかを見極めるポイント

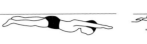
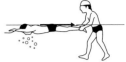
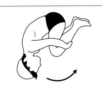
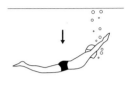

図8-39 水慣れの判断

- 長い時間両腕より耳が下であるか.
- 脚が開いていないか.
- 膝が曲がっていないか.
- 足の親指が外を向いていないか.（リラックスすれば，自然と親指が内を向く）
- 水中で体のバランスを保つことができるか.

（9）水慣れの判断

　水遊び，浮く，沈む練習を通して自然に水慣れさせるが，指導者は学習者がどのような動作が可能になったとき，水慣れが出来たと判断してよいか．このことは初心者指導において最も重要なポイントである．

- リラックスして基本姿勢をとることができる（図8-39a）.
- 基本姿勢から後方に引いても頭をしっかり水の中に入れていることができる（図8-39b）.
- だるま浮きから前方に回転しても頭をしっかり水の中に入れていることができる（図8-39c）.
- 息を吐きながら，自然と沈むことができる（図8-39d）.

（10）呼　吸

　初心者指導で指導者も学習者も苦慮している点である．呼吸練習は水慣れの段階から教えることが重要である．呼吸法を正しく身につけるかどうかで，上達の進度が変わってくる．指導法としては，まず，陸上でポイントをつかませてから水中で行う．泳ぎの苦手なものは，息を止めて泳ごうとする．水泳指導では，まず，息を吐く練習が重要である．

＜息を吐くことのメリット＞

- 息を吐くことの利点を十分に説明することが重要である．

＜重要ポイント＞

- 水中から顔を上げた時，いったん息を止めて，唇をつむぎ，瞬間的に唇を開き勢いよく息を吐く．すると，自然に空気が入ってくる．（吸う動作はいらない）

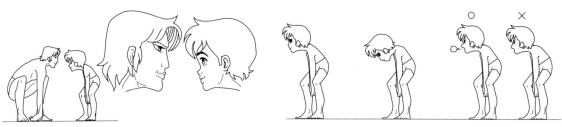

図8-40　呼吸練習　　　　　　　　図8-41　陸上での呼吸の練習

- 息を吐くことで新しい空気を肺に入れることができる．（肺がいつも膨らんでいてはだめ）
- 息を吐くことでリラックスすることができる．（息を止めると筋肉が硬くなる）
- 陸上と同じ呼吸方法をとることでリラックスすることができる．（水の中でも息を吐くことはできる）
- 息を吐くことで，口や鼻から水が入らない．

①陸上での練習：水の特性と関連づけ呼吸法を理解させ，知識として教える．陸上では常に息を吸ったり，吐いたりしている．息を止めることはない．なるべくこの陸上と同じ呼吸リズムをすることが疲れないことであり，また長く泳ぐことにもつながる．指導者と向き合い，図8-40のような姿勢から，唇を震わせながら息を吐く練習をする．うつむいた姿勢から首をゆっくり起こしてきて，顔が正面に向いたところで「ウン」，「パア」と大きく口を開けて息を吐く練習をする（図8-41）．

<チェックポイント>

- 肩が上下しない．背を伸ばした姿勢で行う．

②シャワーを浴びながら呼吸練習をする：直立姿勢で，うつむいた姿勢から顔を起こして「ウン」「パア」と息を吐く練習をする．

<重要ポイント>

- 口を大きく開けて「パア」と息を出せば，上を向いてもシャワーの水を飲まないことを体験させる．

③水に入っての呼吸練習：

- 2人組になり，顔をみあって練習（図8-42と同じことを水中で行う）．
- 息を止めて沈んでからブルブル息を吐きながら浮き上がる練習をさせる（図8-42）．

<重要ポイント>

息を瞬間的に出しているか，手で感じるか確認する．息を吐くことによってピンポン球を動かさせてみる．

<指導者の補助のポイント>

- 図8-43のように，片手で「あご」と「頭」を持ってやる．息を吐く量とリラックス度を知ることができる．

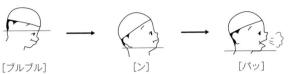
図8-42 水中で息を吐く練習

図8-43 片手で「あご」と「頭」を持って行う呼吸練習

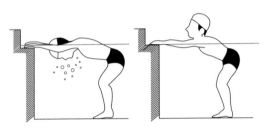
図8-44 プールサイドでの呼吸練習

・プールサイドでの呼吸練習：図8-44のように，プールサイドを両手で持って，体を伸ばして呼吸練習をする．笛の合図でリズムを変えて練習する．1人または2人で行わせる．

＜チェックポイント＞
・勢いよく「ン」，「パー」と息を出すと自然と肺の中に空気が入ってきていることに気づかせる．

＜指導のポイント＞
よくある欠点
・唇を震わせていない．
・ブルブルーーー「ん」の口唇るをつむぐ動作がない．
・「パア」と息を吐き出す力が弱く，そのため「吸う」動作をしている．
・「パア」と声だけ出している．勢いよく息を出していない．

(11) 水中目開け
・水中で目を開くことができない人の指導：石拾い，水中ジャンケン，水中にらめっこ等のゲームによりほとんどの人は自然に目が開けるようになる．それでも目を開けない人の指導は次のようにすると効果がある．目を開けることができないのに，水中で目を開けなさいといっても難しい．顔つけと同様に指導者と対面になり一緒になって手をつなぎ，はじめから目を開けたまま（先生の目をみながら）少しずつ沈んでいくと効果がある．

＜指導のポイント＞
・目を開けたまま沈んでいくようにする．

5）飛込みの段階的指導
　水泳は他の運動と比べて障害の発生率はきわめて低いが，ひとたび事故が起きると生命に関わるような重篤な事故につながりやすい．特に，飛込みにおいて

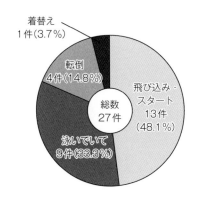
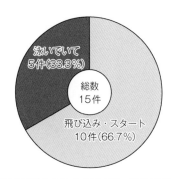

図8-45　学校管理下の水泳中の障害事故の形態
（日本スポーツ振興センター，2006）

図8-46　学校管理下の水泳中の第1級～第5級障害事故の形態
（日本スポーツ振興センター，2006）

は，失敗すると頭部をプール底に強打することで，頸椎損傷などにより重大な後遺症が残ってしまうことや，場合によっては死亡に繋がることもある．実際，学校の管理下における水泳中の障害事故は水泳のスタート時に，頭部などをプール底面部に強打することが最も多い（日本スポーツ振興センター，2006）（図8-45）．また，水泳中における第1～5級の障害事故のうち，ほとんどが脊椎損傷等による神経の障害である（日本スポーツ振興センター，2006）（図8-46）．

　また，Cornettら（2010）は，8～15歳の水泳選手を対象に，水泳スタート時における最深到達点や入水後の速度を調べ，年齢が高い者ほど最深到達点が深く，入水後の速度も高いことを明らかにした．

　以上のことから，水泳スタートを指導する場合は，事故の危険性が潜んでいるということを認識させておく必要があり，絶対に事故を起こさないよう，段階的に指導することが必要不可欠である．以下に，具体的な段階的指導方法を示す（日本水泳連盟，2005；合屋，1994）．

・スタート導入のための水慣れ：水泳スタートは，陸上から水の中に飛び込んでいく動作であるが，この技術を習得するためにまずはある程度，水中で身体をコントロールできるようになってから行う必要がある．なぜなら，飛び込んで空中における身体のコントロールだけでなく，入水直後の水中での身体のコントロールも安全のために非常に重要な要素だからである．浮き身，壁を蹴ってけのび，あるいは，水中に潜るなどして，浮力や抵抗，水圧など水の特性を身体で感じながら，水中での身体のコントロールの仕方を覚えていく．

・プール底をけってイルカとび（図8-47）：底に足をついて立った状態から，両膝を曲げて水中に沈み込み，斜め前方へけり出し，一度身体を一部水面上に出して入水し，身体を伸ばす．入水直後，浮上するための身体のコントロールの仕方を覚える．入水後，頭を両腕で挟み，あごを引きすぎないことと，股関節を伸展させる（身体を伸ばす）こと，手先や手首を上方に向けることが浮上するためのポイントとなる．

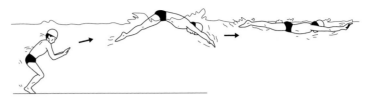

図8-47 プールの底をけってイルカとび（日本水泳連盟, 2005）

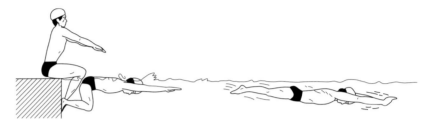

図8-48 プールサイドに腰掛け滑り込み（日本水泳連盟, 2005）

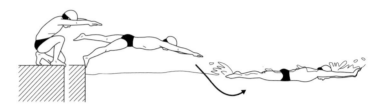

図8-49 片膝つき飛び込み（日本水泳連盟, 2005）

・プールサイドより足から立ち飛び込み：高さに慣れ，不安感や恐怖心を取り除き，空中でのバランスや姿勢変換を身につけ，身体のコントロール能力を高める．入水する時の姿勢や足の位置の違いによって，入水の方向や速度の変化を感じとる．入水時に頭部をプール壁などにぶつけないよう注意する．

・プールサイドに腰掛け滑り込み（図8-48）：プールサイドに浅く腰掛けて，足の裏をプールの壁につける．両腕は前方へ伸ばし，頭を腕の中に入れずに目標地点をみる．上体を前方へ倒していき，頭を両腕の中にいれて，頭を両腕で挟む．身体が水中に落ちる時に両足で壁をけって，身体を伸ばし，水面を滑るように入水する．

・水面下の低い位置から入水：台などを利用し，水面が膝あたりになるように立つ位置を調整する．腰掛け滑り込みと同じような要領で水面を滑るように入水する．

・片膝つき飛び込み（図8-49）：プールサイドで片膝をついて腰は浮かさずにできるだけ低い姿勢で構える．両腕は前方へ伸ばし，頭を腕の中に入れずに目標地点をみる．上体を前方へ倒していき，頭を両腕の中に入れて，頭を両腕で挟む．前方に倒れ込みながらプールサイドをけって，身体を伸ばし，水面を滑るように入水する．

・しゃがんだ姿勢（補助つき）での飛び込み（図8-50）：足を10〜20 cm開き，プールサイドに足の指をかけさせる．補助者は，目標（5 m）を設定し，泳

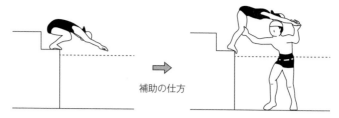

図8-50 しゃがんだ姿勢（補助つき）での飛び込み

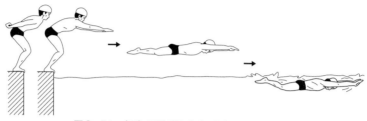

図8-51 初歩の飛び込み（日本水泳連盟，2005）

者に確認させ，体をだんだん前方に引く．プールに落ちる直前に「はい」と声をかける．その掛け声にあわせ飛び込ませる．補助者は，体を前方に引くとき，膝が伸びないよう注意する．

・初歩の飛び込み（図8-51）：両足をそろえて，プールサイド前縁に足をかけて，中腰姿勢をとる．腕を下から前方に降り出しながら両足でプールサイドをしっかりけり，身体を伸ばし，前方へ低く遠くに飛ぶ．このときに，上方に飛ばないように気をつける．

[文　献]

阿江通良ほか（2003）スポーツバイオメカニクス20講．pp105 - 111，朝倉書店．

Cornett AC et al.（2010）Racing start safety: head depth and head speed during competitive starts into a Water Depth of 1.22m. IJARE, 4: 365 - 378.

合屋十四秋ほか（1994）人体およびダミーによる水泳飛び込み事故発生メカニズムの解明と指導マニュアルの作成．科学研究費補助金（総合研究A）研究成果報告書．pp48 -59.

細江文利（2011）図説新中学校体育実技．pp90-107，大日本図書．

日本水泳連盟（2005）安全水泳 第2版．大修館書店．

日本水泳連盟（2012）水泳指導教本－公認水泳指導員・水泳上級指導員用－改訂第2版．大修館書店．

日本スイミングクラブ協会（2008）アクアフィットネス・アクアダンスインストラクター教本．大修館書店．

日本スポーツ振興センター（2006）学校における水泳事故防止必携．pp19-23．

池本幸雄（1998）文部科学省全国学校体育実技指導者講習会資料．

池本幸雄（1997）子どもの水泳指導－水慣れのポイントを見る－．鳥取スポーツ医科学研究．1．

Mclean SP et al.（1998）Sex differences in the centre of buoyancy location of competitive swimmers. J Sports Sci, 16: 373 - 383.

4. 子どもの水中運動遊び

　本項は，水中環境下における基礎的な身体操作能力の養成を目的とした，水中運動遊びの実践方法と，その考え方について解説を加える．泳法技術の学習をよりスムーズに進め，水泳・水中運動に対する親和性を高めるためには，その前段階である水中運動遊びの豊かな経験が欠かせない．

1）歩　く

　水の密度は空気中の800倍と高く，その中でバランスをとりながら移動することを課題とする（図8-52）．①のように腰の高さ程度の水深でパートナーを背負って運ぶ場合は，パートナーの体重が学習者に大きくかかってくるのでバランスが取りづらいが，その一方で水の抵抗が少なく歩きやすい．顔に水がかかっても嫌がらなくなってきたら，②のように学習者がパートナーを胸の前に抱えて歩く課題や，③と④のようにパートナーを背負った学習者が膝を深く曲げて自分の顔を水中に入れる等の課題を出す．こうした課題の発展を通じて，学習者は水深の変化に対するバランス感覚を高め，水中での息こらえを学ぶことができる．

2）浮く・浮かせる

　第2章「2．浮く科学」の実践である．人体の比重は1.00よりわずかに小さいものの，水に浮くことは初心者にとっては水泳学習における困難なハードルのひとつである．水中では体を支えるものがないため，不安定さから思わず四肢を激しく動かしてしまうと，水に浮く感覚をつかむことができない．手足の激しい上下動は浮く感覚の体得を阻害するので，静かに身体を動かすよう指導するとよい．慌てずに何度も課題を繰り返しながら，水に浮く感覚を徐々に高めたいものである．呼吸方法については，大きな吸息によってより浮きやすい状態を作りやすいものの，力みにつながってしまうこともある．浮く感覚を体得した学習者に対しては，過度な吸息を避け，リラックスして浮く練習を行わせるとよい．

（1）その場で浮く

　図8-53の①は一般的に「だるま浮き」と呼ばれている姿勢である．重心と浮心を近づけるように膝を両手で抱えて身体を丸めることによって回転モーメント（p.38）を最小限に抑え，浮く感覚を体感しやすくするという狙いがある．

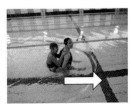
①背負って歩く

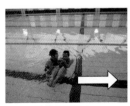
②抱えて歩く

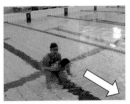
③徐々に潜る（1）

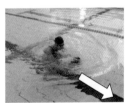
④徐々に潜る（2）

図8-52　学習者がパートナーを歩いて運ぶ

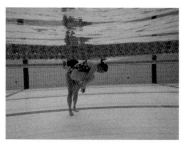
①だるま浮き
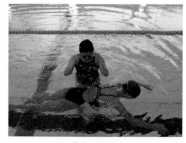
②伏し浮き
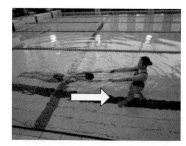
③ハンドサポート
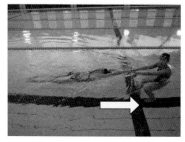
④牽引速度を上げると
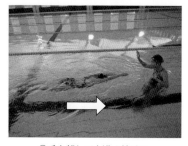
⑤手を離しても進み続ける
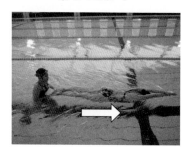
⑥フットサポート

図8-53 浮く練習

②は一般的に「伏し浮き」と呼ばれている姿勢である．学習者が膝を抱えていた手を離すことによって浮心と重心の距離を広げながら（蹴伸びの姿勢に近づけながら）浮く感覚を保つようにする．

(2) 伏し浮きで移動

伏し浮きでは，重心と浮心が離れることによって回転モーメントが発生すると足が水底に近づくので，学習者にとっては自分の身体が沈んでいくような不安感を味わうことがある．そこで，学習者が前方に伸ばした手を図8-53の③のようにパートナーが持って前方に歩きながら引く課題である．これによって学習者が水中を静かに移動しながら浮力を体感できるようになると，蹴伸び姿勢（ストリームライン）への発展性が高まるので，さまざまなバリエーション（④，⑤，⑥）の中でこの感覚を高めるようにしたい．パートナーが移動速度を高めることによって学習者の身体が浮きやすくなるので，浮く感覚をより理解しやすくなるだろう．パートナーの注意点として，浮いている学習者の身体がつま先から指先まで水面上でフラットな一直線になるように，手の位置を水面にキープするとよい．移動速度の増大によって，⑤のようにパートナーが手を離しても，パートナーの体の周囲に発生する渦のためにしばらくは学習者の移動速度が衰えることなく，学習者は流れを感じながら浮くことができるようになる．また，学習者が自分の手を水面上に保持する感覚が高められた段階で，⑥のようにパートナーが学習者の足を持って前方に押しながら移動するバリエーションを取り入れることも効果的である．

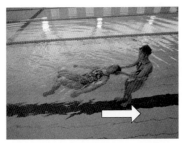
①学習者の緊張

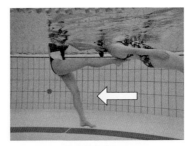
②足で浮きを支える

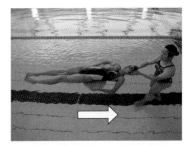
③背中にビート板を挟む

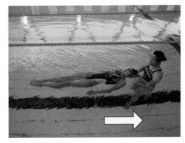
④ヘッドサポート

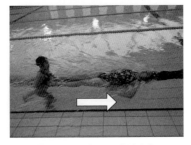
⑤フットサポートで押す(1)

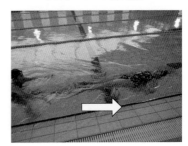
⑥フットサポートで押す(2)

図8-54　背浮きの練習

(3) 背浮きで移動

　伏し浮きよりも，背浮きの方が学習者の恐怖感が高い．特に初心者が最も警戒するのが，鼻からの不意な水の浸入である．恐怖感から顔を起こして少しでも鼻を水面から遠ざけようと努力するあまりバランスが崩れ，下半身が沈みやすくなってしまう．したがって，背浮きの練習をペアで行う際には，パートナーによるサポートの技量が重要な位置付けを占める．具体的には，両手で学習者の頭部をしっかり支えて，学習者の耳朶までは水中に沈めるものの，それ以上は絶対に水中に沈めないように，位置を安定させる必要がある(図8-54)．それでもなお，学習者の中には慣れない仰向け姿勢の恐怖心から①のように膝や腰が曲がったまま緊張してしまい，それによって身体が沈みやすくなるケースがある．その場合には②のように，沈みそうな学習者の身体をパートナーが片足で軽く押し上げるとよい．また，③のように，学習者の背中の下にビート板を挟んでもよい．学習者の不安感が取り除かれて余裕が出てくると，徐々に身体が伸びてきて浮く感覚を掴みやすくなる(④)．また，学習者が自分自身で耳朶をしっかりと沈めて頭の位置を正しく固定できるようになったら，ビート板を背中の下に挟んだ状態で，頭ではなく足を持って学習者を運ぶ方法も効果的である(⑤)．さらにバリエーションとして，この状態で移動スピードを上げて，学習者の身体を頭の方向に押し離すことによって，学習者は背浮きの状態をより速いスピードの中で確認することができる(⑥)．

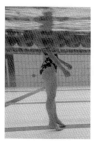 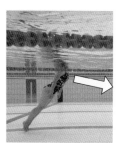 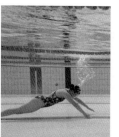

①立位姿勢から　　　　②③体を前方に倒しながら呼息　　　　④全身を水底に

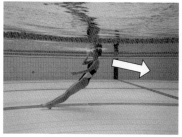 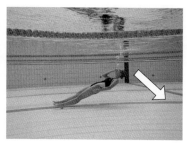 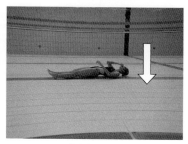

⑤仰向けで行う場合　　　　⑥常に鼻をつまんだまま　　　　⑦全身を水底に

図8-55　立位姿勢から，息を静かに吐きながら，水底に寝るまで沈む

3）沈む・沈める

　水中では，浮くだけではなく沈むことも，また重要な身体操作能力のひとつである．一般的な小学校のプールでは深さがやや不足気味ではあるものの，ある程度自由自在に浮き沈みができるように，遊びを通じて感覚を養っておくべきである．呼吸方法については，浮く練習では十分に息を吸い込んだ状態を維持することが多いが，沈む練習ではその逆に十分に息を吐ききる能力が要求される．

（1）立位から静かに沈む（図8-55）

　浮く練習の際には，自分の体がなかなか水に浮かずに慌てる学習者が少なくないが，この沈む練習も同様である．すなわち，水中で四肢をバタつかせてなんとか沈もうとするものの，水底に体がしっかりと密着するまで沈みきることがなかなかできず，途中で断念してしまう初心者も少なくない．しかし，四肢をあまり動かさずにリラックスした状態で呼息を続けるように指導すると，何度か繰り返すうちに，静かに水底に沈んでいく感覚を体得できるようになる．さまざまな姿勢で沈む練習を繰り返すうちに，沈むスピードも高まってくる．また，この練習を仰向けで行う場合（⑤，⑥，⑦）には，しっかりと鼻を手でつまんで，鼻から水が侵入しないように注意して実施させる．こうして水中で上下の移動がある程度自由にできるようになると，その後の水泳学習においても余裕を持って取り組むことができるようになる．

（2）沈んだ状態で移動する（サーフボード）（図8-56）

　学習者は立位の姿勢から静かにうつ伏せになり，伏し浮き姿勢を作る（①）．パートナーは学習者の背中に静かに両手のひらを当ててゆっくりと水中に沈め（②），さらに，背中の上に静かに足の裏を乗せていく（③）．学習者の身体が完

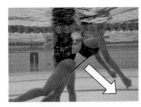 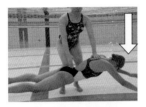 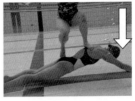 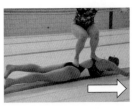

①静かに伏し浮き　②水中に徐々に沈め　③足を静かに乗せ　④水底を這って移動

図8-56　サーフボード

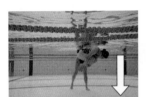 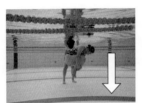 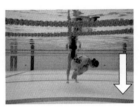 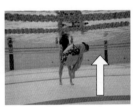

①だるま浮きから　②背中を両手で　③水底に向けて押す　④水底を蹴って戻る

図8-57　ドリブル

全にプールの底についた状態で，パートナーは両足をしっかりと学習者の背中に乗せた状態を保つ（④）．その状態から，学習者は静かに水底を這いながら移動し，パートナーは落とされないようにバランスをとりながら背中の上に乗ったままで学習者についていく．この練習では学習者は呼吸ができないため長時間の練習は難しく，移動距離は5m程度が目標になる．

（3）浮き沈みを繰り返す（ドリブル）

学習者は膝を抱えて体を丸め，だるま浮きの要領で水に浮く（図8-57）．パートナーが学習者の背中に両手を当てて，水底に向かって押して沈める．学習者は自分の足が床についたら静かに足のつま先で床を蹴って再び水面に戻る．これを繰り返す．学習者の身体が水中で前後左右にぶれやすいので，パートナーが背中を遅いて沈める際には，ゆっくり長く押すように心がけるとよい．サーフボード同様に，この練習も学習者は呼吸ができないため，長時間の練習は難しく，水面と水底を3〜5往復する程度の時間が目標になる．

4）ボールを使う

陸上でのドッジボールやサッカーの例をみるまでもなく，子どもはボールを使った遊びを好むので，水中でもさまざまな運動遊びを提供したい．特に，水しぶきや低水温を嫌う子ども達にとっては，ボールによってそれらを意識することなく水中活動の面白みを増す可能性がある．水中活動に適したボールは数多く存在するが，本項ではジュニアサイズの水球用ボールと，ビート板素材によって作られた，子どもの身体に当たってもほとんど痛みのないボールを用いる．

（1）ボールを使って浮く

ボールの特性である大きな浮力を感じ取りながら，バランスを崩さないように自分の体をコントロールする練習を行う（図8-58）．ボールをうつ伏せで腹部

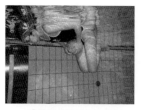
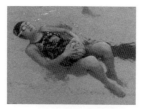
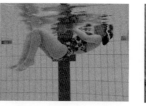

①腹部で抱えうつ伏せ　　②腹部で抱えうつ仰向け（耳を水中に沈める）　　③腹部と膝で

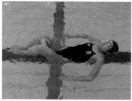
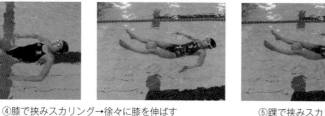

④膝で挟みスカリング→徐々に膝を伸ばす　　⑤踝で挟みスカリング　　⑥足で挟みスカリング

図8-58　ボールを使って浮く課題

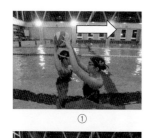
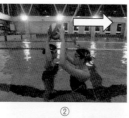
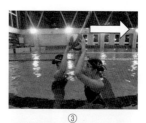
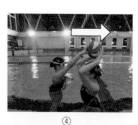

①　　②　　③　　④

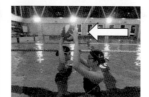
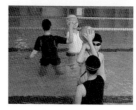

⑤　　⑥　　⑦　　⑧片手で行う

図8-59　キャッチボールの基礎的な課題

に抱える（①），仰向けで腹部に抱える（②），仰向けになって膝や踝でボールを挟む（⑤，⑥），ボールを足で挟んで立つ（⑦）といった浮き方に挑戦させる．⑤，⑥，⑦の動きでは，足はボールを挟むことに集中し，同時に手はスカリングを行うことによってバランスを保つため，スカリングの技術を洗練させるためにもよい運動遊びである．

（2）キャッチボールのための基礎的な練習を行う

陸上でもできる基礎的な遊びである．2人で1個のボールを持ち，交互に相手の方にそれぞれ10回程度押しあう（図8-59の①〜⑦で1往復）．これによって，ボールに対して正しい方向に力を与える感覚と，ボールの勢いを殺すように正しく受け止める感覚を身につけさせたい．ボールの持ち方は，ペアのうち1人は利き腕側による片手で，もう1人は両手で持つようにするとミスが少ない．慣

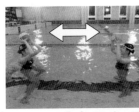 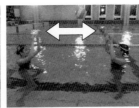 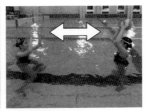 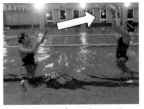

①プールに立って両手でキャッチボールを行う（首と目の動きを最小限に）　②ジャンプしてキャッチ

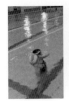   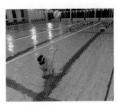

③ボールを両手で持って利き腕の肩の上に持ち，利き腕で投げる

④ボールを利き腕で持って大きくテイクバックを行ってから投げる

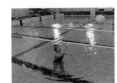 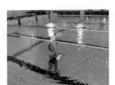 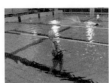 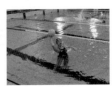 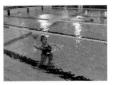

⑤ボールのスピードに合わせて利き腕を後方に引き，ボールの勢いを殺しながら片手でキャッチ

図8-60　キャッチボールのさまざまな課題

れてきたら，お互いに片手でボールを持って行うとよい（⑧）．また，ボールのサイズや重さについても，環境が許す限り，さまざまな種類のものを体験させる．

　（3）ペアでキャッチボールを行う（図8-60）

　水中では，キャッチミスしたボールが転がることなく水中にとどまっているので，遠くまで取りに行くことはあまりない．この点では陸上よりも練習が効率よく進められる．また，水に直接ボールが当たると水しぶきが発生するので，夢中になってキャッチボールをすると水しぶきに対する恐怖が和らぎやすい．ペアの距離については2m程度からはじめ，学習者が目や首を大きく動かさなくても軌道を認識できる，かつ十分に反応できるような遅いボールを投げるとよい．20回程度連続で成功すれば，その課題はほぼマスターしたと考えて良い．そして，ジャンプしてキャッチさせる，両手で支えたボールを片手で投げる，片手でテイクバックしてから投げる，片手でキャッチする，などの，投球動作や補球動作に関するさまざまな課題に挑戦させる．

　（4）シュートゲームを行う（図8-61）

　キャッチボールでは，「補球者が取りやすいボールを投球する」ことが遊びの中核的な課題であるのに対し，シュートゲームではそれが一転し，「補球者が取

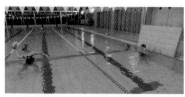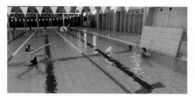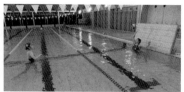

①ゴールから5m程度離れた位置からシュートを撃つ

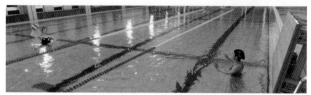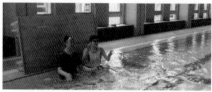

②ゴールとシューターの位置を6m程度に下げる　　⑥ゴールを2人で守る

図8-61　シュートゲーム

れないようなボールを投げる」ことが遊びの課題になる．投球者はシューターとなり，捕球者はゴールキーパーとなる．ゴール（あるいはゴールマウスとも称する）の大きさは，ゴールキーパーが水底を蹴って飛びつける程度も大きさが望ましい．普段は水底に沈めている台を立てかけたり，ミニサッカー用のゴールをプールで流用したりと，プールの用具環境に合わせて工夫したい．

　シュートゲームでは，シュートをセーブされたりゴールに入らなかったりした場合には，その子どもがゴールキーパーを交代する．また，同じ子どもがシュートを入れ続ける場合には，ゴールからシュート位置までの距離を延長する，ゴールを2人で守るなどの指導を行う．これによって，シュートを決める楽しさと，シュートをセーブする楽しさを，等しく理解させるように促すことができる．

5）子どもの水中運動遊びにおいて指導者が注意すべきこと
（1）時代とともに変わる水泳教育の目的

　子どもに水中運動を教える目的と方法は，時代により様変わりを見せている．2009年および2009年に改定された学習指導要領（文部科学省，2008a；文部科学省，2008b；文部科学省，2009）では，徹底した近代4泳法の泳法指導が水泳の目的とされている．すなわち小学校の最終目標はクロールと平泳ぎの習得であり，中学では「泳法を身に付け，効率的に泳ぐ」ことがねらいとされ，高校ではさらにそれらのブラッシュアップが狙いとなり，「水泳は，クロール，平泳ぎ，背泳ぎ，バタフライなどから構成され（中略），続けて長く泳いだり，速く泳いだり，競い合ったりする楽しさや喜びを深く味わうことのできる運動である」と定めている．

　一方で，児童期を対象とした水泳指導書では日本最古とされる「游泳童論」（城後，1991）では，自然の中で身を守る実践力の獲得を目的としている．すなわち浮游（伏し浮き），平水游（横泳ぎ），仰向游（背浮き）といった基礎的な運動課題をクリアした後に，底游（潜水）や難水游（流れの激しい環境で泳ぐ）といった

215

実践的な課題が出され，最後には「難船覚悟の事」として，航行中の船体より脱出する際における溺死を防ぐテクニックを解説している（武田，1878）．また日本を代表する水泳史料である「日本水泳史」を著した石川（1960）は，水泳指導者に必要な学習内容を以下のように示している．

> 一．泳法，飛法，潜水法等の技術
> 二．海洋，湖沼，河川における体験
> 三．急流，波濤，濁水，渦巻等の研究
> 四．遠泳，競泳の経験
> 五．教授法，漕舟法，水泳場管理法
> 六．溺者救助法，屍体捜索法，活法術（心肺蘇生法等，筆者注）
> 七．寒中水泳
> 八．水泳史，水泳医学等の学科

　ここに示しただけでも水泳・水中運動にかかわる指導者が網羅するべき領域が多岐にわたることは明らかである．水泳指導者にとっては，歴史的，社会的な背景を踏まえ，学習者が生きる現代社会の将来を見渡しつつ，水泳指導に必要な知識と経験の領域を模索し，かつ多面的に学ぶ必要がある．

（2）子どもの適応と経験の蓄積を待つ姿勢

　水中環境は，日常生活とは異なる，多様な身体感覚の宝庫である．水の圧力，流れ，温度等が，陸上とは全く異なる感覚として子どもに捉えられる．そこで子どもたちは，水に浮き，水の中に潜り，水の掛け合いとさまざまな活動を通じてそれらの感覚を存分に味わい，水環境に対する経験を深めていく．この経験を十分に味わっておくことが，水中で自分の身体を守るために不可欠な学習内容であり，同時に次のステップとして泳法を学習する際の大きな支えになる．子どもによっては，水のさまざまな適性に対する違和感や恐怖感を取り除くのに時間がかかり，結果として水遊びによる経験の獲得に，他人よりも多くの時間を必要とする場合がある．この際，指導者が成果を急ぐあまり，指導の中に競争心を持ち込むことは禁忌である．子どもと水環境との間には，かなりゆったりとした時間が流れていることを指導者は認識すべきであり，彼らが自分から動きたい，遊びたいという気持ちを湧き出るのを待つことが大切である．

（3）課題内容を適切に配列する柔軟性

　指導者が用意した課題内容に対して，子どもの適応がなかなか予想通りにスムーズに進まないことは，多くが経験することである．ここで指導者には，技術指導にスモールステップが存在するように，水遊びにも難易度が存在することを再確認し，今の運動課題よりも難易度の低い課題を提供する柔軟性が求められる．「水術の相手を水と心得て工夫を尽くせ學ぶ人々」（武田，1873）の教えの通り，子どもの指導においても課題の配列順序には十分に気を配らなければならない．子どもにとって多くの運動課題は生まれてはじめての体験であり，遊びの経験の少ない子どもにとっては，より驚きが大きい．したがって，人前で堂々と恥ずか

しがらずに課題に打ち込めるような環境作りへの配慮を怠ってはならない．

　多くの水泳授業は暑い夏に行われることもあり，子どもたちにとって水泳は人気がある（廣兼，2007）．プールから溢れる子ども達の歓声は，指導者自身の充実感をも刺激する．しかしながらそこだけに満足することなく，「楽しかった」という印象に加えて，子どもの学びを高める工夫を尽くしたい．

（4）ペアやグループでの遊び，遊びの指示

　遊びに参加する人数についても，1人で行わせる課題であるのか，ペアやグループで行わせるのか，指導者は遊びの狙いを十分に踏まえて計画したい．ペアやグループで取り組む課題を出す際には，子ども同士のペアリングやグルーピングにも配慮が必要になる．こうした複数で行う課題は，本来，子ども同士のコミュニケーションの活性化をも狙った手法であるにもかかわらず，水遊びの運動が不得手な子どもは，ペアを組んだパートナーやグループの他のメンバーに対して迷惑をかけているのではないかという感情が起きることによって，ますます水遊びから興味関心が離れてしまう可能性がある．ここにおいても，運動が苦手な子どもへの観察を慎重に行いつつ，常にペアリングやグルーピングを組み替えたり，指導者が万遍なく多くの子どもたちとペアを組んだりすることによって，いつも同じペアやグループに偏ることのないような自然な配慮を心がけたい．また，体格や体型の異なるさまざまな子ども同士で課題に取り組ませることによって，子どもの適応力を刺激し，複数の人数での遊びの効果を存分に高めたい．

　指導の実施にあたっては，簡潔かつ適切な指示を心がけるべきである．「誰の，どのような合図ではじめるのか」，「何回実施したら，あるいはどこまで移動したら課題が終了なのか」「次は，何をやるのか」といった見通しをつける指示を出すことによって，子ども達は運動課題に安心して取り組むことができる．水中で行う活動の場合，子ども達の歓声や屋内プールの音反響など，指導者の指示を妨げる要因が多いために，安全管理上からも適切な指示が求められる．また，個々の運動課題に対する適切な時間配分については，普段から子ども達の遊び活動を観察したり，他の指導者の指導風景を観察したりする中で見当をつけておくべきである．

（5）動きの類縁性

　本書では何度となく触れられているように，水中運動は陸上の運動とは類似点の少ない，特異性の高い運動である．それだけに指導者は，誰でも通用するような平易な言葉（例：「頭を下げて」，「膝を伸ばして」）を駆使しながら，子どもの運動感覚に訴えようとする．多くの子どもは，こうした指導に対して適応することができる．しかしながら，運動が全体的に不得意な子どもの場合は，経験が少ないために，指導者の言葉と自分自身の運動イメージが結びつかず困惑することになる．そこで指導者は，彼らがすでに持っているであろう運動経験や運動イメージを想像し，今まさに子どもに行わせたい運動課題と類縁性の高いものを提示しなければならない．この提示が子どもの感覚に適切であった場合，「なるほど．それなら，なんとなくわかる気がする」と，指導者の課題に対して共感を示しや

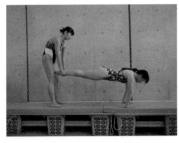 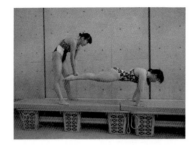 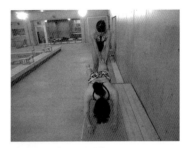

①両足を持たれた状態　　　　　　　　②③左足のみを持たれた状態（②横から，③正面から）

図8-62　パートナーに足首を持たれた状態で頭部から爪先までを一直線に保つ

すい．

　たとえば，図8-62の①は，学習者が身体を手で支えながら，両足を保持されたまま体幹部を引き締めて頭部から爪先までを一直線に保つような力の入れ方をする運動課題である．一方で，②と③は，右足をパートナーに放されても，右足が落ちないように身体の引き締め方を変える遊びの課題である．この身体操作は水中で蹴伸びを行う際などに，水の抵抗を減らすためのストリームライン作りの体幹から股関節にかけての引き締め技術に似ている．蹴伸びの姿勢作りは，初心者から上級者に至るまで，より精度を高めていくべき，水泳運動にとっては重要度の高い技術の1つであるが，陸上ではなかなか同様の経験が出来ず，初心者が苦しむポイントの1つである．ここでこうした類縁性の高い運動課題を陸上で取り入れることによって，水中での動きの理解が促されることがある．

　また，さらにこのバリエーションとして，このままの姿勢で前方に手で移動する（手押し車）運動課題なども有効性が高い．

（6）自然水辺における水中運動遊び

　子どもは水遊びの中であっても，指導者から提示されたさまざまな課題を通じて水に対する経験を深め，水中でどのように活動すると危険であり，どうすれば安全に楽しめるのかを自らの身体で学び取っていく．指導者はこうした力を強く意識し，積極的に子どもの中に育むことが大切である．また，海や川などの自然の環境下に指導の場を移すことによっても，子どもの環境に対する適応力を高めることが期待される．2007年6月の学校教育法の改正によりその第21条2項には「学校内外における自然体験活動を促進し，生命及び自然を尊重する精神並びに環境の保全に寄与する態度を養うこと」と明記され（市川ほか，2012），義務教育段階における自然体験活動の重要性がクローズアップされている．松井ら（2007）は，教育学部所属の学生を対象とした20年にわたる学校水泳学習歴に関するアンケート調査の結果，小学校時代にプール以外の環境で水泳指導を受けた経験がある学生は40％から80％と，十分な指導環境が整っていないことを裏付けた．また千足（2005）は，広島県の小学校で水辺活動への取り組みを行っている学校は49.7％であり，水辺活動の阻害要因としては「安全管理上の問題（75.2％）」，「時間的な問題（74.8％）」とともに「指導者がいない，または不足している（70.5％）」という問題が浮上したと報告している．その一方で矢野ら

（2010）は，5泊6日の遠泳プログラムに参加した小学校4～6年生の心理的社会的能力が，プログラム後に有意に上昇したことを明らかにした．こうしたことから，これからの水中運動遊びおよび健康づくりのための水泳・水中運動の方向性として，自然水辺教育の活用はさらに大きな課題となるだろう．

[文　　献]

千足耕一（2005）学校教育における水辺活動への取り組みに関する調査研究．国立オリンピック記念青少年総合センター研究紀要，5：13-23.

廣兼志保ほか（2007）教育学部生による小・中学校体育に対する認識傾向-過去10年間の調査の比較と体育授業に関する理解・考察の分析から-．島根大学教育臨床総合研究，6：77-93.

市川須美子ほか編（2014）教育小六法．p109，学陽書房．

石川芳雄（1960）日本水泳史．p27，米山弘．

城後豊（1991）「遊泳童諭」における技術指導に関する研究．上越教育大学研究紀要，11：301-310.

Lanuza A et al.（1992）1060 ejercicios y juegos de natación. pp268-289, Paidotribo.

松井敦典ほか（2007）大学生の水泳歴にみる学校水泳の実態．鳴門教育大学実技教育研究，17：47-51.

文部科学省（2008a）小学校学習指導要領解説　体育編．pp16-17，東洋館出版社．

文部科学省（2008b）中学校学習指導要領解説　保健体育編．pp70-82，東山書房．

文部科学省（2009）高等学校学習指導要領解説　保健体育編・体育編．pp53-62，東山書房．

武田泰信（1878）游泳童愉．p20，天野雅．

矢野正ほか（2010）小学校における安全な臨海学舎の実践研究（Ⅴ）-児童の生きる力に及ぼす影響-．大阪教育大学紀要，58：151-160.

索 引

和 文

【あ行】

アイシング 109
アクアコンディショニング 64, 145, 149
アクアビクス 129
アクアレジスタンスエクササイズ 138
悪性新生物 8
アクティブレスト 63, 145
足掛け浮き身 65
圧力抵抗 30, 41, 157
アテローム 143
アルキメデスの原理 34, 36
安全 194
一過性脳虚血 112
イメージトレーニング 175
医療費抑制 152
インスリン 143
ウェットスーツ 163
ウォーターシューズ 180
ウォーター・セーフティ・リテラシー 185
ウォーミングアップ 106
浮き方 200
浮き身 178
うつ病 13
運動器疾患 79
運動器の障害 70
運動強度 57
運動習慣 11
運動消費エネルギー 62
運動処方 131
運動誘発性喘息 54
泳速 174
エクササイズガイド 57

エストロゲン 82, 83
エネルギー消費量 42, 93
エネルギー代謝 42, 93, 132
エネルギーの収支 62
エネルギーバランス 59, 62
エレメンタリー・バックストローク 174, 196
温熱効果 33

【か行】

介護予防 73
海綿骨 90
解離性大動脈瘤 113
学習指導要領 215
拡張期血圧 140
荷重 69
　　——負荷 34
片足スイング動作 98
壁キック 65
カルシウム吸収能 83
カルボネン法 135
換気量 134
関節可動域 67, 148
寒冷刺激 32, 44, 162
帰還血液量 48
基礎代謝量 59
基礎的な水泳技能 52
救助 180
救命救急 116
救命胴衣 178
教育的効果 175
虚血性心疾患 8
虚弱高齢者 154
筋活動 98

——量　99
禁忌事項　105
筋痙攣　108, 115
筋硬度　64, 145
筋発揮特性　97
筋力強化　137
クーリングダウン　108, 130
グッドマン体操　86
くも膜下出血　112
クラゲ浮き　66
グローブ　168
頸髄　103
頸椎損傷　103, 205
血圧　73, 108, 140
血液循環　47
血液粘性　142
血管弾性機能　140
血管内皮構造　142
月経周期異常　84
血中乳酸濃度　173
けのび姿勢　158
健康関連QOL　71, 154
健康寿命　1
健康増進法　15
健康づくりのための運動指針　57
降圧効果　73
高エネルギー食品　5
交感神経系　49
高血圧　140
　　——脳症　113
抗重力筋　137
高齢化社会　1
呼吸　160, 202
　　——機能　134
　　——筋　47
　　——循環器系　47
国際生活機能分類　151
古式泳法　170, 185
骨芽細胞　83, 90

骨吸収　82
骨形成　82, 83
骨細胞　83
骨折予防　86
骨粗鬆症　79
　　——予防　85
骨代謝　81, 82
骨密度　79
骨リモデリング　83
こむら返り　115
コンディショニング　147

【さ行】
最大骨量　81
酸素摂取量　134
サクセスフル・エイジング　18
さらし場　180
残気量　36
酸素化ヘモグロビン　134
酸素摂取量　42, 95, 134, 136, 174
産熱　46
シェイプアップ　61
紫外線遮蔽性能　173
自覚的運動強度　139
自覚的不感温度　32
事故　204
脂質異常症　131, 132, 143
脂質代謝　144
脂質燃焼　132
沈み方　200
沈む　211
自然水域　190
疾病構造　8
至適心拍数目安　136
児童期　52
死亡事故　101
死亡率　1
若年成人平均値　79
収縮期血圧　140

重心　37, 157, 195
柔軟性　148
重力　157
主観的運動強度　94, 95, 96, 174, 175
主観的温度感覚　162
粥状動脈硬化　143
出生率　1
受動抵抗　31
　　――係数　31
主要死因別死亡率　8
循環系疾患　101
少子高齢化　1
静脈還流　96, 135, 140, 146
　　――量　74, 114
食事制限　60, 131
食事誘導性熱代謝　59
初心者指導　194
女性ホルモン　82, 83
自律神経系　49
心筋梗塞　113
神経筋促通効果　34
新健康フロンティア戦略　16
心疾患　8
浸水体積　94
身体組成　36
身体密度　36
心肺蘇生　116
心拍出量　114
心拍数　96, 136
深部体温　172
水圧　29, 47, 137
水泳肩　102
水泳教育　215
水泳人口　20
水泳・水中運動療法適応　141
水温　32, 42, 45
水死者　171
水上安全　185
水深　29

水深・身長比　177
水中ADLエクササイズ　154
水中運動遊び　208, 218
水中エルゴメータ　69
水中肩運動　68
水中肩ストレッチ　68
水中環境　140
　　――下　208
水中姿勢　157
水中ストレングス　124
水中ストレッチング　126
水中体重法　36
水中脱衣　181
水中歩行　94, 98, 118
水中目開け　204
水中リラクセーション　64, 145, 147
水治療法　87
水抵抗　90
水難事故　171, 187
水分補給　109, 110
水分率　173
水平姿勢　158, 195
水辺活動　218
スターリング効果　48
スタティックストレッチ　127, 148
水中歩行　118
ストリームライン　157
ストレッチ　67, 106
ストレッチング　126, 148
ストレングストレーニング　137
生活機能　151
生活習慣病予防　73, 144
生活の質　75
静的（スタティック）ストレッチング　148
背浮き　65, 210
積極的休息　63
ゼロポジション　158
線維筋痛症候群　72
潜在的な疾患　105

喘息 54
造波抵抗 30, 31, 157
速筋線維 144

【た行】
ダイエット 60, 61
体温調節 43, 162, 163
　　——機能 43
体温変化 45
体外式自動除細動器 116
体脂肪率 36
代謝当量 94
体重変化 111
大腿骨近位部 80, 89, 90
ダイナミックストレッチ 128, 148
大の字浮き 66
代表面積 30
対流熱伝導 162
他覚的不感温度 32
立ち上がり方 196
立ち方 200
脱水 110
　　——症状 107
ダルマ浮き 66, 159
ダンベル 169
遅筋線維 144
着衣泳 170
着岸 176
着水 176
超高齢社会 151
抵抗 30, 137, 195
溺死 115
　　——率 186
溺水 115
転倒 74
　　——・骨折 152
　　——・寝たきり予防 151
　　——予防 75, 86, 151
等尺性収縮 97

等速性収縮 97
等張性収縮 97
疼痛 71
動的（ダイナミック）ストレッチング 148
糖尿病 3, 143
動脈硬化 112, 143
動脈スティッフネス 142
飛込み 104, 204
飛び込み事故 115
努力性肺活量 55
トレーニング強度 139
トレッドミル歩行 46

【な行】
二次水難事故 180
日常生活動作 75
　　——能力 70
日本泳法 176
乳酸蓄積 173
認知症 152
ヌードル 126, 166
寝たきり予防 73, 153
熱中症 107
熱伝導率 32, 42, 163
熱放散 162
年少期 52, 57
脳血管疾患 8, 101
脳梗塞 112
脳出血 112
脳卒中 75, 112

【は行】
肺炎 8
ハイドロブーツ 168
ハイドロベル 168
ハインリッヒの法則 109
破骨細胞 83, 90
発育発達 52
発汗量 112

パドル 169
バランス能力 75, 153
バランスリング 167, 169
バルサルバ法 140
ビート板 125
膝関節炎 69
膝関節障害 103
肘関節障害 103
肥満 9, 131
　——率 9
ヒューマンチェーン 181
平泳ぎ膝 103
疲労回復 33, 62, 145
フィン 168
不活動 154
副交感神経 146
　——系 49
伏し浮き 159, 209
浮心 37, 157, 195
浮力 33, 36, 155, 157, 195
　——体 178
フルード数 31
フローティング 49
フロートカラー 166
フロート・ピロー 166
フロートベルト 167
フロート・レッグ 166
平均寿命 1
閉経 82
　——期 82
ヘルスプロモーション 15, 16, 57
ヘルパー 125
HELP 姿勢 178
変形性関節症 70
変形性股関節炎 69
ボイルの法則 30
放熱 46
歩行可能領域 177
保温水着 162, 163

歩数 3
ボルグスケール 96

【ま行】
摩擦抵抗 30, 31, 157
末梢血管抵抗 140
慢性関節リウマチ 71
慢性障害 101
水慣れ 197, 202
水の密度 30
メカニカルストレス 84, 85
メタボリックシンドローム 17, 18
メッツ 57
免荷 155
メンタルヘルス 14
モーメント 37

【や行】
痩せ 9
有酸素性運動 69
有酸素性能力 69, 134
有酸素性能力改善のための運動負荷 135
要介護認定者 73
要支援 73
　——・要介護認定者 76
幼児期 52
腰椎骨密度 79, 82
腰痛 72
　——症 73, 103

【ら行】
ライクラスーツ 163
ラッコ浮き 64
ラッシュガード 164, 180
ラヌー式浮漂 177
リウマチ性関節炎 69
陸上エルゴメータ 69
リクライニング・エクササイズ 86
離水 179

リバウンド　60
流速　177
流体密度　30
リュックサック　181
リラクセーション　33, 49, 62
レイノルズ数　31
レジスタンストレーニング　139
レスキューチューブ　181
レスキューロープ　181
労働時間　5
ロコモ　70
ロコモティブシンドローム　18, 70

欧文

activities of daily living（ADL）　70, 75, 151
ADL 能力　72, 76
AED　116
body mass index（BMI）　6
center of buoyancy（CB）　37
center of gravity（CG）　37
Deep Water Running（DWR）　69, 75, 152
DXA（dual-energy X-ray absorptiometry）法　80
ICF　151
MD（microdensitometry）法　80
METs　57
quality of life（QOL）　16, 18, 75, 76, 152
QUS（quantitative ultrasound）法　80
RA（radiographic absorptiometry）法　80
ratings of perceived exertion（RPE）　96
$\dot{V}O_2max$　69
$\dot{V}O_2peak$　69
Ward 三角部　80, 89, 90
young adult mean（YAM）　79

【記号】
Ⅰ型糖尿病　143
Ⅱ型糖尿病　143

◆監修者紹介

出村　愼一（でむら　しんいち）
1949年7月，福井県生まれ
筑波大学大学院体育科学研究科博士課程修了
現職：金沢大学人間社会学域客員研究員，教育学博士
専攻：健康体力学
著書：「健康・スポーツ科学のための卒業論文/修士論文の書き方」（杏林書院，共著），2015
　　　「高齢者の体力および生活活動の測定と評価」（市村出版，監修），2015
　　　「健康・スポーツ科学のための調査研究法」（杏林書院，監修），2014
　　　「健康・スポーツ科学のためのRによる統計解析入門」（杏林書院，監修），2013
　　　「幼児のからだとこころを育てる運動遊び」（杏林書院，監修），2012
　　　「地域高齢者のための転倒予防-転倒の基礎理論から介入実践まで-」（杏林書院，監修），2012
　　　「健康・スポーツ科学講義 第2版」（杏林書院，監修），2011
　　　「幼児のからだを測る・知る-測定の留意点と正しい評価法-」（杏林書院，監修），2011
　　　「テキスト保健体育 改訂版」（大修館書店，監修），2011
　　　「健康・スポーツ科学のためのやさしい統計学」（杏林書院，共著），2011
　　　「健康・スポーツ科学のためのExcelによる統計解析入門」（杏林書院，監修），2009
　　　「健康・スポーツ科学の基礎」（杏林書院，監修），2008
　　　「健康・スポーツ科学のためのSPSSによる統計解析入門」（杏林書院，監修），2007
　　　「健康・スポーツ科学のための研究方法-研究計画の立て方とデータ処理方法-」（杏林書院），2007
　　　「幼児の体力・運動能力の科学-その測定評価の理論と実際-」（NAP，監修），2005
　　　「健康・スポーツ科学のためのSPSSによる多変量解析入門」（杏林書院，編者），2004
　　　「例解 健康スポーツ科学のための統計学 改訂版」（大修館書店），2004
　　　「スポーツ科学講習会標準テキスト」（財団法人柔道整復研修試験財団，編者），2002
　　　「健康・スポーツ科学のための統計学入門」（不昧堂出版），2001
　　　「Excelによる健康・スポーツ科学のためのデータ解析入門」（大修館書店，共著），2001
　　　「新体力テスト　有意義な活用のために」（文部省，共著），2000

◆編著者紹介

佐藤　進（さとう　すすむ）
1972年5月，長野県飯田市生まれ
金沢大学大学院社会環境科学研究科博士後期課程修了
現職：金沢工業大学基礎教育部修学基礎教育課程生涯スポーツ教育教授，博士（学術）
専攻：健康科学，測定評価
著書：「高齢者の体力および生活活動の測定と評価」（市村出版，編者），2015
　　　「健康・スポーツ科学のための調査研究法」（杏林書院，編者），2014
　　　「健康・スポーツ科学のためのRによる統計解析入門」（杏林書院，分担），2013
　　　「地域高齢者のための転倒予防-転倒の基礎理論から介入実践まで-」（杏林書院，編者），2012
　　　「健康・スポーツ科学講義 第2版」（杏林書院，編者），2011
　　　「テキスト保健体育 改訂版」（大修館書店，編者），2011
　　　「健康・スポーツ科学のためのExcelによる統計解析入門」（杏林書院，編者），2009
　　　「健康・スポーツ科学のためのSPSSによる統計解析入門」（杏林書院，編者），2007
　　　「健康・スポーツ科学のためのSPSSによる多変量解析入門」（杏林書院，編者），2004

池本　幸雄（いけもと　ゆきお）
1953年11月，鳥取県生まれ
金沢大学大学院自然科学研究科博士課程修了
現職：米子工業高等専門学校教養教育科教授，博士（学術）
専攻：体力科学，体育科教育
著書：「高齢者の体力および生活活動の測定と評価」（市村出版，編著），2015
　　　「健康・スポーツ科学の基礎」（杏林書院，編者），2009
　　　「テキスト保健体育」（大修館書店，共著），2002

野口　智博（のぐち　ともひろ）
1966年7月，島根県生まれ
日本大学大学院体育科学研究科トレーニング科学系修了
現職：日本大学文理学部体育学科教授，修士（体育科学）
専攻：コーチング，トレーニング科学
著書：「競泳コーチ教本」（大修館書店，分担），2014
　　　「エンデュランス・トレーニング」（池田書店，分担），1994
　　　「速く美しく泳ぐ！4泳法の教科書」（ナツメ出版，単著），2015

滝瀬　定文（たきせ　さだふみ）
1949年5月，和歌山県生まれ
大阪体育大学体育学部卒業，大阪市立大学大学院医学研究科研究生
スイス連邦共和国ベルン大学分子生物学生化学研究室客員教授
現職：大阪体育大学体育学部健康・スポーツマネジメント学科教授，医学博士
専攻：スポーツ医学・生理学，水泳・水中運動科学
著書：「水泳，教師のための中学運動部指導入門」（大同印刷所出版部，共著），1988
　　　「指導者のための新・水泳指導論」（不昧堂出版，共著），1990
　　　「泳ぐ：水泳の基本からマリンスポーツまで」（不昧堂出版，共著），1993
　　　「基礎から学ぶ体育・スポーツの科学」（大修館書店，共著），2007
　　　「運動生理学のニューエビデンス」（新興交易医書出版部，共著・セクションエディター），2010

2016年9月20日　第1版第1刷発行

健康・スポーツ科学における運動処方としての水泳・水中運動
定価（本体2,500円＋税）　　　　　　　　　　　　　　　検印省略

　　　　　　　　　　編　著　　出村　愼一
　　　　　　　　　　発行者　　太田　康平
　　　　　　　　　　発行所　　株式会社　杏林書院
　　　　　　　　　　　　　　〒113-0034　東京都文京区湯島4-2-1
　　　　　　　　　　　　　　Tel　03-3811-4887（代）
　　　　　　　　　　　　　　Fax　03-3811-9148
©S. Demura　　　　　　　　　http://www.kyorin-shoin.co.jp

ISBN 978-4-7644-1175-3　　C3047　　　　　　　三報社印刷／川島製本所
Printed in Japan
乱丁・落丁の場合はお取り替えいたします．

・本書の複製権・翻訳権・上映権・譲渡権・公衆送信権（送信可能化権を含む）は株式会社杏林書院が保有します．
・JCOPY ＜（一社）出版者著作権管理機構 委託出版物＞
　本書の無断複製は著作権法上での例外を除き禁じられています．複製される場合は，そのつど事前に，（一社）出版者著作権管理機構（電話 03-3513-6969, FAX 03-3513-6979, e-mail：info@jcopy.or.jp）の許諾を得てください．